AF345137

DE LA PHYSIONOMIE

ET DES

MOUVEMENTS D'EXPRESSION

IMPRIMERIE EUGÈNE HEUTTE ET C⁰, A SAINT-GERMAIN.

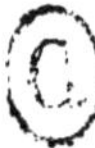

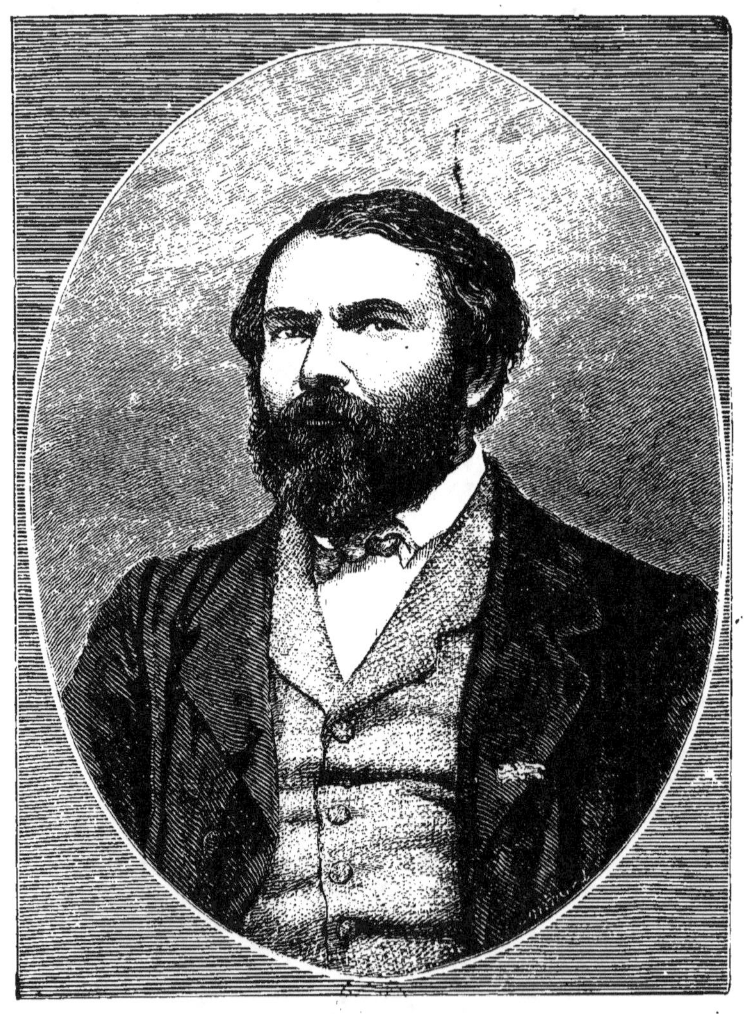

PIERRE GRATIOLET

D'après une photographie.

PIERRE GRATIOLET

DE LA

PHYSIONOMIE

ET DES

MOUVEMENTS D'EXPRESSION

SUIVI D'UNE NOTICE SUR SA VIE ET SES TRAVAUX, ET DE LA NOMENCLATURE
DE SES OUVRAGES

PAR LOUIS GRANDEAU

TROISIÈME ÉDITION

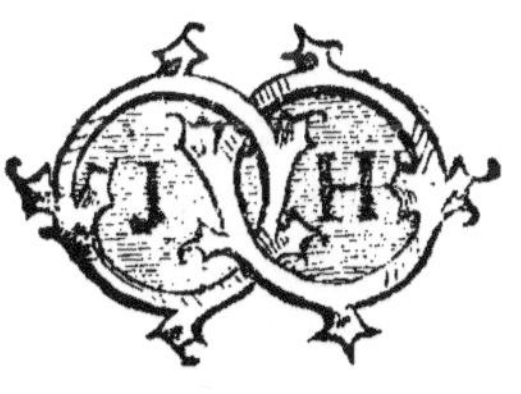

BIBLIOTHÈQUE

D'ÉDUCATION ET DE RÉCRÉATION

J. HETZEL ET Cᵉ, 18, RUE JACOB

PARIS

PRÉFACE

L'étude de la physionomie, c'est-à-dire des
modifications que les sentiments, les sensations
et les idées impriment à la forme d'un être vivant,
a fixé dès les temps anciens l'attention des artistes,
des poëtes et des philosophes. Bien plus, l'intérêt pratique qu'elle présente dans les relations
sociales, a fait que nul homme, même parmi les
plus humbles, n'a pu lui rester étranger. Qui donc,
en effet, n'a analysé, pour son propre usage, les
effets de la douleur ou de la joie, de la colère ou
de la terreur? qui n'a cherché la vérité derrière

le sourire d'un flatteur ou dans le regard d'un envieux?

Mais pour la science physionomique comme pour la médecine, le désir, ou mieux, l'impérieuse nécessité d'une application immédiate a pendant longtemps donné une fausse direction à l'étude des *mouvements d'expression*. Les observateurs ont déserté les voies difficiles de la science patiente pour se jeter dans un empirisme plus ou moins heureux et plus ou moins honnête.

Ainsi, l'antiquité, le moyen âge et les temps plus récents nous ont légué une quantité presque innombrable d'écrits sur la physionomie; mais que sont-ils pour la plupart? Ou des séries de descriptions isolées sur les mouvements qui expriment telle ou telle passion; ou le plus souvent, hélas! de fallacieux procédés de divination, l'art trompeur de reconnaître le vrai du faux sur la figure humaine, ou de prédire à l'inspection des lignes du visage d'un enfant, les idées et les passions qui l'agiteront un jour : règles mensongères, auxquelles l'assurance des affirmations, l'étrangeté des preuves, parfois l'éclat du style, mais surtout l'attrait du merveilleux et cette sorte de vertige que donnent aux esprits faibles les ques-

tions insondables, ont pu permettre d'acquérir
une douteuse popularité, mais qui sont à la vraie
physiognomonique ce qu'est à l'astronomie la
science des almanachs.

Lorsque, quelques jours avant cette mort sou-
daine qui allait nous consterner tous et dont la
science portera éternellement le deuil, notre éloquent ami nous parlait avec enthousiasme de ces
théories du langage mimique universel tant mé-
ditées par lui, il ne dissimulait point sa crainte
de voir son livre confondu avec les productions
de ces bas imitateurs de Lavater dont l'exploita-
tion fructueuse a, de nos jours, déserté le champ
de foire pour les salons. Mais le nom de l'auteur
ne protége-t-il pas suffisamment l'œuvre contre
une pareille assimilation, et l'en défendre, ne
serait-ce point leur faire injure?

Cependant, les mots qui servent de titre au
livre que nous publions ont été si étrangement
détournés de leur véritable sens, qu'il serait utile
de donner, dans cette préface, une explication
succincte du but que s'est proposé l'auteur et du
plan général de son ouvrage.

Cette tâche, que la mort a empêché Gratiolet
d'accomplir, nous incombait ; mais nous en avons

pu décliner, au grand bénéfice de tous, la responsabilité et l'honneur. Dans une conférence publique, accueillie par des acclamations enthousiastes dont les échos de la vieille Sorbonne gardent encore le souvenir, Gratiolet avait lui-même résumé, de cette large manière qui n'appartient qu'aux maîtres, les traits principaux de cette œuvre, fruit des observations et des méditations de plus de vingt années. La dépouillant de ce qu'une exposition dogmatique peut offrir de pénible à des esprits un peu impatients, il avait su, sans rien lui enlever de sa précision scientifique, en orner la sévère philosophie par de gracieux et vivants tableaux, décrits avec une verve pleine de charme et de poésie.

Nous avons placé en tête de notre volume cette conférence, véritable chef-d'œuvre de science aimable et solide, où se peint tout entier cet esprit éminent, chez qui la grâce s'alliait à la grandeur, pour qui les moindres détails devenaient un thème à de hautes pensées, et qui, jusque dans les plus subtiles analyses, était échauffé par cette flamme généreuse qui fait les orateurs.

La lecture de cette conférence, entraînante

comme celle d'un roman, expliquera mieux que
tout commentaire la difficulté des problèmes que
s'était posés Gratiolet, et sa manière élevée de
les résoudre. Nous ne croyons cependant pas
inutile d'emprunter à une page inédite de notre
savant et malheureux ami quelques lignes, qui
précisent d'une façon bien nette le but et la
méthode :

« L'étude générale des mouvements d'expres-
« sion dans l'homme et dans les animaux n'a
« conduit à aucune théorie applicable à l'ensemble
« des faits. Une multitude d'observations très-
« justes en elles-mêmes ont été publiées, mais
« peu de naturalistes se sont occupés de les
« coordonner d'après des principes expérimenta-
« lement établis. Cette étude mérite cependant
« au plus haut degré l'attention des physiolo-
« gistes. Les mouvements d'expression sont en
« effet les éléments du langage spontané de
« l'homme et des animaux. Il ne peut donc être
« indifférent de rechercher quel lien secret unit
« les signes spontanément employés aux choses
« signifiées, c'est-à-dire à l'idée ou au sentiment
« qu'ils manifestent; de montrer comment ces
« signes s'engendrent et comment ils s'associent;

« de rechercher enfin s'ils résultent d'une manière
« nécessaire des conditions intimes de l'organi-
« sation des animaux, ou s'ils dépendent d'une
« sorte de convention tacite entre tous les ani-
« maux d'une même espèce. »

Un mot encore : notre volume se termine par la
notice pleine d'élévation et de cœur que M. Gran-
deau a consacrée à la mémoire de Gratiolet.

L'ÉDITEUR.

CONFÉRENCE

SUR

LA PHYSIONOMIE EN GÉNÉRAL

ET EN PARTICULIER

SUR

LA THÉORIE DES MOUVEMENTS D'EXPRESSION

Messieurs,

J'ai eu l'honneur de traiter l'année dernière, devant vous, de la dignité de la forme humaine. A cette occasion, j'affirmais que l'homme seul a le privilége de cette parole libre et créatrice qui, donnant un corps à ses pensées les plus abstraites, les fait agir et vivre au-delà de lui-même dans le monde extérieur; mais je faisais en même temps remarquer qu'il parle encore un autre langage, qui lui est commun avec tous les animaux. Ce langage commun, universel, est celui de la physionomie et du geste. Il est parlé dès le commencement des choses; et tant qu'un être vivant foulera la surface de la terre, il se manifestera, il retentira dans l'espace, il étincellera comme un rayonnement nécessaire de la vie unie à la sensibilité.

Le hasard, Messieurs, n'a rien fait dans ce monde. Ce langage a donc ses lois, et c'est de ces lois que j'aurai l'honneur de vous entretenir aujourd'hui. Ces lois sont grandes; elles sont simples, et comme elles sont écrites en vous, je n'aurai besoin, pour vous les rendre sensibles, ni du secours de la physique, ni de celui de la peinture. Il me suffira de faire appel à la connaissance que vous avez de vous-mêmes. C'est en vous, c'est dans vos souvenirs et dans vos sentiments intimes que je trouverai mes preuves; c'est dans votre raison seule que j'espère trouver la justification de mes paroles.

L'étude de la physionomie est aussi vieille que l'histoire; mais elle n'a jamais pris chez les anciens le caractère d'une science. A leurs yeux c'était un art empirique de se mettre à l'abri de l'erreur dans les jugements immédiats qu'on porte sur les hommes, en devinant les caractères d'après certains signes fournis par la forme extérieure. Aristote nous apprend que, de son temps, on croyait parvenir à ce résultat, en mettant en usage trois méthodes peu différentes l'une de l'autre, et qui avaient pour point de départ commun le *principe des ressemblances.*

Dans un premier cas, on jugeait du caractère des hommes d'après leur ressemblance plus ou moins prochaine avec certains animaux. Le lion, roi de la force, était le symbole accepté du courage, de la générosité, du désintéressement magnanime, et toutes ces qualités devaient être attribuées à l'homme dont la physionomie rappelait celle du lion; ressembler à une guenon ou à un macaque, était un signe irrécusable d'étourderie, d'impertinence et de malice; la sordidité était le partage de ceux dont les traits rappelaient ceux des pourceaux. Mais on ne s'arrêta pas à ces ressemblances générales, et bientôt on osa conclure d'après les similitudes partielles les plus futiles, et j'ajouterai les moins certaines.

Dans un second cas, on réduisait davantage le champ de la comparaison. On sait que les grandes nations, celles surtout dont la race est homogène et pure, se distinguent par un certain nombre de caractères physiques qui les font aisément reconnaître, et, le plus souvent, avec ces physionomies diverses, coïncident des aptitudes et des tendances morales très-différentes. Quelques physionomistes anciens attribuaient, en conséquence, à ceux qui, dans une nation, rappellent les traits d'une race étrangère, les caractères intellectuels et moraux de cette race.

Dans un troisième cas, la théorie des ressemblances s'appliquait à un champ plus circonscrit encore, et par conséquent elle offrait peut-être moins de chances d'erreur. On examinait avec attention les formes, les mouvements, les tics, les attitudes de ceux que distinguaient exceptionnellement certaines vertus, certains talents ou certains vices; et l'on attribuait aux personnes qui leur ressemblaient en quelque chose, les mêmes vertus, les mêmes talents, les mêmes vices.

Aristote et tous les physionomistes anciens ont employé simultanément ces trois méthodes, dont le moyen âge s'empara en y mêlant des billevesées astrologiques. Il en résulta une foule de petits ouvrages, qui se répètent les uns les autres avec une désolante monotonie. Ajoutons que, de tout temps, les médecins s'en mêlèrent, et firent intervenir l'étude des tempéraments. Parmi les auteurs qui ont écrit sous l'inspiration d'Aristote, le plus célèbre, à juste titre, est le Napolitain Porta; son livre est encore aujourd'hui recherché par les curieux. A chaque page de cet ouvrage, le portrait d'un homme est mis en parallèle avec celui de quelque animal, et des indices de ressemblances physiques sont pour Porta des signes à peu près certains de ressemblance morale.

Vous apercevez, Messieurs, dès l'abord, le vice de ces méthodes anciennes; Porta lui-même en reconnaît l'incertitude : « Ma science, dit-il, est conjecturale, et n'atteint pas toujours la fin qu'elle se propose. » Nous pourrions aller plus loin, et prouver que toute sa théorie est fondée sur des principes futiles, sur des observations incertaines, et ne pouvait conduire qu'à des conséquences ridicules.

Le dernier siècle a produit des œuvres meilleures, et le nom de Lavater se présente naturellement ici.

Le livre de Lavater sur la physionomie, écrit avec un charme naïf, accompagné de dessins choisis avec un tact exquis, et publié d'ailleurs avec le plus grand luxe, acquit dès ses débuts une célébrité européenne. Il est encore aujourd'hui populaire; mais c'est bien à tort que l'on dit et

que l'on écrit à tout propos le SYSTÈME de Lavater. La vérité est que Lavater n'a jamais eu de
système. Doué d'une finesse et d'une sensibilité
prodigieuse, une sorte de divination naturelle
dicte ses jugements. Les moindres modifications
de la forme ont pour lui une signification qui
s'impose à son intelligence. Étonné lui-même des
découvertes de son instinct, il les admire, il les
chante; mais des phénomènes qu'il observe, il ne
sait point la théorie; il ne s'en inquiète point : une
physionomie le charme, une autre le repousse et
produit en lui un certain malaise; il n'en sait pas
davantage. En un mot, nous pourrions fort justement le comparer à un homme qui entend et parle
facilement une langue, sans en connaître la gram-
maire et la genèse philologique.

Le jugement que je porte ici sur Lavater a été
déjà formulé en termes peut-être trop sévères par
deux célèbres naturalistes allemands, MM. SPIX et
HUSCHKE. Nous parlerons peu de M. Spix; il est
moins un physionomiste qu'un crâniologiste à la
manière de Gall et de Carus. Quant à M. Huschke,
il s'imagine trouver la clef du mystère dans ce
que les naturalistes allemands ont adoré si longtemps sous le nom de LOI DE POLARITÉ. Les senti-

ments agréables sont *expansifs*; les sentiments opposés *contractifs*, si je puis ainsi dire. Telle est en bref la théorie de M. Huschke; elle me semble réduire à des termes bien simples une question au premier abord très-compliquée. Je doute d'ailleurs que les acteurs et les peintres pussent appliquer avec un bien grand succès le principe qu'il invoque.

Je ne ferai qu'indiquer ici des essais dus à des physiologistes célèbres. CHARLES BELL, l'auteur fameux de la distinction des nerfs moteurs et sensitifs, avait cru pouvoir ranger dans une classe distincte tous les nerfs qui concourent aux actions respiratoires. Or, suivant lui, tous les mouvements de l'expression faciale dépendent de ces nerfs, Charles Bell en conclut que le principe qui détermine les mouvements respiratoires est le principe même de la physionomie.

Il faut pardonner à l'auteur d'une grande découverte si, justement pénétré de l'importance de ses travaux, il se fait quelque illusion sur l'étendue réelle de leurs conséquences. La face n'est pas le seul organe expressif des passions; loin de là, la main, le pied de l'homme et des animaux, la queue de certains carnassiers, tels que les chiens et les chats, ont des expressions qu'on ne saurait méconnaître. Nous pourrions ajouter qu'il n'est point de mouvement qui n'ait sa physionomie, et, dès lors, à moins d'admettre que tous les organes sont animés par des nerfs respiratoires, il faut reconnaître que la théorie de Bell est insuffisante et n'explique ni l'ensemble des phénomènes dont la physionomie se compose, ni leur véritable origine.

Un médecin, très-justement renommé, a cru récemment résoudre le mystère de la langue physionomique en produisant artificiellement des mouvements, à l'aide de certains courants électriques très-habilement dirigés. Ces mouvements peuvent, à la vérité, simuler des expressions; mais sont-ce là des expressions véritables? L'essence de la physionomie est de raconter les sentiments et les passions qui modifient l'être vivant. Or, comment des mouvements communiqués à mes muscles par une volonté étrangère pourraient-ils raconter mes sentiments et mes volontés? Ils ne feraient qu'exprimer une idée de l'expérimentateur, me façonnant comme un statuaire façonne l'argile; produire une expression, déterminer avec plus de précision les muscles dont la contraction

modifie alors la forme du visage, est-ce connaître
le principe vrai et la raison première de ces mouvements ? N'est-ce point oublier trop que la physionomie est un langage, et qu'à la raison seule il
appartient d'en découvrir les lois ?

Seuls, trois hommes me semblent avoir eu le
sentiment des vraies méthodes : dans le XVIIIe siècle, DIDEROT et ENGEL, et de nos jours M. CHE-
VREUL. J'aurai occasion de les citer plus loin ;
mais il serait injuste de ne pas rappeler à leur
suite les grands poëtes, les grands artistes, les
grands acteurs, dont l'instinct a, dès l'origine,
devancé la théorie des savants et des philosophes.

J'aurais à ajouter beaucoup à ce que je viens de
dire ; mais cette conférence ne peut être exclusivement consacrée à la critique : vous attendez,
Messieurs, quelque chose de plus. J'entre donc
immédiatement en matière. Je n'aurai besoin, je
le répète, d'invoquer que la connaissance intime
que vous avez de vous-mêmes, pour justifier la
théorie que je viens essayer de défendre aujour-
d'hui, théorie d'un langage que vous parlez, que
vous interprétez tous, aussi bien, sinon mieux,
que moi-même.

Aristote, dont le petit traité sur la physionomie a servi de base à la plupart des essais publiés depuis l'antiquité jusqu'aux temps modernes, a eu l'honneur d'exprimer le premier un principe dont les conséquences méritaient d'être mieux développées.

Ce qui est durable dans la forme, dit ce grand philosophe, exprime ce qui est immuable dans la nature de l'être ; ce qui est mobile et fugace dans cette forme exprime ce qui, dans cette nature, est contingent et variable. Remarque simple, grande dans ses résultats, et qui aurait dû l'obliger à diviser, dès l'abord, la physiognomique générale en deux sciences distinctes.

La première de ces sciences a reçu de mon illustre maître HENRI DE BLAINVILLE, le nom de *morphologie*. Elle étudie dans le monde vivant l'ordre sérial des formes ; elle révèle au naturaliste philosophe la véritable nature des êtres qu'il considère ; elle permet au paléontologiste qui découvre dans les entrailles de la terre les ossements ou les restes d'animaux que les yeux de l'homme n'ont jamais vus, de dire, avec certitude, quel rôle chacun d'eux jouait dans l'harmonie des faunes disparues ; et, en effet, conçue dans un rapport immédiat et parfait avec le but spécial que tout être créé doit, par la volonté divine, accomplir en ce monde, la forme absolue de l'être vivant raconte éloquemment sa nature ; elle révèle sa place dans le concert de la création.

La seconde de ces sciences, à laquelle je donnerai le nom de *cinéséologie*, a pour objet ces mouvements fugaces par lesquels les volontés, les passions, les instincts actuels de l'animal sont traduits dans leurs modifications infinies ; ces expressions sont très-distinctes, et les anciens ne l'avaient pas suffisamment reconnu, de celles que l'œil du naturaliste lit dans les traits immuables de la forme spécifique ; et, en effet, quel que soit un animal et quelle que soit la nature des fonctions qui lui sont imposées, il peut, vous le savez tous, éprouver les passions les plus diverses. Une bête de guerre, un tigre, un lion, se montre à certains moments aimante et caressante ; les plus inoffensifs des animaux, les plus doux dans l'opinion du vulgaire, un mouton, une colombe, peuvent éprouver la haine et manifester la colère : toutes les passions liées à l'essence même de la vie, peuvent à différents degrés, se manifester chez tous les animaux. Ces passions, en effet, sont les formes de la sensibilité ; et, pour parler comme Aristote, c'est en réalité par la sensibilité seule que tout animal est constitué.

Ce langage universel d'expression, si spontané, si multiple, si variable qu'il soit en apparence, a ses règles simples et intelligibles. Ces règles, bien qu'à chaque instant appliquées, sont cependant peu connues. Le plus souvent on n'étudie la physionomie qu'au point de vue d'une divination égoïste, excusable peut-être quand l'esclavage était dans les mœurs et quand l'homme, acheté comme on achète un cheval, pouvait avoir, comme lui, des vices rédhibitoires. Aujourd'hui, elle ne peut être étudiée au point de vue d'un pareil diagnostic : la physionomie est une partie de la science ; or, le but de la science n'est point de satisfaire l'égoïsme et la malice, mais d'expliquer les manifestations naturelles et, par conséquent, les desseins mêmes de Dieu.

Vous m'accorderez, Messieurs, un premier fait. C'est qu'il n'y a pas un seul muscle, un seul organe créé uniquement pour les besoins de l'expression. Tout organe, en effet. a en principe un but extérieur, un but déterminé. Ce but, il le raconte par sa forme et par son activité propre ;

or, vous reconnaîtrez aisément que le degré d'é-
nergie d'un mouvement quelconque fournit des
indications immédiates. Ainsi, l'absence de mouvement dans un appareil extérieur, la flaccidité
de ses muscles, indiquent le repos et, mieux encore, un état absolu d'indifférence ; un mouvement faible exprime une volonté nonchalante, un
mouvement énergique correspond à une volonté
forte ; mais un mouvement contrarié, contenu,
indiquera avec plus d'évidence encore la volonté
commandant à l'instinct et se dominant elle-
même.

Les causes qui déterminent ces mouvements
appartiennent toutes à l'ordre de la sensibilité. Ils
ont la sensibilité pour principe ; mais en retour,
serviteurs fidèles, ils favorisent l'action des organes sensitifs ; ils règlent automatiquement et
maintiennent dans ses limites naturelles le degré
de leur action spéciale et, dans certains cas, les
protégent et même les défendent. Une analyse
rapide des principaux mouvements du visage ren-
dra, je l'espère, évidente la vérité de cette proposition.

L'œil considère un objet et, créé pour la lumière,
il se réjouit quand il peut la contempler sans

effort pénible. Dans cette condition, il se dirige, il s'ouvre doucement, et aucune contraction violente ne trouble alors la pureté des lignes du visage : telle est l'attitude de la vision facile ; cette attitude de l'œil est naturellement accompagnée d'un sentiment de bien-être. On sait, combien, après une longue nuit, la lumière réjouit à la fois la vie et la pensée.

Mais souvent l'objet que l'œil regarde est peu distinct, et ce n'est pas sans difficulté qu'on peut en reconnaître les formes. Une vision nette de ces formes exige une attention plus ou moins vive, et, modifiées par cette attention même, les lignes expressives de ces parties du visage qui entourent l'œil, font deviner un effort plus ou moins grand et parfois excessif.

M. Chevreul a montré dans un travail récent que, pour distinguer aisément un objet mêlé à une foule d'objets différents, mais visibles au même degré, il est bon de l'isoler, de le circonscrire et d'écarter ainsi l'inconvénient qui résulte de la confusion d'une foule d'impressions égales et simultanées sur la rétine. On y parvient aisément en dirigeant son regard dans l'axe d'un tube étroit dont l'intérieur a été noirci à la lampe. Un semblable tube n'est pas à la disposition de l'homme réduit à ses organes naturels, mais des mouvements déterminés ont pour but d'en compenser l'absence.

Et, en effet, considérez un homme qui cherche à reconnaître un objet qu'une grande distance rend pour ainsi dire imperceptible ; voyez-vous ses sourcils se froncer et s'abaisser, ses joues se soulever, les angles des yeux se plisser et les paupières se rapprocher de manière à circonscrire autant que possible la pupille elle-même ? A mon sens, ces mouvements ont un but évident, celui de rétrécir autant que possible l'étendue du champ visuel.

Ce sont là des attitudes de vision difficile ; elles se produisent également toutes les fois que l'on veut distinguer les objets sous l'impression d'une lumière trop vive qui éblouit et fatigue l'œil, et vous n'ignorez pas qu'elles sont, en tout cas, accompagnées par un sentiment d'effort et souvent de gêne douloureuse. Je n'ai pas besoin d'ajouter que l'œil se dirige en haut pour considérer les objets élevés ; en bas pour voir les objets inférieurs ; qu'il se dirige à droite et à gauche pour voir les objets situés sur les côtés du corps, qu'enfin les axes des yeux convergent légèrement quand il s'agit d'examiner quelque objet très-rapproché.

Mais, Messieurs, les yeux ont parfois une tendance marquée à regarder en arrière ; ce regard est très-facile chez certains animaux timides, chez les lièvres et les lapins, par exemple, dont les yeux situés aux deux extrémités d'un diamètre transversal de la tête ont une égale facilité à voir en avant et en arrière du corps ; cette facilité leur est fort précieuse : car, sans cesse exposés aux attaques des animaux carnassiers, ils peuvent ainsi, dans leur fuite éperdue, échapper plus aisément au danger qui les menace, en mesurant constamment la distance qui les sépare encore du renard, du loup ou du chien qui les poursuit, sans avoir besoin pour cela de retourner la tête ; mais vous conviendrez, Messieurs, que lorsqu'ils regardent ainsi, ils doivent naturellement éprouver un sentiment de préoccupation fort désagréable.

Le parallélisme des axes oculaires rend chez l'homme ce regard en arrière absolument impossible. Il est cependant certains cas, et ces cas sont fréquemment réalisés dans le monde, où les yeux ont une tendance évidente, bien qu'inutile, à regarder ainsi ; on les voit alors se porter simultanément d'un côté ou de l'autre, jusqu'aux limites extrèmes de ce mouvement, et l'on dirait, passez-moi cette expression, qu'ils veulent faire le tour de la tête. Chez les animaux où cette manière de regarder est facile, elle est un symptôme de timidité, de frayeur ou du moins d'inquiétude ; chez l'homme, elle est un signe de soupçon, de curiosité dissimulée, et parfois elle indique une préoccupation jalouse qu'on n'ose avouer.

En général, les yeux fixés sur un même objet déterminent automatiquement des attitudes symétriques du corps. Regarder devant soi un point fixe est une condition d'équilibre plus facile ; si ce point, perdant sa fixité, venait à osciller, ce mouvement de l'objet, dérangeant la direction des yeux, troublerait les conditions intimes de l'équilibre primitif et serait une occasion de chute. En un mot, les tendances précises des yeux déterminent surtout des attitudes symétriques et des mouvements en ligne droite.

Des attitudes également symétriques se manifestent également à l'occasion des sensations auditives, surtout quand ces sensations sont attentives, chez tous les animaux dont l'oreille est munie d'un pavillon mobile ; qui de vous n'a vu chez les chiens à oreille droite, chez les chevaux, ce pavillon se dresser, s'étaler, s'agrandir et se disposer de la manière la plus favorable pour recueillir les impressions sonores ? Souvent alors les deux pavillons sont dirigés dans le même sens que les yeux ; chez les animaux chasseurs, ils s'ouvrent en avant ; chez les animaux timides qu'un ennemi poursuit, ils se dirigent simultanément en arrière : toutes ces attitudes sont symétriques. Mais une inquiétude quelconque s'est-elle emparée de l'animal, on voit ces pavillons se mouvoir en sens inverse l'un de l'autre, comme pour interroger tous les points de l'horizon. Enfin, les oreilles s'abaissent, se couchent, s'affaissent avec le corps tout entier quand le danger vient d'en haut, quand les serres du vainqueur ont déjà saisi la victime, ou quand un bruit terrible, inconnu, a déterminé l'épouvante.

Or, dans l'homme, les oreilles, je n'ai pas besoin d'insister là-dessus, sont presque absolument immobiles. Leurs pavillons ont à la vérité quelques muscles, mais la volonté semble, surtout dans les races civilisées, les avoir à peu près oubliés. Symétriques et immobiles, ces pavillons s'ouvrent en sens opposé ; l'un surveille à droite, l'autre surveille à gauche, et dès lors, quand l'audition est attentive, il y a nécessairement prédominance d'action dans l'une ou l'autre oreille. Le cou s'incline alors dans le sens de l'oreille directrice ; de ce côté, le coin de la bouche est légèrement soulevé et tiré en dehors, et le plus souvent alors les yeux dirigés en sens opposés se cachent à demi sous la paupière supérieure. Bien que ces mouvements troublent à certains égards la symétrie de la face, ils n'altèrent point d'une manière sensible l'harmonie des formes quand l'attention n'exige aucun effort marqué. Telles sont les expressions ordinaires d'une audition à la fois attentive et facile.

Mais quand les sons trop faibles sont difficilement perçus, et surtout, quand les nerfs auditifs sont peu sensibles, le cou se tend avec effort dans le sens de l'oreille employée ; tous les muscles de ce côté de la face expriment cet effort : l'œil se ferme et se crispe, la narine est tirée en dehors, le coin de la bouche s'ouvre en une sorte de rictus qui découvre les canines et même les molaires ; des rides longitudinales sillonnent la joue ; on dirait, en un mot, que tous les muscles de la face s'efforcent de suppléer à l'insuffisance des muscles du pavillon, et de cet effort résulte une fort laide grimace. Cette grimace est fort habituelle aux vieillards impatients et quinteux, qui ont l'oreille un peu dure, surtout si le discours qu'ils écoutent leur est importun ; on les voit se produire également quand le discours leur plaît, mais alors l'œil du côté intéressé s'ouvre un peu davantage, celui du côté opposé beaucoup plus ; la narine, du premier côté est froncée, mais l'autre se dilate ; en un mot, le côté non intéressé sourit. Ces expressions sont fort connues des mimes habiles, des grands acteurs comiques. Elles indiquent à la fois que l'ouïe est difficile et pénible, mais que somme toute l'impression qui a frappé l'oreille est agréable. Ajoutons qu'elles sont parfois accompagnées par un petit cri, je dirais presque par un point d'interrogation de la voix, qui porte au plus haut point d'évidence la signification de ces mouvements. On pourrait aisément expliquer pourquoi, quand l'audition est à la fois difficile et désagréable, le cou est violemment étendu sur des épaules très-abaissées et légèrement reculées en sens opposé, tandis que si l'impression est agréable, elles sont légèrement voûtées, légère-

ment soulevées et se meuvent dans le même sens
que l'oreille qui écoute, c'est-à-dire dans le même
sens que le cou.

Ces expressions sont, pour ainsi dire, infinies;
on pourrait parler plusieurs heures sur les modifications que peut éprouver un même mouvement
de l'oreille ou des yeux; mais le temps me man-
querait, et je dois me souvenir d'ailleurs que je
parle à un public athénien, je veux dire à un public français, sur la divination duquel je puis
compter en toute sécurité.

Les organes des sens inférieurs ont des expressions non moins intelligibles. Voyez comme les
narines se dilatent pour appeler un air pur et
réjouissant; comme elles se froncent sur les côtés,
comme elles se relèvent et se rétractent en souf-
flant brusquement, pour repousser une odeur
mauvaise; comme elles flairent avec délicatesse,
appelant à petits coups les effluves odorantes
qu'elles veulent à loisir examiner! Ces derniers
mouvements sont un indice très-significatif d'une
attention de l'esprit analysant une odeur. Ils sont
faciles et francs, si l'odeur est agréable: si, au
contraire, elle est mauvaise, ils sont plus contenus.
Le nez se recourbe alors plus fortement; la lèvre

supérieure, légèrement soulevée et gonflée à sa base, s'apprête à s'appliquer aux ouvertures des narines comme un véritable opercule : les côtés du nez sont légèrement plissés. Ces mouvements sont accompagnés de défiance, d'un sentiment de doute sur un aliment qu'on a intérêt à connaître, mais à l'égard duquel on se tient en garde.

De même que l'œil et l'oreille, le nez est à son tour un directeur du corps tout entier. Ceux de vous qui ont observé les carnassiers chasseurs, tels que le chien, n'en peuvent douter. Ces mouvements sont, à la vérité, moins prononcés dans l'homme; mais n'est-il pas certain qu'une odeur agréable attire la tête, et qu'une odeur mauvaise la repousse? Le corps se porte en avant dans le premier cas; il se rejette en arrière et se détourne dans le second. Mais je m'étends mal à propos sur des mouvements que chacun de vous a pu observer sur lui-même.

La bouche, celle de l'homme surtout, a des mouvements plus variés encore. Elle est un organe de respiration, de toucher, de gustation et de trituration; ajoutons que les dents qui triturent peuvent devenir, dans certains cas, des armes de guerre, des armes furieuses. La bouche est enfin

un organe de déglutition, et nous devrions ajouter encore un organe modificateur des sons engen-
drés dans le larynx; en sorte qu'elle est naturellement chez l'homme l'organe privilégié du langage.

Considérons, en premier lieu, la bouche, en
tant qu'elle est un organe respiratoire. Quand
l'homme respire facilement un air pur, frais, et
que n'altère aucune souillure, la bouche se dilate
légèrement; la lèvre supérieure découvre plus ou
moins les incisives supérieures, et les coins de la
bouche se relèvent alors avec grâce; les muscles
qui déterminent ce mouvement agissent en même
temps sur les pommettes des joues et, les relevant,
soulèvent légèrement l'angle externe des yeux,
qui deviennent un peu obliques. Ce mouvement
d'une respiration agréable s'appelle le sourire, et
l'on distingue dans le langage le sourire des lèvres
et le sourire des yeux; mais ce sourire des yeux
est dans l'homme consécutif au sourire de la
bouche, et ne dépend d'aucun muscle spécial.
Aucun animal mammifère n'a le sourire de la
bouche; mais le sourire des yeux existe dans
les animaux carnassiers, et, ne pouvant dépendre du sourire buccal, il a pour cause dé-
terminante un petit muscle qui agit sur l'angle

externe de l'œil. Les chiens, on le sait, ont ce sourire des yeux au suprême degré.

Le sourire, je le répète, est la forme de la respiration libre et heureuse; mais il est des circonstances où la respiration est pénible et pleine d'efforts, soit que l'air manque au poumon, soit que le poumon manque à l'air; les mouvements que la bouche exécute alors sont précisément opposés à ceux du sourire. Dans le sourire, les coins de la bouche étaient relevés en même temps que la lèvre supérieure; dans le cas que nous examinons ici, ces coins sont, au contraire, fortement tirés vers le cou, et la lèvre inférieure, entraînée dans ce mouvement, laisse à découvert les dents inférieures; en même temps, la lèvre supérieure cache complétement les dents supérieures, contre lesquelles elle s'applique. Ces mouvements ont pour cause immédiate les contractions de ce muscle peaussier du cou, dont la partie faciale a reçu de l'anatomiste Santorini le nom de muscle rieur, *risorius*, sans doute par antiphrase, car ce prétendu risorius est le muscle de la dyspnée mortelle, de l'angoisse et de l'épouvante.

Les lèvres font une petite moue pour toucher ou pour saisir; elles se pressent contre les dents

incisives pour faire cheminer les liquides sapides ;
elles exécutent en même temps de petits mouvements pour les agiter et favoriser leur contact
avec la pointe si sensible de la langue ; elles font
cheminer à peu près de la même façon les aliments que les mâchoires ont broyés. Viennent ensuite, si l'aliment a été jugé bon, des mouvements
de déglutition, sous l'influence desquels le dessous
de la gorge s'arrondit et se gonfle légèrement.
Quand l'impression sapide est fort agréable, on
cherche à la faire durer plus longtemps ; la déglutition est alors plus lente. Aussi, la respiration ne
pouvant, en général, s'effectuer pendant qu'on
avale, à la suite de ces mouvements voit-on la bouche s'entr'ouvrir et exécuter un petit mouvement
d'inspiration, qui varie et complète le tableau.

Si l'aliment a peu flatté le goût, alors même
qu'il n'a point encore dépassé le vestibule de la
cavité buccale, on voit les lèvres se préparer d'a-
vance à le rejeter. La lèvre inférieure, tirée en
bas, s'allonge en forme de bec d'aiguière pour
laisser s'échapper librement la chose dédaignée ;
si l'impression a été plus vive, il se produit des
mouvements d'expulsion que je n'ai pas besoin de
décrire en détail.

Ici, permettez-moi d'indiquer en passant une distinction physiologique très simple, mais importante à notre point de vue. Il est certain que le goût est double, et le langage usuel distingue fort à propos l'avant-goût qui est plus analytique, plus intelligent, de l'arrière-goût, qui s'adresse surtout à l'instinct. Cet arrière-goût s'exerce quand les mouvements de déglutition ont déjà commencé. Il juge en dernier ressort de la nature des aliments, et surtout du degré de leur convenance avec notre propre nature. Si ce dernier juge est satisfait, comme le mouvement de déglutition est à la fois doux et franc ! Si l'aliment, au contraire, a déplu à l'arrière-goût, s'il l'a révolté, l'organisme entier le rejette. Vous connaissez, Messieurs, les attitudes du vomissement : le larynx se soulève ; la bouche s'ouvre largement ; les lèvres se rétractent, comme si toutes les parties de l'appareil buccal s'efforçaient d'éviter le contact d'une matière que le sens intime rejette. C'est là l'expression immédiate d'un suprème dégoût, d'une horreur profonde ; cette expression est claire pour tous ; elle est immédiatement intelligible.

Les organes du toucher ont aussi des mouvements divers, et ces mouvements ont leur physionomie. Ils caressent les objets d'où leur viennent des impressions douces; ils repoussent les sensations désagréables, ou s'en éloignent avec effort. Ces mouvements sont si connus qu'il serait superflu d'y insister.

Peut-être trouverez-vous, Messieurs, que je m'étends outre mesure sur des choses connues de vous tous? Mais j'ai eu besoin de vous les rappeler, et mon but sera atteint si je suis parvenu à vous convaincre que ces mouvements automatiques ou volontaires, qui se produisent dans l'exercice de nos sensations, sont des expressions naturelles, qui racontent avec une absolue évidence jusqu'à quel point ces sensations concordent avec notre propre nature. Je donne à ces mouvements le nom de *mouvements directs* ou *prosboliques*.

J'arrive maintenant à un point plus délicat. On confond, en général, dans le langage usuel, ces deux expressions verbales *sensation* et *sentiment*; elles sont cependant bien distinctes. L'objet de la sensation est extérieur; le sentiment, *sens intime*, a pour objet les profondeurs du corps vivant; le plaisir et la douleur nous sont propres; tous leurs modes sont en nous. Ces propositions sont démontrées par les découvertes les plus certaines de la pathologie moderne. Dans certaines maladies nerveuses, les sensations de contact peuvent se conserver dans un organe devenu complétement insensible à la douleur et au plaisir; la réciproque est également vraie. En principe donc, la sensation est indépendante du sentiment, et réciproquement. Ils peuvent exister l'un sans l'autre, quand l'harmonie des fonctions nerveuses a été troublée ou détruite.

Dans l'état normal, au contraire, il n'est pas de sensation qui ne réveille un certain sentiment; dans l'ordre naturel, le plaisir accompagne les sensations dont le développement favorise ou exalte le rayonnement de la vie; en revanche, toute action nuisible éveille un sentiment de douleur. On loue, on chante le plaisir; on maudit, on blasphème la douleur; et sans elle, cependant, qui protégerait le corps? Le plaisir? on sait trop qu'il ouvre toutes les portes! Mais, surveillante toujours éveillée, la douleur crie; elle appelle au secours, elle tourmente, elle sonne le tocsin toutes les fois qu'un danger menace cette vie, ce bien suprême de tous les animaux. Est-il juste d'amnistier ainsi le mal, et de n'accuser que sa révélatrice? En sa qualité de gardienne fidèle, la douleur a ses titres légitimes; elle entre au même titre que le plaisir dans l'harmonie du monde; comme lui, elle joue son rôle dans le concert des actions conservatrices, comme lui elle est fille de l'éternelle bonté.

Ainsi, dans l'ordre naturel, toute sensation, devant être mesurée et jugée, est nécessairement accompagnée d'un plaisir ou d'une douleur. Les sources du plaisir, je n'ai pas besoin d'insister là-dessus, sont aisément acceptées; les causes de douleur sont, au contraire, rejetées avec une énergie, une intensité de fureur qui n'est pas moins apparente dans l'homme que dans les animaux carnassiers.

Dès lors, Messieurs, vous distinguerez aisément ce qui, dans l'ordre philosophique, distingue une sensation d'un sentiment: la nature des sensations est d'être essentiellement localisées, et absolument spécialisées dans des organes distincts. Il y a, en effet, des qualités distinctes dans un même objet: en tant qu'il est lumineux, nous le percevons par l'œil; sonore, par l'oreille; odorant, par le nez; sapide, par le goût, tangible, par les organes du toucher. Le corps ne pouvait obéir que par des organes spéciaux aux exigences multiples de l'intelligence.

En sera-t-il de même des sentiments? en aucune façon, Messieurs. Si la nature de la sensation est d'être spécialisée, car les organes des sens sont essentiellement des organes d'abstraction et d'analyse, la nature du sentiment, au contraire, est de se généraliser. Quand un plaisir s'éveille à propos d'une sensation quelconque, l'organisme entier chante sur divers tons un hymne de satisfaction et de joie ; si la douleur en résulte, au contraire, quel concert de tous les organes dans la lutte ! quelle unité dans les tendances du corps entier ! Comme tous les organes protestent ! comme ils repoussent l'ennemi ! De ces faits, que l'habitude de la vie vous a rendus familiers, nous déduirons les conséquences suivantes :

1° Quand un sentiment de plaisir s'éveille à l'occasion de l'action d'un organe sensitif quelconque, tous les organes à leur manière l'acceptent, le déclarent bon. Je rendrai la vérité de cette proposition sensible par un exemple.

Donnez à un petit carnassier, à un petit chat, par exemple, quelque liquide savoureux et sucré ;

voyez-le s'avancer lentement et flairer avec attention; ses oreilles se dressent; ses yeux, largement
ouverts, expriment le désir; sa langue, impatiente,
léchant les lèvres, caresse et déguste d'avance
l'objet désiré. Il marche avec précaution, le cou
tendu. Mais, il s'est emparé du liquide embaumé;
ses lèvres le touchent, il le savoure; l'objet n'est
plus désiré, il est possédé; le sentiment que cet
objet éveille s'empare de l'organisme entier; le
petit chat ferme alors les yeux, se considérant
lui-même tout pénétré de plaisir. Il se ramasse
sur lui-même, il fait le gros dos, il frémit volup-
tueusement, il semble envelopper de ses membres, son corps, source de jouissances adorées,
comme pour le mieux posséder; sa tète se retire
doucement entre ses deux épaules, on sent qu'il
cherche à oublier le monde, désormais indifférent
pour lui; il s'est fait odeur, il s'est fait saveur, et
il se renferme en lui-même avec une componction
toute significative.

2° Ce que je viens de dire du plaisir et des sensations agréables peut être dit de la douleur.
Un seul organe est directement lésé; cependant l'organisme entier lutte avec un effort
suprème, effort tantôt concentré et muet, tantôt

expansif et manifesté par des cris. Les cris, Messieurs, sont la voix de l'effort, ils sont la voix de la lutte contre la douleur.

Si la douleur est sourde et profonde, on voit se produire des expressions un peu différentes : l'attention se concentrant sur un point intérieur, les yeux se ferment parfois; s'ils demeurent ouverts, ne se dirigeant plus au dehors, ils deviennent divergents et hagards. L'animal qu'une douleur profonde pénètre se retire dans quelque endroit écarté; il recherche les ténèbres et le silence. Cependant les douleurs profondes ont souvent, chez l'homme, une forme expansive. Un instinct irrésistible de fuite saisit alors le malade, qui semble vouloir s'échapper de lui-même; des efforts terribles d'expulsion se produisent, ses mains crispées voudraient, pour ainsi dire, arracher du corps ces viscères auxquels la douleur s'est attachée; sa bouche, rétractée dans l'attitude du vomissement, exprime l'horreur; ses yeux se ferment avec effort; mais, d'autres fois, largement ouverts, ils semblent chercher quelque porte ouverte à la fuite. Ces expressions diverses disent clairement que le corps tout entier fuit et rejette la douleur; parfois le membre malade la secoue comme pour la détacher de lui ; considérez un chat qui s'est brûlé la patte, un enfant qui s'est pincé le doigt. Mais, Messieurs, je n'en finirais pas si je voulais multiplier les exemples.

Je me résumerai sur ce point en deux mots : La société des organes dans le corps vivant est comme une république parfaite ; tous les organes gémissent à l'occasion de la douleur d'un seul, tous se réjouissent quand un seul est dans la joie. Je donne à ces mouvements homologues qui se produisent automatiquement dans tous les organes à l'occasion du plaisir ou de la douleur d'un seul, le nom de *mouvements sympathiques*.

Abordons maintenant, Messieurs, une troisième classe de mouvements expressifs.

Nous avons, jusqu'à présent, considéré l'animal comme vivant au milieu du monde extérieur et des objets réels. Mais il est un autre monde où il est également agissant et passif, monde où l'homme passe peut-être la plus grande partie de sa vie. Je veux parler du monde individuel, du monde de l'imagination.

Ce monde est aussi bien que le monde extérieur une source indéfinie de sensations, de sentiments et d'idées. Est-il nécessaire d'insister sur ce point? les rêves n'en sont-ils pas une preuve frappante et familière? Mais, dans l'état de veille même, cette vérité n'est-elle pas évidente? un peintre habile voit et parfait en lui-même ces chefs-d'œuvre dont la réalisation extérieure ne sera souvent qu'une image affaiblie; le musicien écoute dans ce monde imaginaire des chants inconnus; le voluptueux s'y enivre de jouissances idéales; le gourmand y compose les festins les plus délicats. Plus belles que la réalité, les formes de ce monde intérieur ont un charme sans pareil, une fraîcheur sans égale. La beauté y est plus apparente et plus parfaite, le bonheur plus complet. Ce n'est point du monde extérieur, c'est de l'imagination qu'est née la poésie.

Si l'imagination est une source intarissable de sensations et d'images agréables, elle est également féconde en épouvantes et en douleurs; elle a ses haines, ses luttes, ses fureurs. L'homme, mystère incompréhensible, vit et se meut ainsi dans l'idée qu'il a du monde. Il se voit lui-même agissant au milieu de ses rêves, jouissant, espérant, souffrant, et, comme les dieux d'Homère, aimant ou combattant ses propres créations.

Que dis-je? pour l'homme ce monde imaginaire

est le monde immédiat. Quand la nuit a voilé le
le monde réel, il s'illumine d'une lumière plus
vive. C'est le monde des songes, des fantômes, de
l'hallucination et de la folie. C'est aussi le monde
de la méditation, des conceptions poétiques et du
génie.

Si les idées imaginaires sont objectives, ainsi
que nous venons de l'indiquer; si l'homme en
réalité les voit, les écoute, les flaire, les goûte,
les touche en lui-même, vous concevrez aisément
comment de ces sentiments imaginaires peuvent
naître des sentiments réels; que de craintes dans
les rêves! que d'épouvantes! mais aussi que de
conceptions faciles et charmantes, que de correc-
tifs aux chagrins réels! à coup sûr il est des som-
meils dont les rêves sont oubliés avec joie, mais
qui, dans sa vie, n'a parfois regretté de s'éveiller?

Or, entre le corps et l'âme, l'union est si intime, que les organes extérieurs eux-mêmes sont
loin d'être indifférents à ces sentiments qui naissent de l'imagination. Quand l'attention est fixée
sur quelque image intérieure, l'œil regarde dans
le vide et s'associe automatiquement à la contemplation de l'esprit. Le musicien qui compose sem-

ble écouter. Quel est l'Apicius songeant à quelque mets préféré qui n'exécute involontairement des mouvements de dégustation ou d'olfaction satisfaites ? Enfin les amours, les colères imaginaires sont traduits dans toutes leurs modifications par les expressions de l'amour apparent et des colères qui s'adressent à quelque but extérieur. Je me résume en disant qu'il est à peu près impossible d'agir en imagination, sans trahir en un certain degré par des mouvements extérieurs les actions que l'esprit exécute en lui-même.

Ces mouvements, que j'appellerai *symboliques*, se distinguent cependant de ceux qui ont pour but un objet extérieur par certains caractères suffisamment tranchés. En premier lieu, leur énergie est habituellement plus faible; en second lieu, le corps les accomplit automatiquement à l'insu de celui qui imagine: cette proposition a été rendue certaine par les expériences de M. Chevreul sur le pendule oscillateur. Il m'est impossible d'entrer ici dans l'analyse de ce travail si remarquable; mais je choisirai, parmi les exemples qui ont été apportés en preuve par cet auteur célèbre, le fait suivant que vous avez tous observé.

Cet exemple nous est donné par les joueurs de

billard. Si une bille dévie légèrement de la direction que le joueur prétend lui imprimer, ne l'avez-vous pas vu cent fois la pousser du regard, de la tête et même des épaules, comme si ces mouvements, purement symboliques, pouvaient rectifier son trajet? Des mouvements non moins significatifs se produisent quand la bille manque d'une impulsion suffisante. Et, chez les joueurs novices, ils sont quelquefois accusés au point d'éveiller le sourire sur les lèvres des spectateurs.

Le célèbre philosophe leibnitzien, Christian Wolf, reconnaissait, avec Hippocrate, qu'une sensation forte éteint et masque en général une sensation plus faible; et il comparait les sensations imaginaires, ou comme le disent assez obscurément certains philosophes, les sensations subjectives, à ces sensations de cause extérieure, dont l'énergie est si faible qu'en les entendant, on pourrait croire n'avoir fait que les imaginer; c'est dire assez que des impressions fortes venues du monde extérieur masquent ou obscurcissent fréquemment les impressions qui nous viennent de l'imagination. Ainsi des bruits extérieurs nuisent à la liberté de la pensée; on imagine bien plus facilement des formes dans une obscurité profonde qu'au milieu d'une vive lumière, vous imposant, pour ainsi dire, les formes des objets extérieurs; de là des expressions diverses dont le souvenir peut être aisément évoqué dans votre mémoire.

Le plus souvent l'homme qui veut alors imaginer librement tient ses paupières abaissées. L'œil regarde cependant et se dirige; mais regardant dans l'obscurité, il peut satisfaire à sa tendance symbolique sans nuire à la vivacité des images intérieures; l'expression est parfois plus accusée encore; non-seulement les paupières s'abaissent, mais la tête s'incline et la main s'applique au front, moins peut-être pour le soutenir que pour voiler les yeux. Les anciens considéraient avec raison cette attitude comme la forme naturelle de la méditation.

Je ne puis passer sous silence certaines expressions un peu différentes d'une attention portée aux choses extérieures. Un homme parle devant vous, il sollicite votre attention personnelle : s'il réussit à la captiver, vos yeux franchement ouverts demeurent fixés sur lui; s'il n'y réussit point, la politesse tiendra à la vérité vos yeux ouverts, mais ce ne sera pas sans quelque effort, votre pensée étant ailleurs, et l'attention de votre regard se

fixera non sur votre interlocuteur, mais sur quelque autre point de l'espace situé soit en deçà, soit
au delà de lui ; le plus souvent les yeux convergent légèrement. Si alors il porte les yeux sur
vous, il sentira que vous ne le regardez point,
que votre regard est distrait, et il en conclura, s'il
a quelque esprit, que vous ne l'écoutez point.

C'est aussi de cette façon qu'on regarde dans
les grandes préoccupations de l'âme. L'œil ha-
gard est largement ouvert ; mais il ne voit rien, et
par conséquent ses regards inutiles ne nuisent en
rien à la netteté des images intérieures dont l'esprit est préoccupé. Telle est la physionomie habituelle de la *préoccupation*. N'admirez-vous pas,
Messieurs, la justesse de cette expression si familière ? Les mouvements de l'oreille, étant moins
distincts que ceux des yeux, sont moins immédiatement apparents. Toutefois les mouvements relatifs au sens de l'ouïe peuvent se manifester dans
un sens symbolique. Par exemple un homme qui
cherche à se rappeler un air oublié et qui n'y parvient qu'avec peine semble écouter, mais il écoute
à la manière des gens qui ont l'oreille dure, manière que j'ai décrite plus haut.

Il est enfin, Messieurs, un quatrième ordre de

mouvements. Ceux-ci n'expriment ni la nature
des sensations, ni celle des images dont la fantai-
sie est occupée, ils sont déterminés dans les hauteurs de l'esprit par la raison elle-même; ils accompagnent les actions les plus intimes de la
pensée, qu'ils révèlent sur une face intelligente;
ils racontent dans leurs symboles les jugements
et les sentiments les plus élevés de l'âme.

L'expérience, Messieurs, vous a appris depuis
longtemps qu'une physionomie mobile est un
signe d'intelligence. Vous dites tous les jours un
regard spirituel, une bouche spirituelle, et si l'on
allait jusqu'à dire une main spirituelle, je crois
que cette expression ne vous révolterait pas. Et
en effet, Messieurs, tout mouvement est un langage dans les animaux, et tel est le rapport intime
de l'esprit avec le corps, que dans l'homme normal le verbe de l'intelligence se marie incessamment avec la parole de la vie. En effet, de même
qu'il y a des jouissances et des douleurs physiques,
il y a des jouissances et des douleurs morales, et
pour l'esprit lui-même il y a des voluptés qui
naissent de la vérité, et des douleurs que l'erreur
engendre. Au-dessus des sentiments qui naissent
du corps, nous placerons naturellement ceux qui

proviennent des états et des mouvements de l'âme, mais leurs expressions visibles seront analogues. Elles étaient directes, immédiates dans un premier cas, sympathiques dans le second, symboliques dans le troisième, elles mériteront, dans ce dernier cas le nom d'expressions *métaphoriques*.

Diderot a dit, dans un de ces petits traités[1] qui sont peut-être ses plus beaux ouvrages : « Remarquez en passant combien le langage du geste est métaphorique. » Il n'a donné aucun développement à cette idée, mais nous allons essayer d'en démontrer la justesse.

Oui, le geste de l'homme est plein de métaphores, et instinctivement les animaux en font aussi quelques-unes. Ces métaphores s'engendrent naturellement, et j'ajouterai ici une remarque importante, c'est que ces métaphores spontanées du geste sont traduites instinctivement chez l'homme dans les métaphores similaires du langage.

Nous l'avons déjà dit, de nos idées les plus abstraites naissent des sentiments réels. Le géomètre le plus élevé a le sentiment du vrai et le sentiment de l'erreur. La vérité convient à la nature de l'âme; elle est une joie, un motif d'adora-

1. Lettres sur les sourds et muets.

tion pour elle ; et pour elle encore l'erreur est un mal, un sujet d'impatience, de douleur et même de colère. Elle accepte avec joie le vrai, elle rejette avec horreur l'erreur et le mensonge ; or, ces sentiments sont racontés dans un double langage, dans le langage du verbe et dans celui de la forme visible. Une proposition philosophique qui agrée est acceptée, une proposition fausse est rejetée par les yeux qui se ferment ou se détournent, par le nez et les lèvres, qui semblent rejeter des odeurs ou des saveurs mauvaises ; par les épaules qui s'agitent comme pour secouer un joug importun ; par les bras qui repoussent : par le corps tout entier qui se rejette en arrière, se détourne ou s'éloigne comme il s'éloignerait d'un spectacle indigne d'être vu. On écoute de plus près un homme dont la conversation vous intéresse, on se rapproche de lui, et s'il fait simplement une lecture, on en vient à placer sa tête à côté de la sienne pour lire en même temps que lui. Engel a merveilleusement développé ce point ; on lui doit une autre remarque non moins fine que juste.

Examinez avec attention un philosophe, un mathématicien, un poète, qui, tout en se promenant, poursuit dans sa pensée quelque trace lumineuse et s'élève de degrés en degrés à des vérités, à des conceptions sublimes. Voyez comme son œil est ardemment fixé sous des paupières tantôt joyeusement ouvertes, tantôt à demi abaissées, comme dans la contemplation imaginaire. Voyez ses narines respirer ou flairer alternativement, ses lèvres goûter avec amour les vérités qu'il découvre. Si le mouvement des idées est rapide, notre promeneur marche plus vite; s'il devient plus vif encore, la marche s'accélère; mais si tout à coup quelque obstacle, quelque difficulté suspend ce mouvement de la pensée, le corps s'arrête pour reprendre sa marche, à l'image de la pensée, aussitôt que l'obstacle a été vaincu; aussi dites-vous naturellement qu'un raisonnement marche, ou qu'il ne marche pas.

Passons à d'autres mouvements et à des métaphores plus visibles encore, métaphores communes au langage oral et au geste.

On écoute un homme, et quand on l'a compris, on dit très-naturellement : J'entends cela. Dans le cas contraire, tous les mouvements caractéristiques d'une audition pénible se produisent, et l'on affirme qu'on n'entend point. Si une description vous paraît claire, vous dites pareillement : Je vois cela. Si elle est obcure, vous dites ne la voir que difficilement, et vos yeux offrent alors toutes les attitudes d'une vision inquiète et difficile. Avez-vous l'instinct d'une solution, vous dites très-bien : Je sens cela. Je n'ai pas besoin de rappeler les gestes de ceux qui cherchent pour ainsi dire leur route à l'aveugle, au milieu de raisonnements et de souvenirs confus ; leurs yeux se ferment, ils relèvent la tête, et les doigts, étendus et agités d'un mouvement léger, semblent chercher à toucher. C'est ainsi que J.-B. Rousseau fait dire à une vieille incrédule :

> ..... Oui, je voudrais connaître,
> Toucher au doigt, sentir la vérité.

Toucher au doigt ! Mais ne dites-vous pas tous les jours une vérité tangible, une vérité palpable ?

Un mot encore. Si quelque proposition vous charme, vous dites la goûter ; vous la rejetez au contraire des yeux, du nez, de la bouche, des épaules et de la main, si elle vous est importune ; mais si elle attente à l'ordre moral, les expressions de la lutte violente sont plus énergiques encore ; ce sont alors les expressions du dégoût physique, du vomissement, de la dyspnée mortelle ; elles prennent, dans ce dernier cas, la forme de l'horreur et de l'épouvante. Les jugements que nous portons sur les choses d'art et de style sont accompagnés par des mouvements analogues.

Parmi tous les exemples que je pourrais en donner, je choisirai plus spécialement le suivant, que la plupart d'entre vous connaissent à coup sûr :

On rencontrait souvent autrefois, et l'on trouve encore aujourd'hui quelques-uns de ces lecteurs délicats dont l'espèce était très-commune au commencement de ce siècle. J'en ai vu lire quelques-uns, il me semble les voir encore. Ils se recueillaient doucement, rapprochant autant que possible leur livre de leurs yeux à demi fermés par un léger sourire. Cependant, leurs narines semblaient, par leurs mouvements, à la lecture de certains passages, s'enivrer d'un parfum céleste ; mais combien plus éloquents encore étaient les mouvements de leur bouche ! Les lèvres, amoureusement souriantes, dégustaient avec délices ; de petites fossettes se dessinaient alors sur les joues, exprimant une attention soutenue et charmée ; puis, à la suite de ces mouvements, survenait une déglutition satisfaite ; on voyait alors notre lecteur se rengorger légèrement, et la scène se terminait par un soupir qu'accompagnait parfois un petit appel de langue tout à fait significatif; tout cela ne vous dit-il pas que le lecteur charmé, s'enivrait à la fois de la saveur du style, des ingrédients de la phrase, des parfums de l'expression? Or, d'un homme qui lit ainsi, vous diriez naturellement : C'est un homme de goût; n'est-ce pas une preuve entre mille que les métaphores du geste sont parallèles aux métaphores du langage?

Des expressions du même ordre se produisent dans l'ordre moral et dans l'ordre social; d'un homme qui plaît dans le monde on dit métaphoriquement qu'il est goûté. La bienveillance n'a pas une autre forme : l'œil doucement dirigé, les narines exécutant de petits mouvements d'olfaction satisfaite, la bouche exprimant par un sourire l'éveil d'une vie plus heureuse; les lèvres agitées par de petits mouvements de dégustation agréable, les mains toujours prêtes à recevoir, à serrer doucement, à caresser, et, enfin, le baiser, cette caresse des lèvres qui semble attirer symboliquement l'âme de l'être aimé. Toutes ces expressions ne sont-elles pas simples, intelligibles? en est-il de plus claires? ne voit-on pas que, dans cette harmonie vivante de toute notre matière avec notre esprit, tous les organes racontent, chacun à sa manière, le sentiment dont l'âme est pénétrée?

La joie, qui se mêle facilement à la bienveillance, est l'expression d'une vie complétement épanouie; le sang, circulant plus aisément, colore les joues; la respiration, plus active, s'accélère jusqu'à devenir convulsive, éclatante, et prend le nom de rire; mais cette convulsion, loin de nuire aux actions respiratoires, les favorise, et mon spirituel maître, Étienne Pariset, pouvait la définir : une promenade joyeuse à l'intérieur de soi-même. Le corps tout entier s'associe à ces mouvements : un besoin indicible de marcher, de courir, de sauter, de tourner sur soi-même, agite alors les jeunes enfants; toutes ces expressions disent clairement combien la vie leur est facile et douce, combien ils sont heureux d'en célébrer la fête.

Les expressions de la joie, mêlées à celle de la bienveillance, composent la physionomie de ce contentement aimable des bons cœurs, qui voudraient associer à leur bonheur tout ce qui les entoure.

Parmi les animaux, les chiens seuls sont capables d'exprimer avec une évidente clarté l'amour et la bienveillance. Ils lèchent en agitant la queue ceux qu'ils aiment[1], ils les contemplent de leurs yeux ardemment fixés, ils aboient pour solliciter le regard ; ils éveillent par de petits coups de leurs pattes antérieures l'attention de ceux qu'ils aiment : rien n'est plus éloquent.

Les carnassiers de la grande famille des chats ont aussi quelques expressions de bienveillance, mais elles sont douteuses et pour le moins obscures. D'ailleurs, le chat est souverainement égoïste. Le chat caressant ferme les yeux ; mais, que dis-je ? il ne vous caresse point : la vérité est qu'il se caresse lui-même en ondulant sous la main qui le flatte ; tout indique la supériorité du chien.

L'amour, dont les expressions mériteraient d'être attentivement examinées, a des formes très-diverses : dans quelques-unes de ses formes, il s'adresse surtout à des perfections idéales. Dans

1. C'est là une expression analogue au baiser de l'homme ; mais le baiser est un mouvement de la bouche considérée comme organe respiratoire. Le chien lèche ; et cette forme, empruntée à la bouche en tant qu'elle est un organe de la vie nutritive, est évidemment inférieure.

quelques autres, il a pour objet quelque satisfaction égoïste.

L'amour qui s'adresse aux choses de l'intelligence, à la beauté idéale, à la perfection céleste, mêle les expressions du désir à celle de l'admiration. Toute l'activité de l'âme se concentre dans les organes supérieurs des sens, et surtout dans les yeux, qui semblent vivre seuls ; les autres organes du visage s'épanouissent dans une sorte de dilatation extatique ; les narines sont ouvertes, mais la respiration est parfois suspendue. La bouche ne goûte plus, elle demeure entr'ouverte et comme figée dans l'attitude de l'inspiration ; ce mouvement est mêlé de joie, et un indice de sourire est ébauché sur les joues, qui soulèvent et plissent l'angle externe des yeux ; parfois, les bras et le cou sont tendus vers l'objet adoré ; mais au terme d'une admiration souveraine, l'œil vivant seul, tous les organes sont oubliés ; le corps fléchit, les bras retombent ; la mâchoire inférieure, abandonnée à son propre poids, s'abaisse, et le tronc semble n'être maintenu dans l'extension que par une sorte de contraction involontaire et cataleptique des muscles. L'admiration est alors mêlée aux expressions de l'étonnement ; l'attention excessive conduit à peu près aux mêmes expressions, et, comme Haller l'a si bien vu, elle peut également conduire à l'extase.

La seconde forme de l'amour ne produit point l'extase, et modifie surtout la bouche et les narines considérées comme organes d'olfaction et de dégustation avides. Ces mouvements sont surtout apparents dans les ruminants, et les anciens en avaient composé la physionomie de leurs satyres.

L'admiration est un mouvement et une passion de l'âme : elle ne peut s'exprimer que dans les organes de l'esprit, je veux dire dans les yeux, et par les mouvements qui concourent à une audition attentive. Née de l'intelligence, elle se manifeste surtout dans la sphère de ces organes privilégiés qui fournissent à la pensée ses aliments immédiats. Les odeurs et les saveurs s'adressant surtout à la partie matérielle de l'homme, c'est dans leurs organes que s'expriment surtout les passions et les appétits d'un ordre inférieur; mais je ne saurais ici m'arrêter plus longtemps sur ce point. J'insisterai seulement sur un fait qui fera suffisamment comprendre ma pensée. On ne dit point : une odeur admirable, une saveur admirable ; mais vous admirez les harmonies musicales, vous admirez les manifestations lumineuses ; en un mot, née de l'intelligence, l'admiration ne s'adresse qu'à l'intelligence.

J'ai parlé de l'étonnement. L'étonnement peut être mêlé de joie ; je viens d'en signaler les caractères. Il peut être mêlé d'épouvante ; dans ce cas, aux attitudes de l'étonnement s'unissent les expressions suivantes. Les sourcils se froncent sur un œil largement ouvert, l'angoisse est exprimée par les coins de la bouche abaissés et rétractés comme dans ces cas de dyspnée où l'air manque à la respiration convulsive. Les pupilles, énormément dilatées, semblent regarder dans des ténèbres épaisses : enfin, les narines s'affaissent au moment de l'inspiration, signe funèbre d'agonie et de mort imminente.

En parlant des expressions de la bienveillance, j'aurais pu dire qu'elle exerce sur les cœurs une attraction irrésistible. Vous pourriez ajouter que ses contraires, le dédain, le mépris, la haine, repoussent. Tous les mouvements qui accompagnent ces passions affirment la justesse de cette remarque. Eh ! ne voyez-vous pas que dans le mépris les métaphores du geste expriment une répulsion universelle? Voyez comme les yeux du méprisant se détournent et regardent de haut! Le nez se plisse sur les côtés, les narines se relèvent comme pour repousser une odeur importune; la bouche rejette, crache, vomit, et dans certains cas se ferme expressément comme pour se mettre en défense; le corps se détourne, les mains s'opposent à l'objet ou à l'idée méprisés avec une énergie contenue par une sorte de dégoût, tout le corps, en un mot, rejette métaphoriquement ce que l'esprit a rejeté.

La haine est une fureur contenue. Les sourcils se mettent en défense et s'abaissent sur un œil ardent, les narines froncées se dilatent, les dents sont serrées, la respiration profonde est cependant oppressée par un effort caché. La colère est la fureur expansive mordant, brisant, déchirant. Tous les muscles en mouvement font frissonner la peau, la chevelure se hérisse, bientôt l'excitation se propage aux viscères eux-mêmes. La voix elle-même vibre et rugit. Qui de vous ne connaît ces expressions terribles qui annoncent la folie, la destruction et la mort?

Il y a des colères directes, des colères symboliques, des colères de l'esprit, et celles-ci se traduisent par les mouvements qui signalaient les premières.

La tristesse est le contraire de la joie. La joie est l'expression d'une expansion libre de la vie; la tristesse, au contraire, correspond à un sentiment de dépression générale, d'indifférence, de dégoût et d'affaissement; la face et le corps expriment ce dégoût et cet affaissement; les yeux, presque sans regard, semblent ne sortir qu'à regret de leur atonie; les mouvements respiratoires sont à peine sensibles; la lèvre inférieure passivement entraînée retombe; la tête inclinée s'affaisse sur une épaule; et les chairs du visage sont si flasques, que dans cette attitude oblique de la tête, la joue inférieure abandonnée à son poids pend en quelque sorte, tandis que la joue supérieure s'aplatit sur le squelette de la face, et de ce côté paraît singulièrement amaigrie. Je citerai en exemple une de ces têtes antiques que les artistes connaissent sous le nom de fille de Niobé; le génie de l'artiste avait deviné cette attitude passive des chairs dont l'expression est surtout frappante dans la période d'anéantissement du désespoir.

Une analyse des expressions de la prière, dans leur évolution successive, ferait mieux sentir encore cette valeur métaphorique des mouvements du corps vivant; l'homme qui prie éprouve une tristesse qu'accompagne un désir. Il a l'idée de la puissance de celui qu'il implore et en même temps le sentiment de sa faiblesse relative; instinctivement, pour rendre plus sensibles cette grandeur et cette faiblesse, il se fait plus petit, il se prosterne, il s'anéantit; dans cet état d'abaissement, ses yeux, tournés vers celui qu'il implore, semblent regarder le ciel même. Remarquez, en effet, Messieurs, que nous associons naturellement l'idée de puissance, de courage, de générosité et de noblesse à l'idée de grandeur; quand nous parlons de belles choses, nous levons métaphoriquement les yeux. Ce qui enferme une perfection souveraine, vous le nommez sublime; or, le sublime est considéré d'en bas, le sublime moral aussi bien que le sublime visible, et les yeux se tournent alors vers le ciel, source par excellence de la lumière physique et symbole éclatant de la lumière éternelle.

Ce regard qui s'élève, c'est l'adoration. Or, on peut adorer Dieu debout, comme on peut debout considérer le ciel. Mais on ne peut adorer l'homme qu'en s'abaissant. Voilà pourquoi instinctivement le suppliant, admirez en passant, Messieurs, l'admirable justesse de cette expression, le suppliant se prosterne; il étend les mains pour recevoir la grâce implorée; bientôt la prière devenant plus ardente, il les joint comme pour la saisir; est-elle refusée aux premières instances, le suppliant, semblable à un homme qui se noie et s'accroche, le mot existe métaphoriquement dans la langue, à quelque branche de salut, crispe avec effort ses mains jointes; il les rapproche de sa poitrine comme un homme qui se soulève à la force des bras, et ce mouvement si énergique se passant dans le vide les fait trembler. Ne voyez-vous pas, dans l'excès même de ce mouvement, la lutte souveraine de l'homme qui défend son dernier espoir? Ajoutez à cela des yeux ardents, la bouche contractée par l'angoisse, la poitrine haletante, et vous concevrez aisément jusqu'à quel degré d'énergie terrible peuvent atteindre ces métaphores visibles.

Si ces derniers efforts sont vains, ce drame de la prière se termine par une quatrième scène, celle du désespoir. Le désespoir qui s'empare de l'âme après une lutte inutile paralyse les mouvements du corps ou du moins ne laisse plus subsister que les mouvements convulsifs de l'agonie;

dans le premier cas, les bras retombent, le corps s'affaisse, la tête s'incline sur la poitrine, passive comme dans la mort; dans le second, le corps lutte encore, la poitrine étouffe, les bras semblent déchirer des liens invisibles. Qui de vous dans sa vie n'a vu et compris l'horreur de ces expressions?

Borné par le temps qui m'est accordé, je ne saurais, Messieurs, multiplier ici les exemples de ces métaphores du geste; mais jusqu'ici nous n'avons parlé que des expressions franches; or, pour toucher autant que possible à tous les points principaux, je dois dire quelques mots de certaines expressions mixtes où les contraires sont associés; ces expressions sont fréquentes et presque toutes ont une signification mauvaise. Parmi ces expressions mixtes je signalerai en premier lieu celle de l'incertitude; état oscillant de l'âme qui hésite entre deux partis opposés ou seulement différents l'un de l'autre. Cette hésitation est traduite très-naturellement par des mouvements alternatifs du corps.

Supposez un chien affamé auquel on présente quelque pâtée savoureuse. Il se précipite sur elle; mais elle est trop chaude, elle est bouillante; à peine y a-t-il touché, qu'il recule subitement;

mais à mesure qu'il s'éloigne, l'impression et la crainte s'effaçant, le désir se réveille. Le chien s'approche de nouveau, bien qu'avec plus de précautions; mais la pâtée n'est pas encore refroidie. Il recule donc une seconde fois pour se rapprocher encore, le regard toujours fixé sur l'objet désiré; ainsi alternativement poussé par son désir et retenu par la crainte, il oscille entre deux sentiments opposés. Ces mouvements d'incertitude prosbolique traduisent dans un sens métaphorique les incertitudes de l'esprit dans des circonstances toutes morales; mais ces incertitudes sont surtout propres à certains caractères, rappelant l'apologue philosophique de l'âne de Buridan. mi-parti entre deux prés et se laissant mourir de faim, ne pouvant se décider à brouter l'un plutôt que l'autre. Ils laissent passer cette occasion rapide, *occasio praceps*, qu'il faut savoir, d'une main légère et décidée, saisir aux cheveux.

Rien n'est plus intéressant pour le physionomiste que de considérer un homme qu'un désir sollicite, en même temps qu'il est retenu par quelque raison cachée. Tantôt le désir est plus fort, notre homme se décide : en un instant son parti est pris, il part. Mais tout à coup les remontrances de la raison deviennent plus vives ; il s'arrête alors et revient sur ses pas. Au bout de quelques moments il ne tient plus en place, un lutin capricieux le tourmente. Était-il couché, il se lève ; levé, il se recouche ; il se tourne sans cesse de gauche à droite et réciproquement. Tantôt il étend ses jambes, tantôt il les replie. Il ouvre les yeux et, l'instant d'après, les referme pour les ouvrir encore. Il regardait d'un côté en se fixant à un avis, soudain son avis change et il se retourne du côté opposé : de là une inquiétude générale qui semble retentir dans les nerfs du système cutané. Il se gratte spécialement au-dessus des oreilles, bien qu'il n'y éprouve aucune démangeaison. Il se ronge les ongles ; il piétine, il tourne sur lui-même, ne pouvant ni agir ni trouver le repos. Que de gens, hélas ! ont été perdus par cette affreuse folie de l'incertitude !... Mais les expressions en sont frappantes ; elles intéressent à la fois le physionomiste philosophe et l'acteur comique. La peinture et la sculpture, dont les créations sont immobiles, éprouvent à les rendre des difficultés qui ne sauraient être vaincues que par ces artifices que seul peut inventer le génie.

Les expressions mixtes et contradictoires sont

le plus souvent désagréables et parfois repous-
santes : telles sont les formes de l'orgueil et de
l'envie. Elles n'ont, à coup sûr, rien d'aimable et
nuisent à la beauté du visage en troublant l'homogénéité de ses mouvements.

Qu'est-ce que l'orgueil ? Vous m'accorderez,
Messieurs, que c'est un extrême contentement de
soi-même. L'œil, dédaignant ce qui l'entoure, se
cache comme dans un rêve; les narines flairent
quelque parfum idéal; la bouche exécute des
mouvements de déglutition satisfaite : aussi est-il
connu de vous tous, que les orgueilleux se ren-
gorgent; ils se redressent avec dignité, et parfois
leur sourcil contracté légèrement exprime une
sorte de menace à l'adresse de ceux qui pourraient
méconnaître cette dignité. Ces attitudes sont quelquefois portées au point de rappeler certains oiseaux étalant fièrement leurs grâces, et l'on a pu
dire, sans exagération, que les orgueilleux font la
roue, remarque que les caricaturistes ont fort
habilement exploitée. L'orgueil fait en général
sourire la bouche; mais ce sourire, dépourvu
d'homogénéité, est légèrement répulsif, les coins
des lèvres sont insensiblement abaissés, et tous
ces mouvements nous disent clairement qu'au

moment même où se produit cette expression de
dégustation satisfaite dont nous avons parlé, un
sentiment de dédain des choses extérieures accompagne ce contentement intime; en un mot, l'orgueilleux se déguste lui-même, mais il goûte peu
les autres, et, quand ces mouvements se produisent sur une tête peu intelligente, ils apparaissent
comme la forme naturelle d'une suprême sottise.

Quand, au contraire, le visage est intelligent et
beau, le tableau peut se modifier en quelques points;
le sourire de la bouche est plus apparent que le
dédain; si alors l'œil consent à se diriger, à s'arrêter sur autrui, et si en même temps la tête s'incline un peu, ces modifications légères changeront
les formes de l'orgueil simple en une expression
de condescendance, et cette expression deviendra
pour quelques personnes l'indice de la noblesse et
de la dignité. Je pourrais retrouver aisément le
dessin que j'ai essayé de tracer ici dans une foule
de portraits du temps de Louis XIV.

Mais si, au lieu de cette attention, qui exprime
un commencement de bienveillance, des mouvements de légèreté sautillante et étourdie se mêlent
aux mouvements qui racontent métaphoriquement
une satisfaction intime de soi-même, il en résul-

tera une expression insupportable à tout homme de bon sens et de goût, celle de fatuité.

Quel que soit le prestige que de semblables expressions puissent exercer sur l'opinion des pauvres d'esprit qui abondent sur la terre, elles ne méritent que le mépris du sage ; quelle que soit l'idée que les modes attachent à ces formes de l'orgueil dans l'opinion du vulgaire, ce fantôme s'évanouira devant une physionomie forte, franche et bienveillante à la fois, exprimant, suivant le principe chrétien, une estime des autres égale à celle qu'on fait de soi-même. Forme visible d'une âme parfaite, cette physionomie est belle, au-dessus de toutes les autres; car la vraie, l'immortelle beauté sur la terre n'est rien autre chose que la perfection de l'âme rendue sensible par la forme vivante.

J'ai parlé des formes de l'orgueil; mais, parmi les expressions mixtes, il en est de plus tristes encore, telles sont celles de l'envie. L'envie est le désir furieux d'une chose qu'on ne possède pas, désir mêlé de haine, eu égard à celui qui la possède. Haine et désir, y eût-il jamais d'association plus discordante ? Mais, comme cette discorde intime est éloquemment exprimée ! Cet œil ouvert, ardemment et symboliquement fixé sur l'idée de chose désirée, mais regardant de côté sous un sourcil contracté, foudroyant, pour ainsi dire, celui qui la possède ; ce sourire, ébauché dans les joues, mais que démentent énergiquement ces mâchoires qui se contractent, ces narines et ces lèvres qui répudient ; cette respiration agitée, symbole d'une souffrance, parfois horrible, qui dessèche les chairs, jaunit le teint et fait rétracter les mains crispées : tout cela ne raconte-t-il pas clairement ces tendances incompatibles de l'âme, troublant l'être dans ses profondeurs les plus intimes ?

N'admirez-vous pas, Messieurs, cette harmonie qui lie naturellement le bonheur à la vertu et la souffrance aux passions mauvaises ?

Je n'insisterai pas sur les expressions du rire faux : l'ironie est la gaieté de la haine ; la moquerie est celle du mépris.

Signalons encore un autre exemple d'expressions mixtes, et décrivons la physionomie du trompeur.

Le trompeur agit évidemment sous la double influence d'un intérêt et d'un calcul. Il éprouve un sentiment et veut paraître en ressentir un autre tout contraire. Un sentiment vrai, quel qu'il soit, a des expressions homogènes et franches: tous les mouvements n'expriment alors qu'un même instinct commun et tout spontané. Or, la simulation n'étant point instinctive, exige un certain degré d'attention. Mais l'attention est exclusive dans son objet; elle peut, à la vérité, modifier les mouvements d'un organe, mais ce que cet organe volontairement modifié indique alors est démenti par des expressions spontanées de tous les autres.

Le trompeur regarde très-rarement en face; son regard est oblique, ou du moins voilé; s'il désire une chose, il feint de s'en éloigner ; mais s'il s'éloigne, en effet, une courbe savamment calculée l'y ramène. On dit fort bien un caractère droit, un caractère tortueux; et, en effet, les déterminations franches vont droit devant elles: le trompeur, au contraire, comme un renard qui s'approche d'un poulailler, ondule: il cherche à détourner l'attention de sa victime pour agir sans être vu, ni même soupçonné; il caresse d'une main, et pendant qu'on croit à la caresse, il poignarde de l'autre. Boileau dit avec une noble indépendance :

J'appelle un chat un chat, et Rollet un fripon.

Le langage du trompeur a d'autres allures. Il flatte celui qu'il veut dépouiller ; il parle d'abord le langage que, dans la fable du *Renard et du Corbeau*, La Fontaine attribue au renard, et quand sa ruse a réussi, il se moque de sa victime. Quand l'homme du peuple est l'objet de sollicitations doucereuses, sous lesquelles il croit trouver quelque intérêt égoïste, il dit très-énergiquement : « Vous voulez m'entortiller ! » comme s'il devinait le serpent sous ces caresses ; et, en effet, les regards, la voix et le corps du trompeur ont des ondulations félines : il est caressant, son regard vous endort, ses paroles vous flattent ; il exerce sur vous cette fascination que l'opinion commune attribue au regard des reptiles. Mais, comédien maître en tout cela, il n'éblouira point un œil clairvoyant. En effet, son attention, je le répète, ne peut commander à la fois à tous les traits du corps et du visage. Ses mouvements sont lents, calculés. Il vous regarde de côté ; de ce côté, la face vous sourit, l'œil à demi fermé. C'est l'œil du côté opposé qui vous regarde, et, de ce côté, la narine soulevée se moque de vous. Parfois, les deux yeux vous considèrent ; mais la bouche souriante manque de symétrie ; les ailes du nez vous dédaignent. Tout cela ne vous dit-il pas clairement le mépris du fripon pour l'homme qu'il veut tromper? Expression double de la physionomie : caresse volontaire, calculée, et mépris instinctif et réel, voilà ce que vous appelez du nom de duplicité.

Je ne puis, Messieurs, multiplier ici les exemples. Je dépasserais, avec la limite de votre attention et de mes forces, les bornes d'une conférence. Mais j'en aurai assez dit, si j'ai pu vous faire comprendre que tous ces mouvements de la physionomie, qu'ils soient employés dans un sens direct, symbolique ou métaphorique, expriment de la façon la plus simple et la plus naturelle les sentiments qui naissent des sensations, de l'imagination et de l'intelligence.

Permettez-moi de terminer par quelques remarques nécessaires.

1° En premier lieu, il résulte, de tous les faits que j'ai rappelés, que les sens, l'imagination et la pensée elle-même, si élevée, si abstraite qu'on la suppose, ne peuvent s'exercer sans éveiller un sentiment corrélatif, et que ce sentiment se traduit directement, sympathiquement, symboliquement ou métaphoriquement, dans toutes les sphères des organes extérieurs, qui le racontent tous, suivant leur mode d'action propre, comme si chacun d'eux avait été directement affecté.

2° Cette proposition est incontestable; mais sa réciproque n'est pas moins vraie. En effet, les mouvements et les attitudes du corps, lors même qu'ils résulteraient de certaines causes fortuites, éveillent des sentiments corrélatifs, et, par leur ntermédiaire, influent sur les mouvements de i'imagination et sur les tendances de l'âme elle-même. Je ne m'arrêterai point à démontrer cette vérité, que l'étude des phénomènes du sommeil et du somnambulisme a depuis longtemps mise hors de doute; mais j'en déduirai une conséquence utile : si de nos attitudes naissent des instincts, on comprendra combien la physiologie elle-même justifie l'importance que, chez les gens honnêtes, on attache aux bonnes manières; les bonnes manières sont les formes de la vertu, et celui qui, dès l'enfance, a contracté l'accent du bien, ne parlera jamais facilement le langage du mal.

3° De ce que nous venons d'indiquer, il résulte clairement que ces formes sont actives sur l'être qu'elles manifestent. Ajoutons qu'elles sont actives hors de lui. La vue de la joie inspire l'idée de la joie, et cette idée, s'emparant de l'âme, rend joyeux; la vue des expressions de la douleur impose une souffrance; elle opprime le cœur, qu'elle fait palpiter. Fait-on devant vous quelque effort prolongé, comme ceux que la toux détermine, vous vous associez sympathiquement à cet effort. Les philosophes et les physiologistes ont, à l'envi les uns des autres, apporté des preuves merveilleuses de ces sympathies. Malebranche raconte qu'une jeune servante, assistant un chirurgien qui pratiquait une saignée au pied de son maître, ressentit au moment où la lancette piquait la peau une douleur si aiguë à son propre pied, qu'elle ne l'eût pas été davantage si on eût opéré sur elle-même. J'ai, moi-même, été témoin d'un cas pareil. Un jeune élève en droit, assistant pour la première fois de sa vie à une opération légère (le chirurgien excisait une petite tumeur à l'oreille d'un malade), ressentit au même instant une douleur si vive à l'oreille, qu'il y porta involontairement la main en poussant un cri. Ajoutez que l'injustice que subit un autre homme vous révolte; et remarquez la perfection des langues : ces sentiments, ces douleurs communiquées, je dirais presque contagieuses, s'appellent sympathie, compassion, *souffrance avec*, ou *misère du cœur*, miséricorde ! Et, en effet, ces expressions de la douleur mordent le cœur ; elles troublent les viscères, et c’est avec raison que, pour exprimer l’insensibilité morale d’un homme, on dit de lui qu’il n’a pas de cœur, qu’il n’a pas d’entrailles. Cette compassion, cette charité s’adresse à tout ce qui souffre ; elle s’éveille partout où la douleur crie ; elle se manifeste par le succès toujours croissant de ces sociétés protectrices qui, à l’honneur de la civilisation, font une guerre sainte à tous les artisans de la douleur.

Grâce à ces expressions, grâce à ces sympathies divines, le sentiment de l’humanité s’éveille et protége le monde. L’animal n’est ému que par les choses présentes ; mais l’intelligence n’a pas de limites, et les sympathies de l’homme embrassent l’univers ; et voilà comment, du nord au midi, de l’orient au couchant, du commencement à la fin de l’histoire, la force qui opprime, la force brutale est maudite, quand elle ne s’est pas faite la servante de l’éternelle justice.

Messieurs,

En terminant cette conférence, trop longue sans
doute, je devrais m'excuser d'avoir tenu si longtemps votre attention captive; mais votre bienveillance m'a encouragé. Grâce à elle, en vous
quittant, je pourrai peut-être, sans trop de pré-
somption, emporter et *caresser* l'idée que les propositions qui vous ont été soumises ont été *goûtées*
par votre intelligence.

DE LA PHYSIONOMIE

AVERTISSEMENT

Les mouvements dont la mimique de l'homme
et des animaux se compose, ne réclament l'emploi
d'aucun muscle spécial, d'aucun appareil particulier. Ils se produisent comme les mouvements
directs, et cela par les mêmes muscles, par les
mêmes nerfs, par les mêmes vaisseaux. Ils ne
diffèrent donc point d'avec ces mouvements d'une
façon essentielle; mais ils se manifestent dans des
circonstances un peu différentes. Or, il m'a paru
utile d'examiner de près cette classe de mouvements si intéressante et cependant si négligée, et
de déterminer par des observations précises les
règles qui président à leur enchaînement. J'ose
espérer qu'après avoir exposé ce résumé succinct

de mes recherches, je ne paraîtrai pas avoir perdu mon temps en études oiseuses. Il m'a semblé, en effet, qu'en examinant avec soin ces questions difficiles, je touchais à l'une des sources premières du langage et par conséquent à l'un des sujets les plus importants que l'histoire naturelle, la psychologie et la philosophie esthétique aient à considérer. Ces raisons seules m'auraient encouragé à publier le résultat de mes observations. Mais un autre motif puissant m'y décide. Je ne pense point, en effet, qu'on puisse complétement refuser son attention à un sujet que les Lebrun, les Parson, les Buffon, les Engel, les Camper, les Spix, les Ch. Bell, n'ont point dédaigné d'examiner, et auquel un des plus illustres physiciens de notre siècle, M. Chevreul, a donné une importance scientifique toute nouvelle en montrant comment on le peut soumettre au criterium de la méthode expérimentale.

DE LA PHYSIONOMIE

ET

DES MOUVEMENTS D'EXPRESSION

PREMIÈRE PARTIE

DES MOUVEMENTS PÉRIPHÉRIQUES CONSIDÉRÉS D'UNE MANIÈRE GÉNÉRALE.

I. — L'observation oblige de distinguer quatre sortes de mouvements périphériques, à savoir :

1° *Des mouvements organiques.* Ces mouvements liés en général aux mouvements intérieurs des viscères, ont essentiellement pour siége les trames celluleuses et vasculaires ; telles sont les rougeurs et les pâleurs subites ; telles sont ces constrictions du derme d'où naît le phénomène connu sous le nom de chair de poule.

2° *Des mouvements musculaires.* Ces mouvements, essentiellement actifs, ne sont pas tous également soumis à l'empire de la volonté. Ils modifient la surface du corps vivant en deux manières : premièrement en changeant les attitudes des muscles et des parties mobiles ; secondement, en déterminant dans les parties contractées des dépressions et des saillies plus ou moins considérables, dues au jeu des faisceaux musculaires.

3° *Des mouvements consécutifs*. Ces mouvements se produisent dans certaines parties, à l'occasion d'une contraction qui a lieu dans les parties voisines. Ces mouvements sont surtout manifestes dans les parties de la peau soumises à l'action des muscles peaussiers.

4° Enfin, *des mouvements passifs*, aboutissant à des attitudes passives. C'est ainsi qu'un muscle paralysé retombe et pend. Ces mouvements ne sont point dus à une action vitale, ils dépendent de causes extérieures agissant sur des parties inertes.

Tous ces mouvements ont des caractères bien tranchés qu'il importe de distinguer avec soin, et que les peintres qui visent à l'expression ne sauraient trop étudier.

DES MOUVEMENTS ORGANIQUES.

II. — Les mouvements organiques qui ont pour siége les trames superficielles comprennent tous les changements qui ont lieu :

- *a* — dans la coloration de la peau ;
- *b* — dans son état d'expansion ou de constriction.
- *c* — dans sa température ;
- *d* — dans celles de ses fonctions qui sont relatives à l'absorption et à l'exhalation.

Plusieurs causes peuvent influer puissamment sur la production de ces mouvements. Parmi ces causes, les unes se rapportent à l'action du cœur et des organes respiratoires ; d'autres aux modifications que les viscères abdominaux éprouvent. D'autres enfin se rattachent aux influences que le système nerveux exerce directement sur tous les organes. Ces choses se produisent avec quelque confusion. Je m'efforcerai de les exposer avec toute la clarté dont le sujet est susceptible.

Des changements qui surviennent dans la
coloration de la peau.

III. — Ces changements sont trop connus dans
l'espèce humaine pour qu'il soit nécessaire d'y
insister beaucoup. Les plus habituels amènent de
simples alternatives de rougeur et de pâleur. La
rougeur peut présenter des teintes variées. Tantôt
elle est pure et rutilante : c'est la *rougeur arté-*
rielle; tantôt elle est mélangée d'une certaine
quantité de noir ou de bleu, et peut passer au
pourpre, au violet, et même au bleu obscur : c'est
la *rougeur veineuse.* Il y a aussi plusieurs sortes
de pâleur. C'est ainsi que nous distinguons la
pâleur simple, la pâleur livide, la pâleur ver-
dâtre, etc.

On observe aussi quelquefois la teinte ictérique ;
l'ictère peut se produire d'une façon subite, sous
l'influence de certaines passions ; sous ce point
de vue, on peut le compter au nombre des manifestations physionomiques.

De la rougeur et de la pâleur en tant qu'elles sont liées
au mouvement du cœur, du thorax et des poumons.

IV. — Toutes les causes qui, sans altérer le
rhythme et l'harmonie des mouvements du cœur,

en accélèrent la marche, favorisent la circulation du sang. Des courants plus riches parcourent alors les réseaux capillaires, et font prédominer à la superficie de la peau la couleur vive du sang artériel. Cette rougeur légère ne se répand point uniformément sur toute la surface du corps. Dans l'homme blanc, elle colore surtout le visage, où elle peint plus particulièrement les lèvres, les joues, et jusqu'à un certain point les conjonctives palpébrales. Rien de semblable ne se produit chez les animaux mammifères, même les plus élevés, et pour retrouver quelque chose d'analogue, il faut arriver aux oiseaux dont la tête est ornée de caroncules. Mais si la cause de la rougeur est la même, quelle différence dans les effets ! qu'il y a loin de ces tuméfactions presque variqueuses à cette expansion douce, à ces teintes harmonieuses qui sont à juste titre pour les peintres et les poëtes le symbole de l'épanouissement et de la vie !

V. — L'apparition des teintes violettes sur la face tient à un obstacle quelconque apporté à la circulation veineuse. C'est ainsi que, dans le cas d'un rétrécissement des orifices auriculo-ventriculaires, les veines se déchargeant difficilement de leur contenu, le sang veineux s'accumule dans les réseaux cutanés, et donne à la peau une teinte violacée, souvent accompagnée d'une turgescence presque effrayante. Le même effet pourrait évidemment résulter d'un rétrécissement de l'orifice artériel du cœur droit.

VI. — Cette congestion veineuse est moins imminente lorsque les lésions pathologiques, occupant l'orifice aortique, diminuent l'effet général qui résulte sur la masse du sang de la force impulsive du cœur. La pâleur est la conséquence ordinaire des rétrécissements qui ont pour siége l'orifice aortique. Une hypertrophie concentrique du cœur gauche, en oblitérant en partie la cavité du ventricule, aurait évidemment un effet analogue. Mais cette lésion, si elle existe, est fort rare, et d'habiles médecins se refusent à l'admettre.

La pâleur qui accompagne les états asthéniques du cœur est un phénomène facile à expliquer. Je crois inutile d'y insister, car les faits pathologiques ne sont point mon objet essentiel. Toutefois je ne pouvais absolument les négliger. Ils nous fournissent, en effet, les seules bases réelles sur lesquelles peut être appuyée la démonstration de la proposition suivante :

Les symptômes généraux qu'amène une lésion du cœur peuvent résulter aussi d'une affection spasmodique, qui, exagérant, affaiblissant, troublant les mouvements du cœur, précipite ou ralentit les mouvements du sang, et par les convulsions qu'elle détermine crée, dans certains cas, des obstacles réels à la circulation artérielle et veineuse.

VII. — Cette proposition, presque évidente par elle-même, peut être décomposée en quelques propositions secondaires.

1° Une excitation légère, éveillant plus vivement les mouvements du cœur, rend la circulation plus rapide et colore le visage d'une rougeur artérielle.

2° Une modification nerveuse, qui détermine l'affaiblissement ou la paralysie momentanée du cœur, ralentit ou suspend le mouvement général du sang, et amène une pâleur nécessaire.

3° Un spasme du cœur, qui, n'empêchant point les mouvements du ventricule gauche, fait néanmoins obstacle au retour du sang veineux, amène la rougeur violette de la peau et particulièrement du visage.

4° Si une contraction tétanique rend le cœur immobile ; si le rhythme de ses mouvements se ralentit par excès d'énergie convulsive, les mouvements du sang deviennent plus lents dans toute l'étendue du système vasculaire, et la surface entière du corps pâlit.

VIII. — Les mouvements du thorax ont sur le phénomène de la circulation une influence directe que l'expérience peut aisément constater.

A. *Une inspiration longtemps prolongée amène une congestion veineuse qui colore plus particulièrement la face et le cou.*

En effet, l'inspiration favorise l'entrée du sang dans le cœur, mais par cela même elle porte en un certain degré obstacle à sa sortie. Si donc l'inspiration se prolonge, il vient, en somme, aux oreillettes plus de sang qu'il n'en sort des ventricules. Le sang s'accumule en conséquence dans les cavités veineuses, et donne aux parties les plus voisines des troncs veineux principaux et du cœur une teinte plus ou moins violette.

B. *Un mouvement d'expiration trop longtemps prolongé amène rapidement, avec la congestion veineuse, une cyanose plus ou moins générale.*

En effet, l'expiration favorise l'émission du sang artériel; mais en cela même qu'elle favorise les mouvements centrifuges, elle doit porter obstacle aux mouvements centripètes. Le sang noir s'accumule donc dans le système veineux et le distend plus ou moins.

C. *Si le mouvement d'expiration est anormalement combiné avec le mouvement d'inspiration, la congestion sanguine est portée à son comble, et les hémorrhagies sont imminentes.*

Cette proposition générale comprend deux circonstances distinctes.

1° Le thorax étant maintenu dans l'attitude de l'*inspiration*, les muscles font effort pour *expirer*. Ce mouvement est l'*effort* (*nisus*). Il se produit toutes les fois que, dans le but de résister, le corps se dispose à produire des mouvements énergiques et durables.

2° Le thorax étant maintenu dans l'attitude de l'*expiration* par une contraction spasmodique ou par une paralysie de la glotte, les muscles font effort pour *inspirer*. Cet état est l'*angoisse* (*angor*). Il se produit dans un grand nombre d'affections convulsives, lorsqu'à la suite d'une expiration poussée à l'extrême, la constriction ou l'affaissement du larynx portent obstacle à l'introduction de l'air appelé par le thorax.

La face devient pourpre et même violette dans

l'effort et dans l'angoisse. Cette congestion s'étend, dans certains cas, aux veines du cou, de la poitrine et des bras. L'habitude de l'effort amène, à la longue, la dilatation des veines des membres inférieurs. Je n'insisterai pas davantage sur cette proposition que l'observation et l'expérience démontrent également.

D. *Si les mouvements d'inspiration et d'expiration se succèdent avec rapidité, en telle sorte que la respiration soit simplement accélérée, le mouvement de la circulation devient alors actif, et la peau se couvre de teintes plus vives dues à l'abondance du sang artériel.*

Cette proposition est évidente par elle-même. En effet, l'inspiration appelle le sang vers le cœur; l'expiration favorise, au contraire, son émission. Cette double action, venant en aide aux mouvements du cœur, doit rendre la circulation plus active, ce que l'observation démontre.

Lorsque l'alternative des mouvements respiratoires est seulement accélérée, comme cela a lieu après une course rapide, elle prend le nom d'*essoufflement* (*anhelitus*). Ce mot est impropre : je propose de lui substituer celui d'*ocypnée*. L'ocypnée n'est point l'essoufflement, mais elle lui succède en général, et son but est de rétablir la circulation embarrassée après une suite d'efforts avec lesquels les mouvements respiratoires n'ont pas été habilement combinés.

IX. — Dans certains cas, l'accélération des mouvements respiratoires prend une forme convulsive. La poitrine et le diaphragme, étant alors maintenus dans l'attitude de l'inspiration, réagissent par une sorte d'élasticité active contre de petits mouvements expirateurs se succédant en saccades précipitées ; en sorte qu'à une inspiration perpétuelle sont opposées de petites expirations très-rapprochées l'une de l'autre, mais dont aucune n'est complète.

Cet état est le *rire* (*cachinnus*). Il se compose d'une suite de petits chocs qui agissent brusquement, ont sur l'ensemble de la circulation un effet excitant que ne produisent point au même degré les mouvements respiratoires uniformes, et réveillent la circulation paresseuse. Les heureux effets du rire sont assez connus surtout dans les affections par obstruction, où la congestion veineuse est imminente. Aussi dit-on fort exactement que le rire *désopile*. Je parle ici du rire normal : en effet, lorsque les expirations saccadées du rire se succèdent sans interruption, en sorte qu'il n'y a plus de place pour les mouvements antagonistes, le rire aboutit aux mêmes effets qu'une expiration excessive, et, loin de favoriser la circulation, il peut, au contraire, amener une congestion dangereuse.

X. — Le contact, et si j'ose le dire ainsi, le mélange de l'air et du sang étant le but de la circulation, *il peut arriver que certains troubles arrivent dans la circulation, non de quelque obstacle apporté au jeu du thorax ou du cœur, mais de la constitution du poumon lui-même.*

Ainsi la respiration est incomplète et difficile :

1° *Toutes les fois que l'étendue des surfaces respiratoires est insuffisante, eu égard à la masse et à la vitesse du sang qui les parcourt;*

2° *Dans tous les cas où la rétractilité des vésicules pulmonaires étant affaiblie, elles ne se vident pas complétement à chaque inspiration de l'air altéré qu'elles contiennent.*

Le premier cas est souvent un résultat de la pléthore. C'est ainsi qu'il arrive aux hommes très-sanguins d'éprouver des essoufflements qu'une saignée fait cesser aussitôt. Il se produit par une raison opposée dans l'emphysème pulmonaire et dans l'anomalie assez fréquente qui consiste dans une insuffisance naturelle du poumon.

Le second cas, d'après des expériences très-précises de M. Longet, a lieu toutes les fois qu'une lésion des pneumogastriques détruit ou diminue l'influence nécessaire de ces nerfs sur la respiration.

Or, quelle que soit la raison anatomique de cette insuffisance, elle ne peut porter aucun obstacle aux mouvements du thorax. L'inspiration et l'expiration peuvent se succéder en toute liberté. De plus, dans l'hypothèse d'une lésion bornée au poumon, aucune raison directe ne s'oppose aux mouvements du sang veineux dans le cœur; ainsi les causes de congestion veineuse que nous avons signalées plus haut, ne se retrouvent point ici.

Mais dans l'emphysème pulmonaire, et même dans le cas d'insuffisance naturelle du poumon, le système capillaire de cet organe n'ayant point une étendue proportionnée à la force du cœur, le sang que le cœur chasse au travers des réseaux pulmonaires, tend à les distendre et à les traverser avec une trop grande vitesse. Et ces conditions sont défavorables : en effet, l'oxygénation complète du

sang dans le poumon suppose une division poussée aussi loin que possible des courants sanguins
qui se répandent sur les surfaces respirantes, et,
en second lieu, un contact de l'air et du sang assez prolongé pour que la saturation soit parfaite.

Or, ces deux conditions fondamentales ne peuvent être ici remplies : en effet, les réseaux pulmonaires offrant au sang chassé par le cœur une
étendue trop restreinte, il n'y perd point l'excès
de sa vitesse acquise, et en même temps qu'il les
parcourt trop rapidement, il tend à les distendre
et les dilate quelquefois jusqu'à la rupture.

Dans le second cas, les circonstances sont plus
défavorables encore, puisque, la quantité d'air pur
introduit dans le poumon diminuant à chaque inspiration nouvelle, la transformation du sang
veineux en sang artériel devient de plus en plus
incomplète, si bien que de part et d'autre des
phénomènes généraux d'asphyxie se développent
lentement.

Dès lors, le sang du cœur gauche, moins oxygé-
né, moins excitant, ne porte plus dans les tissus
la vivacité de ses couleurs rutilantes. Il n'y a
nulle part de congestion marquée, mais la production de la chaleur animale devient moins active,

l'expansion vitale s'affaisse, et, le sang laissant percer au travers de la peau sa teinte violette, les tissus superficiels prennent une couleur livide et grisâtre. En même temps, les inspirations précipitées et profondes auxquelles l'état général du sang sollicite, faisant fréquemment le vide dans les veines, la pâleur de la face en est augmentée.

Tous ces phénomènes sont surtout marqués dans l'espèce humaine et plus particulièrement dans la race blanche. Chez les animaux mammifères, les causes que nous avons mentionnées n'agissent d'une manière sensible que sur les conjonctives ou la muqueuse orale.

De la rougeur et de la pâleur en tant qu'elles dépendent de l'influence des nerfs sur les éléments de la peau.

XI. — Le cœur est, à coup sûr, le moteur principal du sang. Mais à son action s'unissent beaucoup d'actions accessoires, dont les unes aident à la circulation, tandis que les autres lui nuisent plus ou moins. Parmi ces causes, nous avons déjà parlé des mouvements respiratoires. Mais ces mouvements sont-ils les seuls qui puissent influer sur la coloration de la peau par le sang? Je ne le pense pas.

Et en effet, il est des gens qui ne rougissent jamais; on peut rougir d'un seul côté seulement; en outre, tous les tissus ne se prêtent pas également à la turgescence. En un mot, s'il y a dans ces effets une part qu'on peut rapporter au cœur et au thorax, il en est une autre qu'on ne saurait refuser à l'action des tissus où le sang s'épanche.

XII. — C'est ainsi qu'il faut tenir compte des tissus cutanés et de l'élasticité qui leur est propre. Cette élasticité, qu'on peut considérer comme une force antagoniste à la force expulsive du cœur, influe singulièrement sur la circulation. Dans le cas où l'action du cœur languit, elle repousse le sang, le chasse des réseaux capillaires et concourt singulièrement à la production de la pâleur. Dans les circonstances normales, elle est aux réseaux capillaires ce qu'est aux artères l'élasticité de leur tunique fibreuse, et ses réactions salutaires favorisent la circulation dans les tissus cutanés.

Nous ne pouvons considérer cette force comme une propriété invariable du tissu dermoïde. Elle peut agir, en effet, d'une façon très-différente, la force impulsive du cœur demeurant d'ailleurs la même. C'est ainsi qu'une douce chaleur semble affaiblir la rétractilité du derme vivant. L'élasticité des tissus lutte alors d'une façon moins énergique contre les mouvements expansifs du sang, et ils se laissent pénétrer par les courants artériels. L'application du froid rend, au contraire, cette rétractilité plus manifeste et détermine la corrugation des tissus. Cette observation bien simple, et tirée d'actions extérieures, nous donne la clef de certains phénomènes produits par une action toute nerveuse en apparence.

XIII. — La chaleur qui pénètre un membre vivant ne dépend pas seulement du degré de la température ambiante, loin de là; cette chaleur résulte surtout d'une cause intérieure qui se manifeste partout où le mouvement de la vie compose et décompose les matières sur lesquelles son activité s'exerce.

Cette activité est sous la dépendance nécessaire et immédiate du système nerveux. Ainsi, quand l'action des nerfs favorise le mouvement de la vie, une chaleur douce s'engendre dans les parties, surgit de leurs profondeurs les plus intimes, et rayonne en quelque sorte de toutes leurs molécules.

Mais supposons que l'action des nerfs languisse, le mouvement vital se ralentit ou s'arrête, la pro-

duction de la chaleur immédiate est diminuée et
même suspendue, et les parties subissent un
refroidissement d'autant plus général, que les
causes qui le produisent agissent sur les troncs
nerveux eux-mêmes.

Cette chaleur et ce froid de cause interne ont
des effets pareils à ceux que détermine la température ambiante. La chaleur vitale dilate les tissus, le refroidissement intérieur les resserre, et
cette corrugation adynamique que la force répul-
sive des vaisseaux ne peut plus combattre, s'op-
posant à la pénétration du sang dans les tissus,
toute circulation peut finir par s'y arrêter ; comme
cela arrive quelquefois aux extrémités digitales
des sujets affaiblis, et comme on le voit pendant
l'hiver dans les membranes natatoires des grenouilles engourdies par le froid. Le froid de cause
interne a donc sur l'organisme entier les mêmes
effets que le froid de cause extérieure.

Dès lors, si les causes morales modifient profondément le système nerveux, si les unes excitent
au plus haut point sa force intérieure, tandis que
d'autres la paralysent, pourquoi s'étonnerait-on
de l'influence que les passions exercent sur les tissus cutanés dont elles font palpiter la surface?

Mais à quels nerfs attribuer plus particulièrement cette influence? C'est là une question ardue et à peu près insoluble dans l'état actuel de la physiologie. Les hypothèses de Dugès sur ce point, quelque ingénieuses qu'elles paraissent, ne résolvent point cette grande difficulté.

XIV. — Les mouvements du cœur, du thorax, du poumon, la qualité du sang, la rétractilité des tissus, l'excitabilité des nerfs, ne sont pas les seules causes qui puissent influer sur la coloration de la peau; les mouvements des viscères abdominaux ont aussi sur cette coloration une grande influence. On connaît la couleur jaune des ictériques; en général, les affections abdominales amènent dans la coloration de la peau des modifications sensibles. Ces modifications surviennent le plus souvent d'une manière lente. Mais dans certains cas, elles se manifestent subitement. Nous reviendrons dans un moment sur ces choses.

Ainsi l'organisme entier tient les réseaux sanguins et les trames de la peau sous sa dépendance. Ces systèmes différents en apparence, mais liés irrévocablement l'un à l'autre sous l'empire d'une harmonie nécessaire, font retentir ainsi à la surface du corps un écho de leurs plus secrètes commotions. Or, comme il est dans l'ordre de la nature que l'être social le plus intelligent soit aussi le plus intelligible, cette faculté de rougeur et de pâleur qui distingue l'homme, est un signe naturel de sa haute perfection; et sous ce point de vue, l'homme blanc nous paraîtra réaliser une beauté plus grande que l'homme nègre, chez lequel ces rayonnements de l'intelligence et de la vie sont, si je l'ose dire ainsi, voilés et obscurcis.

Des mouvements d'expansion et de constriction.

XV. — Après ce que nous venons de dire sur les causes des mouvements du sang, nous aurions peu de chose à ajouter : en effet, ces mouvements de constriction ou d'expansion reconnaissent les mêmes causes, ou déterminent des effets analogues. Ainsi, l'expansion de la peau se lie en général à une coloration sanguine plus vive; sa constriction à la pâleur. La première est accompagnée d'une véritable turgescence, la seconde amaigrit les traits, qui se rétractent en quelque sorte. Ce que nous avons dit (art. XI), nous dispense d'insister sur ce point.

*Des variations qui modifient la température
des organes.*

XVI. — Ces variations se présentent sous l'influence combinée de la rétractilité des tissus, du mouvement nerveux et du mouvement circulatoire. Partout où la vie languit, la température s'abaisse. Toutes les causes qui exaltent la vie déterminent, au contraire, une production de chaleur plus rapide. Ainsi ces trois choses : rougeur, expansion, chaleur, sont-elles à tel point parallèles qu'elles sont presque synonymes.

*Des changements qui modifient ou altèrent
les sécrétions.*

XVII. — Ces changements à chaque instant constatés sont néanmoins mal connus. Mille causes concourent à les produire. Je me bornerai à rappeler ici les plus générales. Je crois utile de distinguer cet article en deux parties. Dans l'une, je traiterai des sécrétions proprement dites, et dans l'autre, des transsudations.

1° *Des sécrétions.* L'histoire des modifications que les sécrétions peuvent subir se résume, au point de vue des recherches que nous poursuivons, en quelques propositions très-générales.

A. *Une trop grande rapidité dans le mouvement du sang nuit à l'accomplissement de la sécrétion.*

Cette proposition est rendue probable : **1°** par
l'induction anatomique; puisque la nature, en
donnant aux glandes les plus importantes des artères très-flexueuses, semble indiquer que le sang
y doit ralentir son cours;

2° Par les faits pathologiques : en effet, dans
les vives ardeurs de la fièvre, quand le sang, sollicité par les contractions accélérées du cœur, court
avec une rapidité furieuse, les sécrétions sont
pour quelque temps supprimées.

B. *Si le sang, mu sous une pression très-forte,
circule néanmoins avec lenteur dans un organe de
sécrétion par suite de quelque obstacle apporté à
la circulation veineuse, les réseaux capillaires se
gonflent, et la partie congestionnée devient le siége
d'une sécrétion très-active.*

C'est ainsi que, suivant une belle remarque de
Fodera, la sécrétion de la salive devient plus active après la ligature de la veine jugulaire. Une
simple pression exercée autour du cou fait couler
en plus grande abondance la sueur du front et
des joues. De même l'effort, en congestionnant le

système veineux tout entier, détermine une trans-piration abondante.

C. *Les sécrétions sont appauvries quand le sang arrive aux organes d'un mouvement trop lent et sous une pression trop faible.*

Cette proposition est démontrée par les phéno-mènes qui surviennent dans les cas de débilité du cœur et dans l'anémie.

D. *Une douce chaleur favorise les sécrétions; un froid trop intense les supprime.*

Il semble superflu d'insister sur cette proposi-tion. Elle est vraie, quelle que soit la source de la chaleur et la cause du refroidissement. (Voyez art. XIII).

E. *Si, au moment où une sécrétion s'opère, une cause quelconque s'oppose à l'excrétion des choses sécrétées; si, de plus, un spasme des conduits ex-créteurs comprime les liquides contenus, le mou-vement de la sécrétion est suspendu, et les élé-ments déjà séparés du sang tendent à rentrer dans le torrent de la circulation.*

Nous rappellerons à ce sujet : 1° les métastases ; 2° les suffusions, telles que celle de bile ou d'urine.

F. *Si des excitations directes sont portées sur*

un organe sécréteur ou sur ses conduits, en telle sorte que la sensation de cet organe devienne plus distincte, la sécrétion est déterminée, et si elle avait déjà commencé, elle est sensiblement augmentée.

C'est ainsi que la mulsion détermine les mamelles des animaux à sécréter davantage. Lorsque la source du lait paraît s'épuiser, les jeunes ruminants excitent à coups de tête la mamelle avare. De même des frictions légères sur la peau favorisent son activité et déterminent des transpirations abondantes.

G. *Si l'âme devient attentive à un organe sécréteur de manière à le distinguer plus particulièrement au milieu des sensations générales qui naissent de l'organisme entier, cette attention de l'âme détermine une sécrétion plus active.*

Cette proposition est la conséquence d'une autre proposition beaucoup plus générale sur laquelle nous aurons à revenir plus tard, et ne s'applique d'une manière évidente qu'à un ou deux organes sécréteurs.

H. *Les sécrétions s'opèrent sous l'influence du système nerveux tout entier et dépendent de toutes les causes qui peuvent exalter, affaiblir ou pervertir l'action nerveuse.*

Une multitude d'observations que tout le monde a pu faire et des expériences nombreuses démontrent cette proposition. On sait en particulier l'influence singulière que les troubles apportés dans le système nerveux exercent sur la sécrétion des mamelles, des glandes salivaires, etc.

Les phénomènes qui surviennent alors du côté des glandes ne sont point une conséquence des modifications que les actions nerveuses déterminent dans l'état des gros vaisseaux et du cœur. Ils paraissent, au contraire, résulter d'une action directe et locale. Un homme, dont la moelle épinière avait été tranchée par un coup de feu au-dessus de la sixième vertèbre dorsale, ne transpirait plus que par les parties supérieures au point lésé. Dans un autre cas, le malade, soumis aux conséquences d'une commotion cérébrale, ne transpirait plus que d'un seul côté de la tête, en sorte que cette transpiration était exactement limitée par la ligne médiane.

La sécrétion de la salive est l'une de celles qui subissent le plus évidemment cette influence. Les larmes sont dans le même cas. On sait, en effet, avec quelle abondance elles coulent dans la résolution des accès hystériques. Il ne serait pas sans intérêt d'examiner avec soin les sensations locales qui précèdent et accompagnent le moment de leur production. Malheureusement, cet examen est difficile dans beaucoup de cas. On ne peut faire de pareilles observations que sur soi-même, et dans le cas où les larmes coulent spontanément; qu'elles soient déterminées par la tristesse ou par la joie, on a rarement assez de puissance sur soi-même pour analyser les circonstances fort délicates où elles se produisent. Si ma mémoire, en me rappelant l'époque de ma vie où je pleurais, ne me trompe pas, les larmes sont toujours précédées d'une sensation analogue à celle que l'éblouissement détermine. Aussi suis-je fort porté à penser que ces larmes de la tristesse et de la joie résultent des irradiations réflexes qui parcourent la cinquième paire, dont les connexions avec le système viscéral sont si étendues. Je ferai remarquer, au surplus, que les mêmes causes qui déterminent l'éruption des larmes augmentent en même temps l'énergie de la sécrétion salivaire, et j'ajouterais des sécrétions nasales, si leur augmentation ne pouvait être attribuée à l'action directe des larmes que versent les voies lacrymales sur la muqueuse olfactive.

On peut résumer ainsi ces choses : (a) *une exci-*
tation trop grande, une faiblesse poussée jusqu'à
la paralysie des organes de la circulation, ta-
rissent les sécrétions. De même une douce chaleur
les favorise, un froid trop intense les supprime.

(b) *Dans tous les cas où le mouvement centri-*
fuge des artères prédomine sur le mouvement
centripète des veines, les sécrétions sont à la fois
plus rapides et plus abondantes.

(c) *Une excitation locale portée sur un organe*
sécréteur rend la sécrétion plus active. Une exci-
tation directe ou sympathique amène des résultats
analogues.

2° *Des transsudations.* Il est nécessaire de distinguer avec soin les transsudations d'avec les
sécrétions vraies.

(a). Les sécrétions sont essentiellement actives;
elles exigent pour se produire l'intervention de la
puissance nerveuse. De plus, chaque organe, dans
l'état normal, a ses affinités électives : autre, en
effet, est la matière de la sueur et de l'urine, autre
est celle des larmes, de la salive, du suc pancréa-
tique ou de la bile : les glandes ne sont point de
simples filtres retenant certains éléments du sang
et laissant passer les autres : ce sont des filtres ac-

tifs qui séparent, il est vrai, certains éléments du sang, mais modifient en même temps les substances séparées pour en faire des composés ou du moins des mélanges nouveaux. Or, il n'y a rien de semblable dans les transsudations.

(b). En effet, les transsudations se produisent quand la vie nerveuse, s'éteint, quand les vraies sécrétions sont taries. Elles ne modifient point les matériaux du sang, dont les principes, les plus ténus s'échappent alors au travers des trames celluleuses, et qu'on voit s'écouler parfois avec une rapidité effrayante soit de l'intestin, soit de la peau. C'est ce qu'on observe en particulier chez les malheureux atteints du choléra asiatique. La sueur froide des mourants ne paraît pas être autre chose.

Les transsudations se produisant quand les sécrétions sont taries, elles ne paraîtront pas dépendre des mêmes causes. Les sécrétions sont, chez les animaux mammifères, accompagnées de cha-. leur; la matière des transsudations périphériques est glacée. Les sécrétions sont liées d'une manière intime au phénomène de la circulation et au mouvement général de la vie; les transsudations apparaissent, au contraire, quand les mouvements du cœur semblent près de s'éteindre, quand le froid de la mort envahit les membres devenus insensibles.

(c). Cependant les transsudations ne peuvent être considérées comme un phénomène absolument passif résultant de l'extinction absolue de la vie ; après la mort absolue, la transsudation s'arrête : un reste de vie ou du moins un reste de tonicité est donc une condition indispensable à sa production.

Essayons d'expliquer ces phénomènes. Quand la force vitale se dissipe, le cœur cessant de battre, la tunique élastique des artères réagit sans obstacles ; le derme se rétracte et les réseaux capillaires se vident dans les veines du sang qu'ils contenaient ; les veines s'enflent alors. Elles s'élargissent à mesure que le sang se refroidit, et la séparation du caillot et du sérum commence. Cette expression vulgaire, que le sang se fige dans les veines, n'est donc point une simple métaphore. Lorsque, pendant l'hiver, j'essayais d'observer la circulation sur des grenouilles engourdies par le froid, je trouvais les globules déformés et le sang coagulé dans les réseaux des membranes interdigitales.

Or, quand ces phénomènes se produisent, la transsudation commence. Elle vient, en un mot, quand la circulation s'arrête, quand le froid de la mort envahit les parties, quand les tissus dermoïdes se resserrent. Dès lors, ne pourrait-on pas la considérer comme un dernier effort des tissus expulsant les parties les plus ténues d'un sang refroidi et rendu immobile par l'angoisse, la syncope et la mort ?

Je ne me dissimule pas toutes les difficultés que cette question soulève, et combien ces explications laissent de lacunes dans l'histoire de ces phénomènes compliqués. Quoi qu'il en soit, il est certain qu'ils se rattachent aux derniers mouvements d'une vie qui s'éteint, de vaisseaux qui meurent : aussi les sueurs froides sont-elles, dans les maladies, du plus mauvais augure. *Sudores frigidi, cum acuta febre, mortem; cum mitiori, longitudinem morbi significant.* (Aph. Hipp., sect. IV, 35.)

Or, je n'hésite point à croire que, pareilles aux sueurs de l'agonie, les sueurs froides qui glacent dans l'épouvante, dans l'horreur portée à son comble, dépendent d'une suspension de la circulation, à laquelle s'ajoutent d'autres effets résultant d'un anéantissement momentané de l'influence nerveuse. Et en effet, elles accompagnent fréquemment la syncope, qui est une mort apparente, et qui précède toujours la mort réelle.

3° *De la nutrition.* Une analogie remarquable rapproche les phénomènes de nutrition des sécrétions proprement dites : aussi convient-il d'en dire ici quelques mots.

Plusieurs causes, au jugement de tous les physiologistes, influent sur l'ensemble des mouvements nutritifs. Les unes dépendent du jeu de l'appareil circulatoire, d'autres se rattachent aux actes préliminaires et aux phénomènes intimes de la respiration, l'état légitime du poumon, du système vasculaire et du sang étant la condition nécessaire d'une nutrition normale.

Je n'insisterai point sur ces choses. Elles trouvent plus naturellement leur place dans un traité de physiologie générale. Mais il paraît indispensable de dire ici quelques mots de l'influence que le système nerveux exerce sur l'ensemble des actes nutritifs, ce point ayant avec notre objet un rapport immédiat.

A. *Le système nerveux influe sur l'ensemble des fonctions intestinales.*

Cette influence s'exerce d'une double manière,
à savoir : en supprimant, diminuant, exagérant
ou altérant les sécrétions intestinales; et en second
lieu, en modifiant la contractilité des couches musculaires de l'intestin ou même en les supprimant
tout à fait.

C'est ainsi qu'une émotion nerveuse supprime
la digestion, tarit ou sollicite avec excès les sécrétions intestinales et souvent détermine dans l'intestin tout entier des spasmes convulsifs.

Nous croyons inutile d'insister sur ces faits, que
nous avons suffisamment exposés tout à l'heure
et qu'une observation vulgaire oblige à admettre.

B. *Le système nerveux n'influe pas seulement
sur les actes digestifs, mais il tient sous sa dépendance le mouvement de nutrition qui renou-
velle incessamment les parties vivantes.*

Tous les auteurs ne sont pas d'accord touchant
la part d'influence qu'ils attribuent au système
nerveux sur les phénomènes intimes de la nutrition, c'est-à-dire sur ce mouvement qui, remplaçant à chaque instant les éléments organiques
anciens par des éléments organiques nouveaux,
semble réaliser au sein de nos tissus une création
perpétuelle.

Une première question se présente ici : *la section des nerfs d'un membre influe-t-elle sur la nutrition de ce membre?* Il y a, à cette question, des réponses contradictoires. Dans un premier camp se rangent avec quelques physiologistes la plupart des médecins. *Atrophia presso pede subsequitur membra paralytica*, dit Kœnig. Dans l'autre camp semblent devoir être rangés d'habiles expérimentateurs pour lesquels cette influence est douteuse.

C'est ainsi qu'on a coupé les nerfs cruraux sur des grenouilles sans que la nutrition du membre abdominal parût troublée. D'autre part, la même opération, pratiquée sur un mammifère, n'a amené qu'un amaigrissement momentané du membre paralysé. La conséquence de ces observations semble être que les nerfs et la moelle épinière n'ont sur le phénomène local de la nutrition qu'une action presque insignifiante.

Mais les faits sur lesquels cette conséquence est basée et sur la véracité desquels le respect dû au nom des expérimentateurs ne permet d'élever aucun doute, ces faits, dis-je, méritent d'être soumis à une discussion rigoureuse.

Les membres postérieurs d'une grenouille ne

sont point amaigris après la section des nerfs cruraux : donc, nous dira-t-on, l'influence de la moelle épinière sur la nutrition est insignifiante.

Cette conséquence me paraîtrait éminemment hasardée. En effet : (a) *chez les animaux inférieurs, et en particulier chez les reptiles, la dépendance réciproque où sont entre elles les différentes parties du système nerveux est loin d'être aussi absolue que chez les mammifères ;* (b) *un nerf séparé de la moelle épinière conserve son excitabilité et par conséquent son influence, bien plus longtemps chez les reptiles que chez les mammifères.*

Dans le courant d'avril 1843, j'amputai les deux membres abdominaux d'une tortue grecque. Huit jours après, quand on irritait leurs nerfs, les muscles de ces membres se contractaient encore. Cette expérience démontre que la propriété locomotive persiste dans les nerfs indépendamment de leurs connexions avec la moelle épinière. Or, les expériences de M. Magendie sur la cinquième paire font voir également que les nerfs ont par eux-mêmes, indépendamment de l'axe nerveux, une influence réelle sur la nutrition.

Ainsi un nerf peut vivre, bien que ses rapports avec la moelle épinière aient été détruits. L'influence de sa masse propre peut donc suffire à la vie du membre lésé, surtout dans un reptile.

Il y a chez les animaux inférieurs une tendance à la régénération des parties perdues que toutes les expériences constatent. Et cette tendance bien connue permet d'élever des doutes nombreux sur le sens d'un grand nombre d'expériences faites dans le but de mesurer la part d'influence que les nerfs ont sur la nutrition des parties.

Les expériences faites sur les mammifères semblent au premier abord plus concluantes. Toutefois, en y regardant de plus près, loin d'appuyer la thèse de la non-influence des nerfs, elles la combattent. Dans ces expériences, il y a eu d'abord un amaigrissement notable. La section des nerfs n'a donc pas été sans influence. Mais, dira-t-on, cet amaigrissement n'a été que momentané. Je le veux concéder. Mais qui m'assurera que le rétablissement de la nutrition n'a pas tenu à quelque phénomène de régénération des nerfs, phénomène vulgaire et si habituel qu'à peine est-il permis de supposer qu'on puisse absolument le prévenir? D'ailleurs, si la moelle épinière n'a pas été détruite et dans une assez grande étendue, quel anatomiste serait assez hardi pour assurer qu'aucun nerf n'a échappé au scalpel de l'expérimentateur ? et qui pourrait dire jusqu'à quel point l'influence de ces nerfs n'a pas suffi pour entretenir un reste de vie et de force assimilatrice ?

Ces réflexions ne sont point de pures hypothèses. Au surplus, l'observation clinique ne parle-t-elle pas assez haut ? Sans doute toutes les paralysies n'altèrent pas la nutrition des membres; mais qui n'a vu dans certains cas des muscles paralysés par la section de leurs nerfs pâlir, s'atrophier et disparaître ? qui ne connaît l'atrophie qu'amène la phthisie dorsale, si bien que, suivant une expérience commune, les membres se dessèchent alors ? et ne sait-on pas qu'un pareil effet se produit souvent dans ces affections rhumatismales qui paraissent avoir pour siége certaines parties de la moelle épinière ?

Mais un tableau plus triste se présente à notre souvenir. N'a-t-on pas vu souvent à la suite de ces affections comprises sous le nom générique de myélites, la gangrène s'emparer de membres morts sur un corps encore vivant ? Ne voit-on pas alors avec effroi les téguments sphacélés se détacher, et les chairs entraînées par un ichor fétide tomber en pourriture? Les eschares ne sont-ils pas le cortége terrible des apoplexies, des vésanies chroniques, et de cette affection insidieuse que notre célèbre M. Esquirol a décrite sous le nom de paralysie générale?

Tels sont les effets ordinaires des lésions qui anéantissent la puissance nerveuse. Les affections morales déprimantes ont des résultats analogues; la tristesse modifie profondément les sécrétions épidermiques. Rivale de la vieillesse et de la mort, elle dépouille les fronts qu'elle a touchés. L'horreur et l'épouvante font parfois en quelques heures blanchir les cheveux. Les lypémanies altèrent la crâse des humeurs, dessèchent la peau, déterminent des hétéromorphoses, et font naître une foule d'affections herpétiques. Souvent alors un cancer caché se développe lentement et consume les viscères, symbole terrible du mal dont l'âme est dévorée.

De ces résultats mortels de la tristesse, rapprochons les heureux effets de la joie, des excitations vives, de l'espérance qu'amène une foi sans limite. Leur action vivifiante explique ces prodiges, ces guérisons obtenues par des formules et des amu-

lettes, ces atrophies combattues par des moyens
puérils, résultats étranges, et réels cependant,
qui entretiennent dans le peuple ces croyances
superstitieuses que la religion elle-même peut à
peine déraciner. Elle explique aussi les heureux
effets des distractions dans la chlorose et dans la
plupart des états anémiques si fréquents chez
les jeunes filles.

Nous pouvons donc conclure avec une véritable
certitude, que le système nerveux tient sous sa
dépendance toutes les actions vitales. Cette asser-
tion n'est point neuve, sans doute, mais son importance nous imposait le devoir de la discuter.

DES MOUVEMENTS MUSCULAIRES, DES MOUVEMENTS CONSÉCUTIFS ET DES MOUVEMENTS PASSIFS.

XVIII. — Nous traiterons dans cette partie de
notre travail des mouvements qu'exécutent les
appareils locomoteurs, que ces mouvements soient
volontaires ou involontaires. Qu'il me soit permis,
en premier lieu, d'énoncer quelques propositions
générales si évidentes par elles-mêmes que nous
les donnerons ici comme des axiomes.

Toute contraction musculaire suppose une action qui la détermine;

En conséquence :

1° Une contraction musculaire faible indique une action nerveuse peu énergique ;

2° Une contraction puissante et rapide est l'effet d'une excitation forte et instantanée ;

3° Une action musculaire qui dure et aboutit à l'état de situation fixe, indique une excitation qui persiste ;

4° Le repos absolu d'un muscle est le signe d'un repos absolu dans les nerfs qui lui sont propres.

En ce qui touche l'intelligence, ces propositions peuvent être ainsi transformées.

1° Une contraction musculaire faible indique une volonté faible et nonchalante ;

2° Une contraction musculaire puissante et rapide est l'effet d'une volonté forte et instantanée ;

3° Une action musculaire qui dure et aboutit à l'état de situation fixe, indique une volonté qui persiste ;

4° Le repos absolu d'un muscle est le signe d'un repos absolu de la volonté.

Du souffle et de la voix.

XIX. — Le souffle et la voix peuvent se pro-

duire : 1° pendant un mouvement d'inspiration ;
2° pendant le mouvement d'expiration.

1° Le souffle qui se fait entendre pendant
une longue inspiration, est l'*aspiration*. Le son
qui se produit dans l'angoisse quand l'inspiration a vaincu la résistance du larynx est le
sanglot.

2° Le souffle qui se fait entendre dans une expiration prolongée est le *soupir*. Le son qui se
produit au terme de l'effort (V. art. VII, C.) est le
cri. Le son bref et saccadé qui se produit dans le
rire, reçoit plusieurs sens différents. En effet, il
passe tantôt par la bouche ouverte et tantôt par
les fosses nasales.

Il y a donc un *rire nasal*. Cette manière de
rire n'est pas propre à l'espèce humaine. On la
retrouve ainsi dans les espèces du genre *equus*.
C'est en effet à proprement parler le *hennissement*
(*hinnitus*). Il se produit dans un grand nombre
d'affections opposées.

Si le rire nasal retentit dans les fosses ethmoï-
dales, c'est le *ricanement* (*cachinnatio, canchasmos*). S'il passe à l'ouverture des narines, il a le
caractère particulier du souffle nasal. Mais si les
fosses nasales sont remplies de larmes, le souffle

devient humide et son accentuation est plus nasonnante encore.

Haller et avec lui la plupart des physiologistes
remarquent que la voix du rire emprunte chez
l'homme adulte les voyelles *O* et *A*, tandis que
chez les enfants le rire émet les voyelles *E* et *I*.
Or, comme le rire est plus habituel aux femmes
et aux enfants qu'aux hommes, il est plus naturel
que le nom onomatopique du rire soit *HI*. Si
donc nous donnons à cette syllabe l'accentuation
nasonnante, le nom du rire nasal qui se mêle aux
larmes sera *hin*. Aussi la syllabe répétée *hi hi hi*
par laquelle les acteurs comiques français indiquent le commencement des larmes me paraît-
elle insuffisante. C'est *hin, hin, hin,* qu'il faudrait
écrire. Pour s'en convaincre, il suffit d'observer
les petits enfants lorsqu'ils commencent à pleurer.
La langue grecque, plus musicale et surtout plus
imitative que la nôtre, a un mot admirable *hin-
muomai* (*pleurer*). L'analogie de ce mot avec le
hinnire des Latins est frappante. Ce même radical onomatopique *hin*, se retrouve dans le mot
cachinnus qu'on peut écrire *cac-hinnus*.

Le radical *hi* qui exprime essentiellement le
rire oral se retrouve dans beaucoup de mots

grecs et latins. Le mot *hians* le contient, en effet, bien qu'il soit évidemment détourné de son acception primitive, car il signifie essentiellement en-tr'ouvrir la bouche pour respirer. Cette expression a plus d'une analogie avec le mot *ridere*, rire. Pour s'en convaincre, il suffira de faire prononcer ces mots à un enfant créole. Il ne dira point *ridere*, mais *hidere*. Il ne prononcera point *riant*, mais *hiant*.

De même, si nous ne nous en tenons pas exclusivement à la prononciation de notre langue, si nous donnons au *g* un son guttural et doux, si nous rappelons en même temps combien peu dans la prononciation des Grecs modernes l'ε diffère de l'*i*, on sera obligé de reconnaître le radical *hi* jusque dans le verbe *gélaô* bien que cette étymologie soit dissimulée par la différence de l'orthographe. Mais nous le retrouvons avec une évidence nouvelle dans ces mots *hilaris* (*hilarité*), et surtout dans le mot *hilaros* qu'on pourrait, en le décomposant, traduire par ces mots : *hi doux* (*hi-laros*).

Ce n'est point sans dessein que j'insiste sur ces choses. Elles démontrent, en effet, entre la parole humaine et l'expression primitive du geste, une analogie qu'on a trop dédaignée peut-être. C'est là une mine féconde qu'on pourra un jour exploiter avec succès.

Quand le rire passe librement par la bouche, on dit qu'il éclate. S'il est contenu, il entraîne toutes les conséquences de l'effort immodéré; la tête se gonfle à l'excès, on étouffe de rire.

Le *rire convulsif* (V. art. IX) est douloureux. On cherche donc à le contenir en fermant la bouche, et ses éclats passent alors par les fosses nasales. Souvent alors les glandes lacrymales sont en même temps excitées et des larmes jaillissent des yeux; aussi cette expression *rire aux larmes* est-elle l'expression superlative du rire. Quoi qu'il en soit, le caractère nasal du rire excessif fait que dans les langues anciennes on le confond avec le *ricanement* (*cachinnatio, canchasmos*).

Le *rire excessif*, conduisant à la congestion et à l'asphyxie, produit l'angoisse et alterne avec le sanglot. Aussi est-il dans beaucoup de cas difficile de distinguer certaines expressions de la joie d'avec celles de la douleur.

Le *rire oral* est propre à l'espèce humaine et semble surtout particulier à l'enfance. Il se développe alors en roulades et en cadences brillantes.

Ce rire franc, spontané, pur, produit un son qui s'éloigne de *hi* pour se rapprocher de *ha*. Dans l'homme adulte, le rire se mêlant à des expressions étrangères cadence souvent l'interjection *ho*. Le rire de la femme se rapproche beaucoup de celui de l'enfant.

XX. — *Disons maintenant quelques mots de l'effort. L'effort* absolu (V. art. VIII, C, 1) est muet. Il presse sans résultat sur la poitrine gonflée, et par là il détermine une congestion parfois mortelle. Au premier abord on peut difficilement expliquer en quoi cette congestion dangereuse peut être utile à la locomotion.

Essayons de résoudre ce paradoxe.

Je ferai remarquer en premier lieu que l'*effort* n'est point utile à la *locomotion* proprement dite, mais, au contraire, à *l'immobilité active*. Il ne peut être longtemps continué et conduit irrévocablement à un état d'engourdissement et de roideur, qu'explique aisément la congestion veineuse qui l'accompagne.

On suppose, en général, que le mouvement de l'effort a pour but de préparer aux muscles un point fixe. Cette opinion ne peut être soutenue, et en effet, l'effort se produit dans certains cas où une jambe seule est engagée. Or les muscles des membres inférieurs sont complétement indépendants du thorax et de la respiration. La théorie de l'effort est basée sur des faits d'un ordre tout différent.

a. Tous les animaux à sang froid parmi ceux dont les globules du sang sont très-grands, c'est-à-dire les amphibiens et les reptiles, ont la faculté des mouvements très-longtemps prolongés. En un mot, pour parler le langage de Barthez, ils possèdent *la force de situation fixe*. Leur circulation est d'ailleurs très-lente, les mouvements de leur cœur sont par moments suspendus. Ils semblent même avoir la faculté de ralentir ou d'accélérer à leur gré les pulsations de cet organe.

b. Parmi les animaux à sang chaud, ceux dont les artères sont longues et grêles ont des mouvements très-lents ; ils peuvent garder longtemps la même attitude. Je citerai en particulier les singes du genre *Atèles.*

c. Tous les animaux à sang chaud dont les artères sont grandes et dont le cœur est puissant, ont la faculté de produire des mouvements énergiques et rapides. Mais il leur est impossible de garder longtemps la même attitude *active*. Leur nature n'est point de continuer longtemps un mouvement, mais de le répéter souvent. Tels sont les mammifères coureurs et les oiseaux de haut vol.

d. Toutes les fois que, dans un animal à sang chaud, certaines parties doivent se mouvoir avec lenteur ou conserver longtemps la même attitude, la nature ralentit la circulation artérielle dans ces parties, en divisant dès leur origine les troncs artériels en longs faisceaux d'artères capillaires. Cette curieuse disposition a été observée dans les *bradypes*, les *fourmiliers* et certains *lémuriens*, tels que le *lori tardigrade*, le *stenops grêle*, le *tarsier*. M. Vrolick l'a vue également aux membres postérieurs de quelques oiseaux. J'en ai moi-même constaté l'existence dans la patte de l'*écureuil* et du *rat*, qui demeurent longtemps perchés sur leurs membres postérieurs.

Si nous rapprochons ces faits, nous en tirerons cette conséquence naturelle que la faculté de produire des mouvements lents et de garder une attitude fixe est liée à un *ralentissement de la circulation artérielle*, et que la faculté d'exécuter des mouvements rapides et souvent répétés est liée, au contraire, à une *accélération du mouvement artériel*.

Or, ainsi que nous l'avons dit plus haut (V. art. VIII), quand la respiration s'exerce librement, la circulation s'accélère. La circulation languit, au contraire, quand la respiration est suspendue, et les réseaux capillaires s'engorgent d'un sang noir et veineux.

Si donc il s'agit de produire des mouvements vifs et rapides, s'il faut les répéter souvent, on devra essayer de respirer à pleins poumons. Savoir respirer, c'est savoir courir, nager longtemps. Et les professeurs d'escrime attachent avec raison une grande importance à donner aux mouvements respiratoires une indépendance complète.

Faut-il, au contraire, soutenir un grand fardeau, garder longtemps la même attitude, lutter en résistant, nous faisons un grand mouvement d'inspiration, puis nous cessons de respirer; c'est là la vraie théorie de l'effort continu.

Ainsi donc, en nous résumant, *l'effort, en ralentissant les mouvements du sang, est une des conditions premières de la résistance.*

XXI. — Mais si l'effort était continué au-delà de certaines limites, il amènerait rapidement la mort. Quand donc il s'agit de produire une suite de mouvements prolongés destinés à vaincre successivement une résistance, il est nécessaire de régler le mouvement de l'effort et de le combiner d'une certaine manière avec la respiration.

Le mécanisme de cet effort mitigé est bien connu des marins et des artisans qui l'emploient à chaque instant d'une façon toute naturelle.

Au moment de produire l'effort, on fait une grande inspiration qu'on maintient une ou deux secondes, en attendant le signal du mouvement. Puis le mouvement commence, et pendant toute sa durée, on pousse un cri prolongé très-semblable à un *gémissement*, mais toutefois plus ferme et plus accentué.

Ce cri très-caractéristique est un des éléments essentiels de la gymnastique des boulangers. Il se compose de deux parties ou de deux sons qu'on peut écrire ainsi : *oôh, heê-chn*. La double syllabe *oôh* se produit pendant l'inspiration préparatoire, la diphthongue soufflée *heê-chn*, est émise et prolongée pendant toute la durée de l'expiration.

Ce cri appuyé et prolongé produit des effets analogues à ceux de l'effort, comme le prouve la congestion des veines du cou. Mais il limite ces effets en leur donnant une durée déterminée. Je prie de remarquer qu'il ne se produit jamais quand il s'agit seulement de *lancer* un coup rapide qu'on retire aussitôt. Le coup de poing du boxeur n'est accompagné d'aucun cri. Il en est de même de la riposte du spadassin. Mais le cri *heê-ehn* accompagne toujours le cri *appuyé* ou *poussé*. Le mot *hisser* est tiré d'un cri analogue que les gens qui enlèvent des fardeaux poussent fréquemment. De même un bûcheron inexpérimenté appuie sur le coup de sa cognée, et fait entendre chaque fois le cri *heê-ehn*, ou plutôt sa contraction *hêh* ou *hâh*. Je ne puis m'empêcher de faire remarquer ici l'analogie frappante qui existe entre ce cri *hâh* et ces mots *hâche*, *hâcher*, les seuls mots peut-être auxquels la langue française ait conservé une véritable aspiration. Les mots ἀξίνη, *ascia*, bien qu'adoucis, ont évidemment une source analogue.

Ces remarques ne paraîtront point être (je l'espère du moins) un simple jeu de l'esprit. En effet, avant d'arriver à leur état abstrait, je dirai presque algébrique, les paroles de l'homme sont essentiellement *des gestes de la voix*. Dans la vie de l'humanité comme dans celle des individus, les sentiments ont dû précéder les idées.

XXII. — Si j'ai eu le bonheur d'exposer ces

choses avec clarté, peut-être me pardonnera-t-on
de considérer comme démontrées les propositions
suivantes :

*1° L'effort se produit essentiellement quand on
se prépare à la résistance; cet effort est immobile
et muet.*

*2° Le cri de l'effort se produit quand, d'une
façon quelconque, on mêle dans la lutte l'action
ou l'attaque à la résistance.*

De quelques autres mouvements respiratoires.

XXIII. — Nous devons parler maintenant du
gémissement qui ne diffère du *cri poussé* que par
sa lenteur et sa faiblesse. Les cris d'un lutteur
blessé dont les forces s'épuisent se changent en
gémissements. Un grand nombre d'interjections
imitent ce mouvement spontané de la voix. En
thèse générale, *le gémissement est l'effort de la
faiblesse.* C'est un dernier indice d'effort quand,
au moment de la syncope et de la mort, le sentiment des choses extérieures s'épuise par degrés.

XXIV. — Quelques autres mouvements très-
caractéristiques sont une modification du simple
mouvement d'inspiration. Ainsi quand la circula-

tion languit, quand un sentiment de torpeur ou d'engourdissement opprime, comme aux approches du sommeil ou sous l'influence de l'ennui, un instinct caché sollicite à de grandes inspirations. Ces inspirations appellent un air excitant, et de peur que cet air ne s'échauffe au contact des sinus olfactifs, ce qui rendrait son action moins stimulante, l'inspiration s'effectue alors par la bouche énormément ouverte. *Une des choses qui soulagent et excitent le plus dans ce mouvement, est l'impression que l'air froid détermine en touchant le pharynx.* Je ne doute point que ces nombreuses sympathies de l'arrière-gorge, sur lesquelles on a, dans ces derniers temps, essayé de fonder un système nouveau de thérapeutique, ne jouent dans l'enchaînement de ces phénomènes un rôle important.

Cette grande inspiration diffère du *soupir* par sa profondeur et par l'excessive dilatation de la bouche ; on lui a donné un nom particulier, celui de *bâillement.* Ce mouvement est l'un de ceux auxquels la théorie de M. Huschke sur l'homologie de l'expansion avec l'extension, s'applique le plus directement. Les animaux, en effet, s'allongent en bâillant, ils s'étendent, on peut dire même avec quelque apparence de vérité qu'ils *s'étirent*.

Tous les animaux ne bâillent pas, ou du moins quelques-uns bâillent rarement. Après l'homme, les singes et les animaux carnassiers bâillent le plus souvent. J'ai vu bâiller très-caractéristiquement des lapins. Je ne crois pas qu'on ait observé rien de semblable chez les vertébrés ovipares.

De même qu'un sentiment d'engourdissement et de stupeur commençante produit le bâillement, l'angoisse détermine le sanglot. Le sanglot se fait entendre au moment où, l'inspiration triomphant de la résistance de la glotte, l'air se précipite dans le thorax. Souvent alors la tension subite du diaphragme, amenant un choc brusque sur l'estomac, détermine une éructation. Cette combinaison du *sanglot* avec le bruit de *l'éructation* produit le *hoquet* ; cette *simultanéité* fait que les Latins confondent le sanglot et le hoquet sous un même nom, *singultus*. De même en grec *lygmos* est à la fois sanglot et hoquet.

Pendant le hoquet le diaphragme agit seul, et, les muscles abdominaux cédant à son action, le ventre est poussé en avant à chaque hoquet. Si, au contraire, les muscles abdominaux résistent ou se contractent, l'estomac est comprimé entre deux plans musculaires, il est frappé de deux côtés opposés, et le *vomissement* se produit.

Le *sanglot*, le *hoquet* et le *vomissement* sont ainsi des mouvements du même ordre. *Ils forment*, en quelque sorte, une même *famille de mouvements*, et concourent ensemble à la production de phénomènes nombreux. Ils influent, en effet, d'une manière directe sur la circulation et sur la production de la chaleur animale. Ce que nous avons dit de ces choses nous dispensera d'y revenir ici.

XXV. — Il y a encore quelques mouvements liés au phénomène de la respiration, tels que *l'éternûment*, la *toux* et quelques autres semblables. Le mécanisme de ces mouvements est bien connu ; et comme ils sont d'un emploi fort rare dans la mimique naturelle, nous croyons inutile d'y insister. Ainsi nous renvoyons sur ce point aux traités de physiologie générale.

Des mouvements spasmodiques, du tremblement et de la roideur.

XXVI. — On donne le nom de *spasmes* aux effets qui se produisent dans certains systèmes, et plus particulièrement dans les muscles, quand l'harmonie de la puissance est troublée.

Souvent alors des contractions, des tremblements, des paralysies, des convulsions se produisent et passent. Tantôt un froid mortel court sur le corps ; d'autres fois la peau semble brûler. Il semble alors que le corps soit étranger à l'âme ; elle ne le connaît plus, et, pareille à un aveugle, elle semble errer çà et là dans les viscères.

C'est ainsi qu'une jeune fille hystérique devient tout à coup sourde, muette, aveugle et retrouve un instant après toutes ses facultés. Tantôt elle bondit avec une force prodigieuse, et tantôt elle retombe paralysée. Parfois le moindre contact éveille en elle des douleurs terribles, d'autres fois elle demeurerait insensible aux plus atroces lésions ou s'en ferait une volupté ; elle rêve éveillée, agit, parle, écrit, raisonne en dormant, se précipite, s'affaisse, s'oublie, se retrouve, rit, pleure, vit et meurt cent fois en un jour, passant alternativement des excitations les plus vives aux syncopes les plus complètes.

Les spasmes se produisent naturellement quand les limites normales du plaisir et de la douleur ont été dépassées. Aussi comme, dans le détail de ces phénomènes, la nature semble ne suivre aucune règle, les réactions extrêmes de toutes les passions se confondent, ce qu'il ne faut point oublier.

XXVII. — La *roideur* et le *tremblement* étant souvent l'effet d'un spasme, l'analyse des circonstances où ils se produisent n'est pas toujours aisée. C'est ainsi qu'il paraît à peu près impossible d'expliquer ces tremblements vagues, perpétuels, qui agitent certains hommes dès le début de leur vie. Toutefois, dans beaucoup de cas, on peut atteindre à une explication suffisante de ces phénomènes.

Le tremblement consiste soit dans la contraction involontaire et répétée d'un muscle ou d'un système de muscles, les autres restant en repos, soit dans la contraction involontaire, répétée et alternative de muscles antagonistes. Il peut être localisé dans un membre, dans le cou, dans la mâchoire inférieure, ou agiter le corps tout entier. Dans ce dernier cas, il est évidemment sous l'influence du système nerveux central et dépend d'incitations irrégulières dues à des excitations morales, à l'action du froid, à des douleurs vives, à certains poisons. Mais le tremblement localisé trouve son explication dans une modification locale.

Il est souvent, par exemple, l'une des conséquences de la roideur. Or, celle-ci se produit, entre autres circonstances, *toutes les fois que les muscles antagonistes agissent ensemble,* si bien que les extenseurs et les fléchisseurs sont simultanément contractés. Une trop brusque énergie, un effort maladroit ou excessif produisent la roideur, et comme il faut une longue étude pour *apprendre son corps* et rendre ses divers mouvements indépendants les uns des autres, les premiers mouvements d'un homme qu'on élève à une gymnastique quelconque sont roides et contrariés.

Le tremblement est, avons-nous dit, dans beaucoup de cas, l'une des conséquences de la roideur. Si je fléchis mon bras, si les muscles extenseurs cèdent naturellement à l'action des fléchisseurs, le mouvement est homogène, il se développe graduellement, le bras ne tremble pas. Si, au contraire, en même temps que le bras se fléchit, les muscles extenseurs font effort pour l'étendre, le tremblement se produit, et il est d'autant plus fort que les contractions sont plus énergiques.

La *raison* de ce tremblement peut être donnée

d'une manière suffisante ; je dis suffisante, car les explications de la science ne sont jamais absolues et sont toujours basées sur quelque fait que l'observation et l'expérience démontrent, mais qu'on ne peut expliquer.

Tout muscle a, dans l'état normal, *une puissance moyenne de contraction* qui se produit, si j'ose le dire ainsi, spontanément et sans effort senti. Cette puissance est mesurée au poids du corps en général et de chacune de ses parties en particulier. Aussi, dans l'ordre habituel, le corps est-il mu sans effort, sans fatigue. Nous marchons, nous parlons, nous nous tenons debout sans qu'une intervention distincte et ressentie de la volonté paraisse nécessaire. Si, par exemple, je tends le bras pour indiquer, je n'ai dans ce moment la sensation immédiate d'aucun poids.

Mais si j'ajoute au poids habituel du bras un fardeau exceptionnel, la résistance que ce nouveau poids oppose rend nécessaire l'intervention d'une nouvelle quantité de mouvement, quantité variable suivant le degré de force moyenne qu'on possède actuellement. Or, le plus souvent, *ce mouvement est tremblé*.

Un mouvement peut n'être pas tremblé d'abord

et le devenir au bout de quelques instants ; en effet, à mesure que ce mouvement se prolonge, la fatigue survient et le niveau de la force moyenne s'abaissant ainsi, l'intervention d'une volonté active devient de plus en plus nécessaire.

Ainsi, d'une manière générale, le tremblement se produit toutes les fois que, une résistance quelconque étant opposée à un mouvement, il faut, pour vaincre cette résistance, faire intervenir avec une intention exceptionnelle la puissance motrice.

Donnons, par exemple, une masse équivalente à enlever à bras tendu à deux hommes de force inégale. Le plus faible des deux sera obligé de faire un plus grand effort, et plus cet effort sera grand, plus les oscillations de son bras tremblant seront étendues. Par la même raison, un homme vigoureux et sain a des mouvements fermes et solides, si je puis ainsi dire. Mais pour un homme malade et dont la force est épuisée, son corps lui-même est un fardeau. Il ne soulève son bras qu'avec peine. Par la même raison, un membre que la volonté maintient dans une attitude quelconque tremble quand la force de contraction commence à diminuer.

Aussi est-il impossible de maintenir longtemps

son bras étendu sans que le tremblement l'envahisse. Deux hommes de force égale, le coude appuyé sur une table, essayent la puissance de leur poignet ; au bout de quelques instants d'efforts inutiles, leurs bras tremblent convulsivement et tremblent de plus en plus jusqu'au moment où toute contraction devient impossible. Ainsi, je le répète, le tremblement survient dans les muscles qui font un effort excessif et prolongé pour vaincre une résistance, et cette résistance sera d'autant plus ressentie que l'énergie moyenne de l'être qui agit est plus faible.

Quand la faiblesse est grande, elle se traduit aussi par des tremblements de la voix. Ces tremblements expriment de même la grandeur de l'effort que fait l'homme affaibli pour mettre l'air en vibration dans l'organe vocal.

Ces faits nous donnent l'explication immédiate des tremblements qui accompagnent la roideur. En effet, la résistance à un mouvement amène le tremblement. Or, dans la roideur, les muscles fléchisseurs et les muscles extenseurs se contractant à la fois, se résistent réciproquement ; il y a donc là une double résistance et par conséquent une double cause de tremblement. Ce tremblement est parfois si rapide qu'il donne l'idée d'une vibration véritable.

XXVIII. — Le tremblement n'arrive dans l'effort qu'on produit contre une chose résistante que dans les conditions suivantes :

1° La chose qui résiste est libre et ne fournit point un point d'appui extérieur; tel est un poids que le bras tient suspendu dans l'espace. Dans ce cas, l'effort est plus ou moins tremblé.

2° La chose qui résiste est immobile et fixe; mais les muscles qui s'efforcent sur elle se décomposent en plusieurs parties mobiles, les unes par rapport aux autres. Dans ce cas encore, le mouvement est tremblé. C'est ainsi qu'un athlète, poussant de ses bras étendus contre un rocher, tremble et vibre pour ainsi dire. Toutefois, on doit remarquer que ses mains, s'appuyant immédiatement sur la base immobile du rocher, sont immobiles comme elle. Si donc ses bras étaient composés de cette main seulement, il ne tremblerait pas, du moins par cette partie de son corps.

XXIX. — Ces remarques expliquent pourquoi la roideur qui saisit les muscles maxillaires au moment où la bouche est entr'ouverte, fait trembler les mâchoires et claquer les dents les unes contre les autres, tandis que la roideur qui survient dans la constriction dominante des mâchoires ne le fait point trembler, les dents inférieures étant alors fixées contre les dents supérieures. Toutefois, certains mouvements latéraux sont quelquefois possibles et font grincer les dents, ce qui est une expression puissante d'énergie spasmodique.

Ce mouvement de roideur très-marqué dans les mâchoires elles-mêmes peut s'étendre à la langue qui s'élève alors contre le palais à la manière d'une lame élastique et plus ou moins rigide. Si, dans le moment où la langue est ainsi roidie, le souffle d'une expiration passe sur elle, certains phénomènes se produisent dont l'examen présente quelque intérêt.

XXX. — Parmi ces phénomènes, le plus immédiat est l'émission d'un bruit vibrant qu'on peut écrire ainsi : $\widetilde{Rrrr}$. Ce bruit peut subir naturellement plusieurs modifications qu'il est utile d'expliquer.

1° Si, au moment où le bruit $\widetilde{Rrrr}$ est produit, la lèvre inférieure, légèrement tendue, s'applique contre les dents inférieures et affleure de son bord le tranchant des incisives supérieures, le souffle reçoit alors le caractère labial, et son écoulement contre la lèvre inférieure produit le bruit $\widetilde{Fff}$. Du mélange contenu de ces deux bruits résulte un bruit composé qu'on peut écrire ainsi : $\widetilde{Frr}$.

2° Si la rétraction du peaussier cervical découvre les dents inférieures, la lèvre n'affleure plus le tranchant des incisives. Dans ce cas le bruit F ne se fait plus entendre, et de nouvelles modifications apparaissent; ainsi (*a*) tantôt la pointe de la langue touche aux dents supérieures; le souffle prend alors la valeur d'une dentale, et l'on entend un bruit particulier : $\widetilde{Trr}$.

(*b*) Tantôt la pointe de la langue touche aux parties moyennes du palais, et l'on entend le bruit homogène $\widetilde{Rrr}$.

(*c*) Ou bien la langue rétractée touche aux parties postérieures du palais; dans ce cas, le souffle prend un caractère guttural, et le bruit qui se produit alors peut s'écrire ainsi : $\widetilde{Grr}$. Remarquons qu'on passe naturellement du premier au dernier de ces bruits, à mesure que la langue se rétracte et se retire vers l'arrière-gorge.

XXXI. — Ces quatre bruits : $\widetilde{Frr}$, $\widetilde{Trr}$, $\widetilde{Rrr}$, $\widetilde{Grr}$, sont les racines primitives et éminemment naturelles d'une multitude d'expressions ou d'onomatopées directes et dérivées. Ainsi :

De *Frrr* découlent naturellement les mots φρίξ, φρίσσω, φριμάσσομαι. *Frigus*, et en français les mots *frimas, froid, frémir, frayeur*, en procèdent également. Ce même radical se retrouve, quoique d'une façon moins directe, dans ces mots *fragor, fracas*, etc.

De *Trrr* viennent non moins directement ces mots τρέμω, *tremor* (*tremblement, terreur*).

De *Rrrr* viennent ῥῖγος (*froid*), qu'il faut prononcer ainsi *rrhigos* à cause de l'esprit rude, et par suite les mots *rigor, rigidus* (*roideur*). Ce mot admirable, *horror*, vient de la même source, et comme la corrugation accompagne le frisson, *horridus* signifiera en même temps *horrible* et *hérissé*. Les mots *rhonchus*, ῥόγγος (*ronflement*) ont la même origine ; nous ajouterons encore le mot *rugir*, et nous pourrions en citer beaucoup d'autres.

Du radical *Grrr*, vient le mot *gronder*, qu'on applique fort poétiquement au tonnerre.

L'orthographe adoucit la plupart de ces expressions ; mais elles ont dans le langage oral une accentuation qui en rappelle l'origine première. C'est ainsi que le double *R* se prononce très-différemment dans *terre* et dans *terreur*. De même

la syllabe *ru,* dans *rugir* et dans *ruban.* Je ferai
même remarquer que dans les mots analogues les
mêmes lettres sont dites de façon à mettre l'expression à l'unisson de l'idée ; c'est ainsi que l'*R*
est bien plus rude et vibrant dans *frisson* que
dans *fraîcheur;* que dis-je? le même mot peut recevoir, suivant les occasions, une prononciation
très-différente. Dans ces deux phrases : *Cette
mère gronde son enfant, le tonnerre gronde,* l'*R*
du mot gronder est dit de deux manières qu'un
orateur ne confondra jamais.

Un grammairien peut se passer de dire ces choses, mais un physiologiste les devait au moins
signaler. Homère parle de certaines choses que
les dieux nomment d'une façon et les hommes
d'une autre. Or, les noms donnés par les dieux ne
sont-ils pas ces expressions mêmes de la nature?
Le moment où elles furent oubliées ne fut-il pas
celui de la confusion ou plutôt de la dispersion
des langues?

XXXII. — Les expressions dont je viens parler
ne sont pas exclusivement propres à l'espèce humaine. Nous les retrouvons également dans quel
ques animaux.

Mammalia pilosa in terra gradiuntur loquen-

tia, dit admirablement Linnæus. Il ne serait pas sans intérêt de rechercher où s'arrête ce langage. Quoi qu'il en soit, cette consonne *R* en est un des principaux éléments. C'est· ainsi qu'un chien qui menace n'aboie point, il *gronde.* Le chat qui frémit sous les caresses fait entendre un *ronflement.* Dans sa fureur terrible le lion *rugit,* et le cheval qui l'entend, vibrant d'épouvante, fait entendre un souffle rude et saccadé où le bruit *Rrrr* se produit avec une énergie proportionnée à son effroi.

Ce bruit remarquable se retrouve encore dans le grincement du singe, dans le petit cri en trilles des sajous, et dans celui de quelques rongeurs.

Je ne doute pas que la faculté d'émettre cette articulation ne puisse être observée dans la plupart des animaux mammifères, soit comme expression de fureur, soit comme résultat de crainte et d'épouvante.

De quelques bruits qui résultent du tremblement des peaussiers.

XXXIII. — Le tremblement qui agite si fréquemment les grands peaussiers des animaux, est quelquefois volontaire, et plus souvent automatique; à l'aide de ce mouvement rapide, quelques-uns agitent, je dirais presque secouent leur peau comme un manteau. C'est ainsi qu'on voit frémir la peau des chevaux sous la piqûre d'une mouche ou sous l'atteinte du fouet. Ils repoussent ainsi certains diptères, leurs ennemis perpétuels.

Lorsque le mouvement des peaussiers ne suffit pas, le corps entier leur vient en aide. C'est ainsi qu'un cheval vicieux s'agite pour se dérober à son fardeau. Ces mouvements sont toujours accompagnés d'un certain bruit. Mais ce bruit est surtout marqué chez certains animaux dont les poils, métamorphosés en piquants, forment une armure défensive. On doit distinguer le mouvement qui redresse et hérisse les piquants d'avec celui qui les agite ; les piquants du hérisson, par exemple, se redressent, mais demeurent ensuite immobiles. Ceux du porc-épic, plus faibles à cause de leur longueur et moins favorablement disposés, se redressent à la fois et s'agitent rapidement. Cette agitation produit un bruit hétérogène et subit semblable à un grand frémissement, et ce bruit, né du choc de leurs armes, défend mieux ces animaux que leurs piqûres ne le pourraient faire. On peut rapprocher ces bruits de ceux que les dindons et les paons produisent lorsqu'ils font vibrer les plumes de leur queue étalée en roue.

On n'observe rien de semblable dans les reptiles, les amphibiens et les poissons. Ces animaux ne tremblent pas. Je ne terminerai point sans faire remarquer la grande analogie qui existe entre les bruits qui résultent de cette cause et la stridulation des insectes.

DE L'ACTION ET DE LA SENSATION.

De l'application des sens en général.

XXXIV — Les sens révèlent à l'animal l'existence des choses extérieures. Sans les indications qu'ils fournissent, il demeurerait isolé du monde, végétant à peine et s'ignorant lui-même. Lorsque l'être sensible aime, désire, poursuit une chose, il poursuit bien moins cette chose que les sensations qu'elle détermine.

Ainsi les sensations sont, dans l'homme du moins, les causes déterminantes de l'action. Si la sensation est nulle ou faible, si elle ne correspond à aucun besoin présent elle sera à peine aperçue. Le corps demeurera impassible. Si la sensation est vive et distincte, elle sollicite des mouvements automatiques très-apparents. Si elle est faible, mais intéressante, tous les mouvements du corps sont en quelque sorte attirés par elle. Si elle convient en même temps à la nature de l'être qui sent, si, en un mot, elle éveille le sentiment du plaisir, le corps tout entier semble appeler cette sensation; si elle est au contraire douloureuse, le corps la repousse et s'en éloigne. Si l'objet qui excite l'attention de l'être sensible réveille des sentiments agréables par certaines de ses qualités et des sentiments désagréables par quelques autres, les mouvements du corps se décomposent en quelque sorte en deux directions opposées. Enfin, si la sensation éprouvée est à la fois intéressante et douloureuse, le corps se dirige vers son objet, mais avec des précautions préliminaires dont l'analyse est du plus haut intérêt.

On me pardonnera d'entrer à cet égard dans quelques détails. Je voudrais être bref, mais il ne faut rien omettre d'essentiel.

XXXV. — D'une manière générale, le mouvement de l'être sensible vers un objet qui le sollicite s'appelle *Attention*; si la sollicitation est plus vive, il reçoit le nom d'*Attraction*. La douleur qu'éveille une sensation mauvaise sollicite deux mouvements divers, l'un de ces deux mouvements porte à *refuser*, l'autre porte à *s'éloigner*.

XXXVI. — Ceci posé, parlons en premier lieu de l'*Application de l'œil*.

1° *Vision facile*. — Si une douce lumière vient à frapper l'œil, l'instinct de voir est éveillé. L'œil se dirige vers l'objet lumineux, il devient attentif. Dans cet état, l'œil est bien ouvert, la pupille est visible dans toute son étendue, et la ligne du sourcil est ferme et développée. Les deux yeux sont alors, quand toutefois la chose est possible, à la fois dirigés vers l'objet, en sorte qu'ils convergent si l'objet est rapproché; s'il s'éloigne, ils deviennent de plus en plus parallèles, et s'il vient tout à coup à disparaître, ils divergent légèrement, comme s'ils voulaient le retrouver en embrassant à la fois un plus grand espace.

2° *Vision difficile*. — Si l'objet est fort petit ou faiblement éclairé, le moyen le plus direct d'en favoriser la perception est de soustraire la rétine à toute autre influence, en ne laissant autant que possible arriver sur elle que les rayons lumineux qui partent de l'objet. On obtient ce résultat, du moins d'une manière suffisante, en regardant au travers d'un tube qui soustrait l'œil à l'action des rayons lumineux qui viennent dans des directions différentes. C'est aussi dans ce but que nous fermons à demi les yeux, tandis que la joue, devenue plus saillante, forme avec le sourcil contracté une sorte de rempart infundibuliforme autour de l'œil.

Dans ce moment, la contraction de l'orbiculaire attire en quelque sorte vers l'œil toutes les parties de la face. La commissure externe des yeux se ride, le sourcil se fronce et s'abaisse, les côtés du nez se couvrent de plis, la narine est tirée consécutivement en haut, et la lèvre supérieure tout entière étant entraînée dans ce mouvement, les dents supérieures sont laissées à découvert. En même temps, les muscles zygomatiques venant en aide à l'action de l'orbiculaire, les commissures buccales sont tirées en dehors, et cet ensemble donne lieu à une grimace où domine un sourire désagréable.

3° *Vision contrariée.* Il peut arriver que, lorsqu'on regarde un objet, l'œil soit ébloui par une lumière étrangère venant dans une direction déterminée.

Si cette lumière vient d'en haut, comme cela a lieu le plus ordinairement, on détruit son influence nuisible à la netteté de la vision, en plaçant au-dessus de l'œil une sorte d'écran. Les visières qu'on met aux coiffures des chasseurs ont surtout

cette utilité. C'est dans le même but que les sourcils s'abaissent vigoureusement au devant de l'œil
et qu'on aide souvent à cette action en étendant
la main au-dessus du visage.

Si la lumière inopportune vient d'un côté seulement, l'œil de ce côté se ferme, et la saillie du
nez protégeant l'autre œil, c'est avec celui-ci
qu'on regarde.

Si la lumière étrangère vient d'en bas, des raisons semblables veulent que les deux joues s'é-
lèvent comme un rempart, tandis que le sourcil
s'élève ; ce mouvement, dû surtout à l'action des
zygomatiques, amène des mouvements consécutifs
qu'il est aisé de prévoir.

Il peut arriver que l'impression d'une lumière
vive détermine une sécrétion trop active de larmes.
Ces larmes, coulant en nappes ondulées au devant
de l'œil, rendent la vision moins distincte. De là la
nécessité de les chasser en essuyant fréquemment
le globe oculaire. Le mouvement des paupières
dans l'action de cligner n'a point d'autre but. De
même on se frotte, on s'essuie les yeux au moment du réveil, afin de rendre la vision plus distincte. Ainsi le clignement des yeux répond à un
embarras de la vision.

4° *Vision douloureuse*. Si l'objet que l'œil regarde est trop lumineux ou entouré de trop de lumière, il produit une sensation douloureuse, celle de l'éblouissement. L'ouverture oculaire se plisse et se contracte, les larmes coulent en abondance ; beaucoup de mouvements accessoires se produisent enfin, qui ressemblent tous à ceux de la vision difficile et de la vision contrariée.

5° *Vision nulle*. Si l'œil cherche et regarde dans les ténèbres, l'œil s'ouvre démesurément. La prunelle nage dans le blanc de l'œil, la pupille est alors énormément dilatée.

Tous les mouvements dont nous venons de parler se produisent lorsque les organes de la vue sont appliqués à un objet unique. Mais il peut arriver qu'on regarde plusieurs objets à la fois afin de découvrir s'il existe entre eux certains rapports géométriques.

6° *Vision simultanée*. Il peut arriver, par exemple, qu'on cherche à déterminer si trois points pris dans l'espace sont en ligne droite. Dans ce cas, on ferme un des deux yeux et on regarde exclusivement avec l'autre. C'est ce qu'on appelle viser. Ce mouvement se produit en général quand on embrasse plusieurs points à la fois dans une certaine étendue. Mais il se produit aussi, dans le cas où l'on cherche à découvrir un objet si petit, qu'on se trouve, pour le regarder d'assez près, dans la nécessité de n'y appliquer qu'un seul œil à la fois.

7° *Repos de l'œil*. Lorsque le sommeil, l'extase ou la mort éteignent par degrés l'activité sensoriale, les yeux entraînés par les muscles obliques s'élèvent et convergent et se cachent ainsi sous la paupière supérieure. Sous ce point de vue, le nerf pathétique peut être considéré parmi les nerfs de l'œil comme l'*ultimum moriens*. Ce mouvement est l'un de ceux dont l'expression est la plus puissante.

XXXVII. — Dans l'homme et dans les animaux dont les orbites sont dirigés en avant, la face tout entière se tourne en général vers l'objet. Mais dans les animaux où les orbites sont divergents, les yeux ne peuvent s'appliquer commodément à un même objet ; aussi ces animaux regardent-ils le plus souvent avec un seul œil. Cette disposition est fort habituelle aux animaux timides, auxquels il importe de surveiller l'ennemi pendant la fuite afin de mieux éviter ses atteintes. Cette tendance à regarder en arrière sans tourner la tête n'est

cependant point l'apanage exclusif de ces animaux. Ceux-là même dont les orbites ont leurs
axes à peu près parallèles, la présentent aussi
dans quelques cas. Ces axes tendent alors à s'é-
carter, et dans l'impossibilité où la plupart des
animaux se trouvent d'exécuter ce mouvement
d'une façon snffisante, les deux yeux se portent
alternativement à droite et à gauche, et oscillent
entre deux limites infranchissables.

Je ferai voir, dans les paragraphes suivants,
l'importance de ces remarques. Pour le moment,
j'ai dû me contenter de les énoncer.

DE L'APPLICATION DE L'OREILLE.

XXXVIII. — Nous distinguerons naturellement
les animaux qui ont une oreille externe figurée en
pavillon mobile, d'avec ceux qui sont privés de
cet organe, ou chez lesquels il est presque absolument immobile.

     A. *Animaux dont l'oreille externe est mo-
bile.*

1° Si l'animal écoute un son qui résonne en
avant, les pavillons se dressent et porten de ce

côté leur ouverture. Si les sons résonnent derrière l'animal, les deux pavillons se dirigent en arrière. Si l'animal cherche à distinguer un bruit ou à reconnaître sa direction, tandis qu'une des oreilles se porte en avant, l'autre se tourne en arrière, et chaque oreille se portant alternativement dans des directions opposées, elles explorent ainsi l'horizon.

2° *Audition difficile*. Les mouvements dont nous venons de parler se dessinent de plus en plus quand l'audition est difficile. Les oreilles sont non-seulement dressées mais tendues dans la direction d'où vient le bruit.

3° *Audition douloureuse*. Si le bruit éveille des vibrations douloureuses, les deux oreilles se couchent et se replient en quelque sorte vers le cou ; dans ce cas, la transmission des sons jusqu'à l'oreille est rendue moins facile.

4° *Audition contrariée*. Certaines causes qui portent obstacle à la netteté de la perception des sons, peuvent tenir à certains états anormaux de l'oreille, tels qu'une oblitération de la trompe d'Eustache par des mucosités attachées à son orifice interne, ou bien l'obstruction du conduit externe par une cause quelconque. De ces deux causes d'embarras résultent deux mouvements très-habituels à l'homme. L'un consiste à se préparer à mieux entendre en toussant et en se raclant à plusieurs reprises le gosier. L'autre mouvement a pour but de dégager les orifices externes de l'oreille, soit en secouant la tête pour écarter les cheveux, soit en les rangeant avec la main, soit enfin en allant plus profondément chercher l'obstacle à l'aide d'un doigt introduit dans le conduit auditif externe. Remarquons que ce mouvement qui n'appartient qu'à l'homme a, si j'ose le dire ainsi, plus de profondeur que les autres. Il témoigne d'une gêne très-grande apportée à l'audition.

B. *Animaux dont l'oreille externe est immobile.*

Les animaux qui n'ont point d'oreille externe mobile et ceux qui n'ont qu'un pavillon rudimentaire ne peuvent diriger leurs oreilles elles-mêmes vers le lieu d'où viennent le bruit ou le son. Dans ce cas, c'est la surface externe du crâne et de la face qui fait office de pavillon. Et dans l'impossibilité où l'animal se trouve de rapprocher à la fois du même point les deux côtés de la tête, il n'écoute que d'une seule oreille à la fois, mais il les emploie alternativement l'une et l'autre, soit pour prévenir la fatigue d'une seule oreille, soit pour les faire participer toutes les deux à de douces impressions. Ce mouvement est bien marqué chez l'homme et chez certains animaux que la musique charme, tels que beaucoup d'oiseaux et de sauriens et peut-être même quelques ophidiens.

Dans quelques genres où l'influence de l'homme a créé des races distinctes, l'oreille subit des modifications très-étendues. C'est ainsi que, tandis que les chiens à demi-sauvages ont l'oreille droite et pleine de mouvement, les chiens que la civilisation a modifiés ont au contraire l'oreille flasque et pendante. Ils ne peuvent la dresser, mais tout au plus la soulever en érigeant sa base. Aussi essaient-ils de compenser cette imperfection en écoutant de côté, ce qui arrive souvent aux chiens les plus intelligents. Tout le monde a pu faire ces remarques, qui, pour être vulgaires, n'en sont pas moins d'importance.

DE L'EMPLOI DU NEZ.

XXXIX. — Le nez peut être considéré comme

organe respiratoire et comme appareil d'olfaction. Les deux ordres de mouvements correspondant à ces deux fonctions sont d'ailleurs incessamment combinés.

Chez l'homme les narines sont actives pendant l'*inspiration*. Elles se dilatent et s'élèvent légèrement chez quelques hommes; la pointe du nez s'abaisse alors, mais d'une manière insensible.

Pendant l'*expiration*, les narines sont flasques et molles, et, repoussées par le souffle, elles se gonflent légèrement.

Les singes n'ont point les narines mobiles et ces mouvements n'y sont jamais apparents. Ils le sont au contraire à l'excès chez quelques mammifères, tels que les chevaux. Chez d'autres animaux, les narines elles-mêmes sont peu mobiles ; mais, en revanche, le nez, dans sa totalité, a beaucoup de mouvement, et souvent il devient alors un organe de toucher. Les mouvements des narines sont nuls dans les oiseaux et dans la plupart des ovipares.

Nous n'avons parlé jusqu'ici que des mouvements habituels. Si la respiration nasale est embarrassée par un obstacle, l'animal cherche à rejeter cet obstacle par une expiration brusque.

Pendant cette expiration l'homme soulève ses narines, et les côtés du nez se froncent comme pour laisser un libre passage aux choses expulsées. Ce mouvement témoigne d'un embarras local.

XL. — *Plusieurs de ces mouvements se reproduisent dans le cas où le nez agit comme organe d'olfaction.*

1° La simple attention du nez en tant qu'organe olfactif s'exprime par une légère dilatation des narines ; mais lorsque l'attention se prête aux exigences d'une analyse délicate et subtile, ce mouvement reçoit quelques modifications intéressantes dont l'ensemble caractérise l'action du plaisir.

Dans le flair, le nez se couche légèrement, il se dilate et une *inspiration saccadée* fait entrer à petits coups les effluves odorantes. Dans l'homme, l'action de flairer a toujours la forme de l'inspiration. Mais il n'en est pas de même dans les animaux.

En effet, chez un grand nombre de mammifères existe un appareil olfactif supplémentaire qu'a découvert, le premier, le célèbre Jacobson. Cet appareil est fort développé dans les herbivores, où il paraît jouer un rôle important ; et il existe aussi, bien qu'à un moindre degré, dans les

animaux carnassiers. On s'assure, par l'expérience, que rien ne peut pénétrer dans cet organe
accessoire que pendant un brusque mouvement
d'expiration. Aussi, certains animaux mêlent-ils
aux mouvements ordinaires du flair, un souffle
nasal assez rude qui n'a, dans l'homme, aucun
analogue. L'organe de Jacobson juge de la nature
des choses odorantes, mais non de la direction
des effluves. Il contribue à la finesse des percep-
tions, mais il ne concourt point à leur étendue.

2° *Olfaction difficile.* L'insistance avec laquelle
flaire un animal, indique la difficulté de la perception, ou bien l'intérêt qu'elle inspire. Souvent
les odeurs se dissipant dans l'atmosphère, la recherche de leur origine est un problème subtil.
Certains animaux emploient à sa solution une
finesse singulière. Leur tête se portant en avant,
ils interrogent toutes les directions, toutes les
voies. L'homme n'a qu'un diminutif de ces mouvements.

3° *Olfaction contrariée.* Les causes qui apportent un obstacle à l'exercice de l'olfaction étant
identiques à celles qui empêchent la respiration
nasale, sont combattues de la même façon par des
expirations brusques et expulsives.

4° *Olfaction douloureuse.* Si la chose qui agit sur les fosses nasales détermine des impressions désagréables ou douloureuses, plusieurs mouvements très-difficiles peuvent se produire. Or, il faut distinguer trois cas :

(*a*) Les exhalaisons odorantes ont été introduites dans les fosses nasales; on s'efforce alors de les rejeter par une expiration brusque. La lèvre supérieure est presque toujours entraînée dans ce mouvement qui ressemble à celui de l'olfaction contrariée, bien qu'il soit en général plus prolongé. *C'est là une expression de répulsion.*

(*b*) Les matières qui blessaient le sens de l'olfaction ayant été rejetées, on s'efforce d'en prévenir l'introduction nouvelle. Dans ce cas, le nez se recourbe, les narines s'appliquent contre la cloison, et la lèvre supérieure, relevée par son releveur propre et refoulée par la lèvre inférieure, s'applique comme un appareil contre les ouvertures nasales. *Ce mouvement exprime un refus formel.*

(*c*) Une odeur étant mauvaise, on veut néanmoins l'analyser. Dans ce cas, on obture à demi son nez, ainsi que nous venons de le dire, et on ne laisse passer les inspirations du flair que par une ouverture fort étroite. Ce mouvement résulte de cet instinct naturel qui porte les êtres à se protéger ; il exprime à la fois le doute, le soupçon, a répugnance et le dégoût commençant.

XLI. — Tous ces mouvements sont à peu près l'apanage exclusif de l'homme, la lèvre supérieure ne se distinguant d'avec le nez comme appareil nettement limité que dans l'homme et dans les vrais primates. Je veux parler ici des singes exclusivement.

Ces observations sont simples et vulgaires ; aussi l'insistance avec laquelle je les signale pourra-t-elle paraître au premier abord superflue. Mais les mouvements habituels sont les principaux éléments de la mimique naturelle, et la rigueur de la méthode expérimentale ne permet d'en négliger aucun.

DE L'APPLICATION DE LA BOUCHE.

XLII. — La bouche nous apparaît sous un aspect multiple.

1° *De la bouche considérée comme organe de préhension.* — Les lèvres et les dents étant, chez la plupart des animaux, les agents principaux de cette fonction, l'homme lui-même, dans certaines occasions accessoires, saisit avec les dents et les lèvres, et, sous ce point de vue, le type animal se dessine encore chez lui.

Les mouvements des lèvres comme organes de préhension sont bien connus. L'homme les présente à un haut degré, et parmi les primates, ils sont surtout marqués chez les singes anthropomorphes. Les carnassiers ne saisissent point avec leurs lèvres ; mais ces organes ont dans ce but un mouvement très-prononcé dans les herbivores, et plus particulièrement dans les chevaux.

Les mouvements préhensiles des lèvres sont très-significatifs; on les voit alors s'avancer en pointe en s'écartant légèrement. Dans ce mouvement, la muqueuse se renverse légèrement à l'extérieur. Puis, quand l'animal a saisi l'objet qu'il désire, il les ramène vers la bouche par un mouvement inverse qui fait rentrer en quelque façon dans cette cavité la face cutanée des lèvres.

Chez un grand nombre d'animaux la langue aide et supplée à leur action en tant qu'organes préhensibles; c'est ainsi que les animaux carnassiers et les ruminants, parmi lesquels je citerai plus particulièrement la girafe, en font un fréquent usage. On retrouve dans l'homme enfant des mouvements analogues. Mais comme ils rappellent la voracité brutale des bêtes, les hommes chez lesquels le sentiment de la moralité s'élève, en proscrivent l'emploi.

Les lèvres et la langue étant en général des organes fort délicats et d'une faible énergie motrice, on conçoit qu'instinctivement elles ne seront jamais employées à la préhension des objets trop résistants, ou de ceux qui affectent péniblement la sensibilité de l'animal; ainsi l'emploi de la langue et des lèvres, dans la préhension d'une chose, *indique à la fois que cette chose flatte agréablement les sens et qu'elle ne peut résister.*

Or, si la chose résiste, les dents interviennent pour saisir avec plus de force. Si elle résiste passivement comme le font les herbes que broute le ruminant, les dents et les lèvres agissent à la fois; mais si la proie est vivante, si elle lutte, les lèvres s'écartent, et les dents, mises à découvert, deviennent les agents exclusifs *du rapt violent et de la préhension furieuse.*

C'est aussi avec les dents exclusivement que les carnassiers saisissent et mettent à mort certains ennemis objet de leur haine, mais dont l'odeur les révolte, de peur sans doute que ce contact impur ne blesse les parties sensibles. Des mouvements analogues sont quelquefois observés dans l'espèce humaine.

En nous résumant, l'action de saisir avec les dents exclusivement correspond à un sentiment de *fureur et de dégoût.*

2° *De la bouche en tant que ses mouvements refusent ou rejettent.*

Lorsque l'introduction d'une substance qui répugne menace l'animal, les lèvres se pincent par un effet de la contraction de leur orbiculaire; en outre, les dents se serrent, en sorte que la bouche est hermétiquement fermée. Cet ensemble de mouvements se développe chez les enfants avec une extrême évidence, lorsqu'on essaye de leur faire prendre un médicament dont la saveur les révolte.

Si une substance capable de fatiguer ou de blesser l'un des modes de la sensibilité dont la bouche est le siége, a été introduite, elle est aussitôt rejetée. Il importe de ne rien omettre dans l'analyse de ce mouvement.

(*a*) Si l'impression reçue déplaît simplement, ou pour dire plus naturellement ne plaît pas; en un mot, s'il s'agit d'une sensation fade ou ennuyeuse, on rejette la chose qui la fait naître; mais, dans l'ordre physiologique, l'action dans un système organique étant proportionnelle à l'impression reçue, on rejette cette chose indifférente avec indifférence. Ce mot de rejeter peut donc paraître trop fort; il enferme l'idée d'une action trop énergique. Il vaudrait mieux dire que la bouche ne retient plus cette chose, qu'elle la laisse s'écouler et se perdre. Dans ce mouvement empreint d'une suprême indifférence, la lèvre inférieure et la mâchoire elle-même retombent abandonnées à leur poids. C'est là un exemple entre mille du mouvement passif.

(*b*) Si la sensation dont il s'agit détermine plus d'impatience, on rejette avec plus de force. La lèvre inférieure fait alors saillie comme un bec d'aiguière, et dans ce mouvement les coins de la bouche s'abaissent. Ce mouvement est complété par une respiration soufflée qui chasse sur la langue ainsi avancée en gouttière la substance qui éveille le dégoût.

(*c*) Si l'impression reçue détermine une sorte de douleur mêlée d'angoisse, si elle se répand sur toute la muqueuse orale, la salive coule en abondance pour laver en quelque sorte les parties souillées de la cavité buccale, et une expiration brusque, raclante, déblayant l'arrière-gorge, ramène tous les liquides vers la partie antérieure de la bouche dont l'expuition les chasse. Le mot *expuition* exprime dans son sens général ce double mouvement ; mais, dans son sens onomatopique, il imite plus particulièrement le second, tandis que le mot *cracher* imite plus particulièrement le bruit qui se fait entendre dans la gorge pendant le mouvement préparatoire.

En effet, le bruit qui se fait entendre quand nous rejetons des lèvres est naturellement *Ftt* ou *Ptt*; ces bruits, dans la langue familière, deviennent des gestes habituels, ils sont, à n'en point douter, les racines premières des mots *Fetidus*, *Putidus*, *Ptusis*, etc. Quant au mot français *cracher*, il dérive bien évidemment du son guttural qui se produit dans le temps préparatoire de l'expuition, et qu'on peut écrire ainsi : *Krrrh*. Il correspond au verbe *Krahen* des Allemands.

(*d*) Si l'impression douloureuse ou dégoûtante a agi sur les nerfs de l'arrière-gorge et de l'isthme du gosier, les sympathies habituelles de ces nerfs déterminent le vomissement. Dans le vomissement, les arcades dentaires s'écartent, les lèvres se rétractent en tout sens de peur d'être souillées par le contact des matières expulsives, et l'effort seul de l'estomac chasse par un jet subit les substances qui révoltent la sensibilité générale.

Ces quatre mouvements ont une signification évidente. Le premier indique l'*ennui*, le second et le troisième le *dédain* et le *dégoût*; le quatrième exprime l'*horreur*, et, si je puis le dire ainsi, la révolte de l'organisation tout entière contre une sensation mauvaise.

3° *De la bouche considérée comme organe du goût et des saveurs agréables.*

Si la substance introduite dans la cavité buccale flatte le sens du goût, les sucs salivaires abondent; de légers mouvements de mastication se produisent; la langue cherche instinctivement le corps sapide jusque sur les lèvres et le promène sur le palais, et alors surviennent deux ordres de mouvements très-curieux que nous allons étudier.

4° *De la bouche considérée comme organe de déglutition.*

Si l'impression reçue est caressante et agréable, elle peut se mêler à un sentiment de faim avide; la substance est à peine goûtée qu'elle est aussitôt avalée et redemandée de nouveau. C'est là le

mouvement animal qui prédomine chez les enfants et chez les hommes affamés. Quelquefois la
langue est portée hors de la bouche avide et vibrante elle caresse les lèvres : *ces mouvements
expriment le désir impatient.* Mais à ce premier
mode de déglutition, l'intelligence en substitue un
autre plus savant que j'opposerai à la déglutition
de l'homme affamé, comme formant avec celle-ci
le plus étonnant contraste.

Examinons un habile dégustateur ; après avoir
flairé une coupe remplie d'un vin précieux, il la
porte légèrement à ses lèvres qui en saisissent le
bord sans trop anticiper sur lui. Puis il aspire
avec lenteur une petite quantité du liquide par-
fumé : je dis petite, et en effet une quantité trop
grande s'opposerait à l'exécution des mouvements
que je vais décrire.

Cette petite quantité de vin n'est point immédiatement avalée. Loin de là, elle est reçue dans
le vestibule oral, je veux dire dans l'espace qui
sépare les lèvres d'avec les incisives. Puis les
lèvres se pincent et chassent doucement et par
une pression mesurée, le liquide qui passe au travers des interstices des dents et tombe goutte à
goutte sur la pointe de la langue ; celle-ci est abais-

sée contre les incisives inférieures, en même temps que sa partie convexe touche au palais, de manière à intercepter derrière les arcades dentaires un espace médiocre. De cette façon chaque goutte tombant dans ce petit espace est à son tour analysée, appréciée, savourée, et de légères oscillations de la langue agitant le liquide introduit contre le palais, multiplient les contacts et augmentent ainsi l'intensité de l'impression primitive. A mesure que ces mouvements s'exécutent, les lèvres de plus en plus tirées en arrière se pressent doucement contre les arcades alvéolaires, et leurs coins s'élèvent un peu ; deux petites fossettes, ou du moins deux plis légers se dessinent alors à la partie moyenne des joues ; *c'est là le prototype du sourire précieux.*

Quand tout ce que les parties antérieures peuvent percevoir de saveur a été épuisé, le liquide savouré est porté doucement vers les parties postérieures de la bouche entre le voile du palais et la base de la langue. La pointe de la langue est surtout le juge des saveurs excitantes ; mais c'est surtout à la partie postérieure de la bouche que sont perçues les saveurs chatouillantes et suaves. Pendant ce mouvement qui s'exécute avec d'autant plus de lenteur que le gourmet est plus délicat et plus fin, le plancher de la bouche se relève et se tend légèrement; mais, l'instant d'après, commence une déglutition très-lente, que l'on exécute en tendant légèrement le cou. A mesure que la déglutition s'achève, la tête s'incline légèrement et la mâchoire inférieure se rapproche de l'os hyoïde. Ce mouvement n'est point différent de celui par lequel on se rengorge; et lorsqu'il est continu il produit une attitude qui a été fort à la mode chez les femmes à une certaine époque, si on se fie aux portraits qui nous restent du temps de Louis XIII et de Louis XIV.

A ces mouvements en succède un autre qui en est comme le couronnement. Les lèvres s'entr'ouvrent et la bouche se remplit d'air par une aspiration lente. Cet air se répand, se dilate ; il dissout les dernières molécules volatiles du liquide qui mouille encore la cavité buccale, et les fait goûter sous une forme nouvelle. Il se peut que la sensation de l'air frais, se mêlant alors aux impressions rapides, les réveille et leur donne plus de vivacité. Quoi qu'il en soit, remarquons que ces mouvements propres à l'espèce humaine et particulièrement aux races civilisées, accompagnent *des sensations*

fines, voluptueuses, et aux caresses desquelles l'or-
ganisme entier se délecte. Je dirai en parlant des
mouvements sympathiques quelles expressions se
mêlent à celles-ci ; mais n'anticipons point sur ces
choses.

5° *De la bouche en tant qu'organe de respi-*
ration.

La bouche est encore un organe habituel de
respiration. Toutes les fois que la respiration
nasale est insuffisante aux besoins de l'organisme,
l'homme et les animaux respirent par la bouche.
Mais c'est à l'homme surtout que s'appliquent les
choses que je vais dire. Nous verrons en quoi les
propositions que je vais énoncer devront être modifiées en ce qui concerne les animaux,

Nous distinguerons dans l'homme deux modes
de respiration buccale : *le mode facile et le mode*
difficile. Il y a donc deux manières de respirer
par la bouche ; et ces deux respirations sont dues
au jeu de faisceaux musculaires complétement
différents.

(*a*) *Respiration facile.* La respiration facile a
pour agents principaux les muscles zygomatiques ;
ces muscles élèvent la lèvre supérieure, et attirent
légèrement en haut les commissures de la bouche.

Dans ce mouvement, la lèvre supérieure vient le plus souvent affleurer le bord des incisives supérieures. Cela n'arrive cependant pas toujours, la bouche pouvant s'entr'ouvrir par un écartement léger des arcades alvéolaires. Ce mouvement est le *sourire*. Il se produit *toutes les fois qu'un sentiment de plénitude, d'activité et de vie éveille l'instinct de respirer davantage, non par nécessité mais par plaisir.*

Mon but n'est point de distinguer ici entre les différentes espèces de sourire; nous y reviendrons ailleurs. Je parle du sourire simple, qui est essentiellement un mouvement de respiration facile.

(*b*) *Respiration difficile.* La respiration difficile a pour agents les muscles abaisseurs des lèvres, tels que le triangulaire et surtout cette terminaison faciale du peaussier cervical, à laquelle on donne si improprement le nom de *risorius*. C'est muscle *triste* qu'on aurait dû l'appeler; et en effet, n'est-il pas le muscle de la dyspnée, de l'horripilation et de l'angoisse? Ces muscles agissent toutes les fois que l'air manque, que les poumons sont insuffisants, qu'un spasme trouble l'harmonie des fonctions intérieures. Ils abaissent les angles de la bouche et rétractent la lèvre inférieure. *Remar-*

*quons que ce mouvement accompagne toujours le
sanglot et coïncide avec des impressions douloureuses.*

L'opposition des mouvements dont nous venons
de parler n'est bien marquée que dans l'espèce
humaine, à cause de l'angle droit que forme l'axe
de la tête avec l'axe du rachis. Dans les animaux
quadrupèdes où la tête se place de plus en plus
dans la direction générale de la colonne vertébrale,
les fibres des zygomatiques deviennent parallèles
à celles du peaussier cervical, et les résultantes de
leurs contractions se confondent.

Il est une remarque que je ne puis omettre ici ;
c'est que le zygomatique n'est pas seulement un
muscle de respiration. Chez quelques animaux
éminemment carnassiers, tels que les *felis*, il ne
s'insère plus aux commissures des lèvres ; mais il
soulève la lèvre au niveau des canines et agit
surtout dans les cas où il s'agit de découvrir ces
armes terribles. Il a donc ici une acception un
peu différente.

Dans ce cas comme dans celui ou le muscle
canin mêle son action à celle des zygomatiques, il
n'y a plus sourire véritable, mais *rictus* ; et si à ce
mouvement produit par une grande inspiration se

mêle un grand abaissement de la lèvre inférieure et du maxillaire, ce mouvement s'appellera *bâillement*. Nous avons dit plus haut dans quelles circonstances le bâillement se produit.

Le sourire réel et simple, c'est-à-dire ce mouvement qui élève l'angle de la bouche, est exclusivement propre à l'espèce humaine. Il n'y a rien de semblable même dans les singes les plus élevés. Parmi les carnassiers, les animaux des genres *ursus*, *canis* et *hyæna* ont certains mouvements qui rappellent le sourire, mais d'une façon éloignée et douteuse qui ne permet point la comparaison. Au-dessous des animaux mammifères, il n'y a plus de mobilité dans la face, et partant plus de sourire possible. Dans ce cas tous les mouvements aboutissent à deux actes opposés, ouvrir et fermer les mâchoires. Or, il est facile de produire ces mouvements sur le cadavre; mais les peaussiers qui agitent la face des animaux mammifères ne peuvent être imités après la mort absolue par aucun moyen mécanique. Rien ne peut réveiller ou même feindre cette lumière de la vie.

La variété de ces mouvements de la bouche, presque toujours combinés à ceux du nez, est telle que je ne puis songer à les décrire tous. Ce que j'en ai dit suffira du moins pour faire comprendre combien ils sont variés, combien leurs transitions sont délicates et subtiles. J'aurais voulu n'en omettre aucune, mais ce serait en quelque sorte me perdre dans l'infini, et les détails dans lesquels je suis entré paraîtront peut-être déjà trop étendus.

DE L'APPLICATION DU TOUCHER.

XLIII. — La bouche peut être encore considérée comme organe du toucher. Les lèvres sont, chez la plupart des animaux, les agens d'un toucher subtil. Souvent, le nez partage cette haute prérogative avec la lèvre supérieure qui se confond alors avec la marge de l'orifice nasal.

Dans l'homme lui-même, les lèvres sont le siége d'un toucher fort délicat, mais moins fait pour apprécier la forme des corps que pour éprouver certaines impressions subtiles. Les sympathies de la cinquième paire, qui fournit aux lèvres de riches expansions nerveuses, permettent d'expliquer les effets singuliers que ce toucher excite parfois dans tout le système viscéral. Mais nous expliquerons plus au long ces choses dans la suite de ce livre.

Du corps tout entier en tant qu'organe du toucher.

XLIV. — Afin de mieux établir les propositions qui font le sujet de ce paragraphe, il importe de bien expliquer ici quelles sont les fonctions de la peau en tant qu'organe de sensation, et comment ces sensations peuvent influer sur l'ensemble des mouvements du corps.

1° *En tant qu'organe de sensation, la peau est essentiellement l'organe de la perception de la température.*

En effet, toute action, toute pression, toute blessure, produisent au summum de la douleur qu'elles déterminent, une sensation de chaud ou de froid; or, ces sensations elles-mêmes à leurs extrêmes limites se confondent; en sorte qu'un froid intense amène une sensation fort semblable à celle de la brûlure.

2° *La faculté d'apprécier la résistance et la forme des corps n'a point son siége dans la peau, mais dans les muscles.*

En effet: (*a*) je suppose que mon doigt soit pris entre deux masses dont l'une est immobile et l'autre en mouvement, entre les deux mâchoires d'un étau, par exemple. J'éprouve sans doute une douleur plus ou moins grande; mais quelle que soit cette douleur, elle ne me donne directement l'idée d'aucune résistance.

(*b*) J'applique mon doigt sur un corps dur. Si toutes les papilles sont uniformément pressées, la sensation est uniforme, et de cette uniformité naît, comme conséquence, l'idée d'un corps plus ou moins poli, mais cette idée n'a jamais la certitude qu'on lui suppose; elle naît d'un jugement, elle n'est point primitive; de même si quelques points de mon doigt sont plus vivement affectés, je juge par habitude qu'il y a en ces points une saillie plus grande. Mais ce jugement peut être égaré dans beaucoup de cas; en effet, un point saillant peut être remplacé par un point en mouvement ou même par un point plus échauffé. Et, dans ces deux cas, l'idée de saillie se produira également[1]. L'idée de la résistance nous vient d'autres voies. Qu'est-ce, en effet, qu'apprécier une résistance? C'est, comme ce nom le fait entendre, mesurer la quantité du mouvement nécessaire pour la vaincre. Dès lors, le sens de la résistance n'est point dans la peau, mais dans les nerfs musculaires. Un

1. On peut faire à ce sujet l'expérience suivante : AB est une lame de cristal très-régulièrement percée à son centre d'un

homme dont les muscles sont paralysés n'apprécie point les résistances, bien que la sensibilité soit complète.

(*c*) Il y a encore dans le sens complet du toucher un troisième élément par lequel nous apprécions dans les corps non plus leur température et leur résistance, mais la forme sous laquelle ils sont limités dans l'espace. C'est là encore une de ces questions de psychologie desquelles on peut heureusement

trou C dont le diamètre ne doit pas excéder un millimètre. Une tige métallique cylindrique est adaptée à frottement dans cette ouverture, et son extrémité est rigoureusement coupée par le

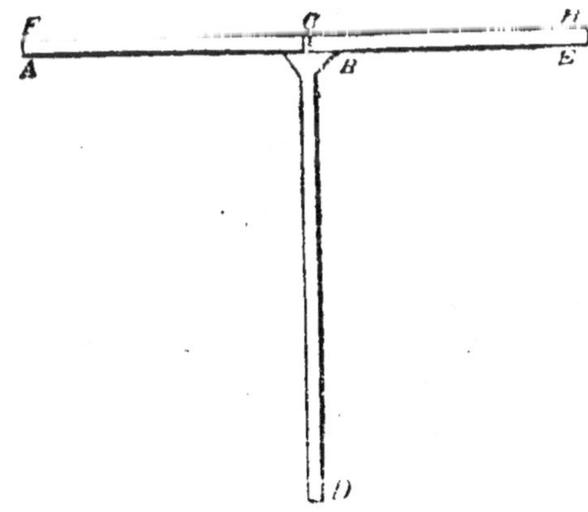

plan FH qui limite supérieurement la lame de cristal. Une petite virole E empêche la tige DC de s'engager au delà dans l'ouverture C.

Les choses étant ainsi disposées, si le doigt est appliqué en C, les pressions seront uniformes et donneront l'idée d'un corps faire des questions de physique expérimentale. La proposition principale que nous nous proposons de démontrer ici peut être ainsi formulée :

La forme des corps n'est point directement perçue par le sens du toucher en tant qu'il a pour siége les couches cutanées.

Soit AB un disque de bois ou de métal parfaite-

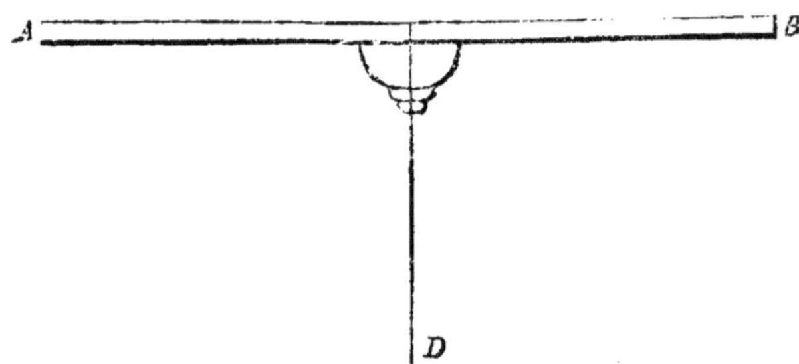

ment tourné et poli ; ce disque peut tourner horizontalement autour d'un axe de métal CD. L'appa-

plan. Mais si l'on porte à 60° environ la température de la tige métallique et qu'on recommence l'expérience, l'équilibre de température étant détruit entre la lame de cristal et l'extrémité de la tige ainsi échauffée, il y aura en C un point plus excitant. Dès lors, l'uniformité de l'excitation étant détruite, le doigt appliqué de nouveau ne sentira plus une surface plane, mais une pointe saillante dans le point qu'occupe l'extrémité de la tige échauffée.

On obtient le même résultat et d'une manière encore plus évidente lorsqu'on imprime à la tige DC un rapide mouvement de rotation sur son axe.

Les mêmes faits peuvent être démontrés en cent manières.

reil étant ainsi disposé, supposons qu'un homme aveugle ou les yeux bandés vienne toucher du bout d'un de ses doigts le bord poli du disque ; il recevra de ce contact une certaine impression, et, après que le contact aura cessé, il en conservera quelque temps le retentissement, ou, si l'on aime mieux, le souvenir.

Or, supposons que notre aveugle applique de nouveau le bout de son doigt sur le bord de la table, je veux dire sur le point qu'il avait primitivement touché ; il est clair qu'il recevra de ce contact une nouvelle impression en tout semblable à la première.

Cette proposition n'exige aucune démonstration pour le cas où le disque est demeuré immobile. Mais admettons qu'il ait silencieusement tourné

Ainsi si, le doigt étant couché sur une table, on pose verticalement une toupie sur sa pulpe, on pourra augmenter à son gré l'impression que ce contact détermine en faisant tourner plus ou moins rapidement la toupie sur son axe. On aura dans ce cas l'idée d'une pression plus grande.

Ces expériences permettent de démontrer avec certitude que certaines idées que nous considérons comme le résultat direct d'une impression tactile, naissent de nos jugements plutôt que de nos sensations; que la peau n'apprécie en réalité que le plus ou moins de chaleur, le plus ou moins de douleur que les nerfs ressentent, qu'en un mot elles n'apprécient point réellement les pressions et les résistances.

sur son axe pendant l'intervalle de deux contacts, il est évident qu'alors le point que le doigt rencontre n'est point nécessairement celui qu'il avait primitivement touché. Mais si ce point est en tout semblable au, précédent, s'il est à la même distance du corps et dans un même rapport avec lui, les impressions reçues devront être semblables, et l'intelligence devra conclure à l'identité de ces points. Ainsi, dans cette sensation nouvelle, tout sera semblable à la première, et si souvent que l'expérience soit répétée, elle donnera toujours et irrévocablement le même résultat, c'est-à-dire après une sensation une autre sensation pareille. *L'idée de cercle ne sera nulle part.*

On peut faire avec le même appareil une autre expérience non moins concluante. Le doigt étant appliqué sur le bord de la table, et la main étant maintenue dans une situation fixe, on fait tourner le disque sous le doigt qui le touche. Le frottement que le bord du disque exerce, mettant en quelque sorte les nerfs cutanés en vibration; fait naître l'idée d'un mouvement. Mais quelle est la forme du corps en mouvement? Voilà ce que notre aveugle ne peut dire. Cette succession uniforme d'impressions semblables réveille aussi bien en lui l'idée d'une ligne droite que celle d'une ligne courbe. Il serait même impossible de distinguer, dans ce cas, une convexité d'avec une concavité, pour peu que la courbe du disque ou du cercle fût étendue. L'expérience démontre aisément tous ces faits.

(*d*) Maintenant, rendons la liberté à notre aveugle, et demandons-lui quelle figure limite le corps qu'il a touché. Le procédé qu'il mettra en usage est simple : il tournera autour de la table, il décrira, soit avec la main, soit avec le corps tout entier, des cercles autour d'elle, et par la comparaison des mouvements qu'il aura décrits avec certaines idées abstraites dont son esprit garde le type et la formule, il dira que cette table est circulaire.

Or, que découvrirons-nous dans ce jugement? Une faculté nouvelle? Non, sans doute; mais une faculté admirable que nous employons à chaque instant, sans daigner lui rendre dans les rangs de nos facultés principales le haut rang qu'elle occupe; je veux dire la faculté de sentir nos mouvements, de sentir nos attitudes et de percevoir nos parties non-seulement en elles-mêmes, mais encore dans leurs rapports accidentels avec les

autres parties de notre corps; en sorte que par
elle nous sentons nos membres, ces membres que
la volonté déplace à chaque instant, au lieu où ils
sont réellement dans l'espace. C'est là, sans doute,
une faculté admirable, et cependant peu de physiologistes en ont parlé. Un habile naturaliste,
M. Hollard, discutant quelques-unes des propositions fondamentales de la théorie de Ch. Bell, a
fait observer que dans les raies les racines postérieures ou sensitives des nerfs rachidiens étaient
égales en volume à leurs racines antérieures ou
motrices, bien que chez ces animaux la peau, sauf
les parties qui dépendent de la cinquième paire,
soit presque absolument dépourvue de nerfs, ceux-
ci se répandant presque en totalité dans les
muscles dont la masse de l'animal se compose.
Cette observation très-juste ne détruit point la
théorie de Bell, mais elle oblige peut-être de ne
point considérer comme absolument synonyme
ces expressions, nerfs cutanés et nerfs sensitifs,
nerfs musculaires et nerfs moteurs. N'y aurait-il
pas ici quelque nouveau mystère à dévoiler, quelque nouveau problème qui semble soulever à
l'envi tous les faits dont la science s'est enrichie
pendant ces dernières années.

Cette recherche a, dès à présent, des bases précieuses. En effet, les expériences de M. le professeur Flourens ont appris aux physiologistes que le cervelet n'est point le foyer générateur de la puissance motrice, mais qu'il en est l'ordonnateur, si je puis ainsi dire. D'autre part, M. Foville, admirant à bon droit les connexions étendues que les faisceaux postérieurs de la moelle ont avec le cervelet, fait de cet organe un centre de sensations; or, ces deux théories, ou plutôt ces expériences d'une part et ces inductions de l'autre, me paraissent conduire an même résultat général, et que je vais essayer d'expliquer.

1° *Le cervelet ne peut être considéré comme organe de sensation cutanée.* En effet, dans tous les animaux auxquels M. Flourens a enlevé cet organe, la sensibilité cutanée est demeurée intacte.

2° *On ne peut supposer davantage que le cervelet soit la source de l'excitation motrice.* Après la section du cervelet les mouvements ont encore une grande énergie, mais ils ne sont plus coordonnés.

3° *La faculté de coordonner les mouvements est donc la seule qui reste en propre au cervelet;*

mais coordonner c'est mesurer, et mesurer c'est sentir. Le cervelet, organe coordinateur, est donc aussi un organe de sensation.

4° Or, quel nom donnerons-nous à ces sensations dont le cervelet est le centre? *A priori* nous les nommerons *sensations musculaires*.

5° Nous supposons, en effet, qu'il part des muscles certains nerfs qui portent au cervelet des impressions qu'il mesure, et suivant lesquelles il règle l'émission de la puissance motrice. Ce serait donc par lui surtout que nous sentons nos membres où ils sont réellement. C'est là une hypothèse sans doute, mais une hypothèse infiniment probable. Malheureusement elle ne peut être démontrée que par des recherches faites sur l'homme lui-même. Or, il serait curieux de constater si, dans ces cas très-rares où des lésions du cervelet détruisent son influence sur les mouvements, l'homme a conscience de la position de ses membres dans l'espace. On conçoit, en effet, qu'à une pareille question l'homme seul pourrait répondre, et l'homme échappant en grande partie au domaine de la physiologie expérimentale, il ne m'est pas permis pour le moment de rien décider sur ce point.

Quoi qu'il en soit, l'action générale du toucher se compose de trois actions distinctes :

Par la première, nous percevons nos sensations cutanées.

Par la seconde, nous jugeons de l'énergie de nos mouvements.

Par la troisième, nous apprécions leur direction.

Nous allons essayer de dire quelles modifications amène dans le corps vivant l'exercice de chacune de ces facultés.

Du sens cutané.

XLV. — Le sens cutané peut être envisagé en premier lieu comme nous faisant percevoir des impressions simples, telles que celles du froid et de la chaleur. Ces impressions peuvent être plus ou moins profondes, plus ou moins vives ; et quand elles dépassent certaines limites elles se changent en douleur. Les mouvements qui succèdent naturellement à ces impressions sont faciles à interpréter. Si la main touche un corps brûlant, elle s'en éloigne avec précipitation ; si la chaleur qui émane du corps touché éveille au contraire des sensations agréables, on cherche en quelque sorte à les généraliser en appliquant les mains étendues sur ce corps et en les promenant sur lui ; souvent on oppose alternativement à sa douce influence les deux faces opposées de la main. Ces mouvements ont en général un caractère tout particulier d'ondulation. Toutefois, s'ils ont pour but de faire cesser une douleur, ils auront plus de roideur, de tension, d'insistance. On peut comparer à ce sujet des enfants lorsque, revenant d'une promenade d'hiver, ils se jettent en entrant sur un poële, et lorsque, déjà réchauffés, ils continuent cependant à se presser autour de lui, retenus par les douces sensations que sa chaleur détermine. Leurs mouvements prennent dans ce cas le caractère d'une caresse véritable. C'est là, en effet, le prototype de toute caresse, *l'instinct de caresser étant dans son principe essentiellement égoïste.*

Lorsque, au contraire, le contact a produit dans les organes une douleur très-vive, cette douleur porte avec elle *un certain caractère d'étrangeté*, elle s'attache en quelque sorte au membre lésé, et c'est alors un mouvement naturel de *secouer* ce membre pour en *détacher cette chose étrangère et ennemie.* Ce mouvement n'est pas propre à l'espèce humaine ; on le retrouve aussi chez les animaux dont les membres ont une certaine liberté de mouvements. J'ai vu un caracal qui s'était blessé à la patte en lançant inconsidérément un coup de griffe au travers des barreaux de sa cage, se retirer précipitamment sur trois pattes, en agitant ou plutôt en secouant la patte endolorie.

Quelques personnes, donnant à la théorie des causes finales une importance exagérée, seront tentées de supposer que ce mouvement a pour but d'amortir le sentiment de la douleur en amenant une congestion sanguine. Ce résultat peut être vrai en lui-même, sans être pour cela le but du mouvement que je décris; d'ailleurs le mouvement de circumduction serait à cet égard bien mieux choisi; et dans l'hypothèse où se placent les partisans trop exclusifs des causes finales, il n'est pas permis de penser que la nature se proposant un but, ait pu choisir pour l'atteindre le moyen qui y conduit le moins sûrement.

Quoi qu'il en soit, et nous pourrions entasser à l'infini des observations analogues, nous concluons de ces remarques :

1° Que des sensations de contact capables de faire cesser une sensation douloureuse sont poursuivies ou du moins recherchées avec insistance;

2° Que des sensations de contact douces et agréables sont recherchées pour le plaisir qu'elles donnent, et sollicitent des caresses;

3° Que des sensations de contact douloureuses déterminent un sentiment d'aversion instantané, et, si la douleur persiste, un mouvement de révolte qui porte à s'agiter comme pour détacher de soi la douleur, ou même à fuir à toute vitesse comme pour s'en éloigner.

Ces propositions peuvent être ainsi transformées :

1° *Un mouvement tendu des appareils du toucher est relatif à une sensation qu'on désire.*

2° *Un mouvement ondulatoire et caressant des organes du toucher, est relatif à une sensation dont on jouit et qu'on savoure.*

3° *Un mouvement de révolte dans les membres vivement agités et secoués, ou un mouvement de fuite rapide, peuvent répondre à une douleur qu'on veut automatiquement détacher de soi, ou dont on voudrait s'éloigner.*

XLVI. — On peut encore considérer le sens cutané sous un autre point de vue : afin de mieux faire comprendre les phénomènes sur lesquels je vais appeler l'attention, je demanderai la permission de rappeler une observation que tout le monde a pu faire.

On sait que si l'on frappe avec un petit marteau sur une lame sonore, ce coup peut avoir deux effets très-différents.

1° *Le coup est appuyé*; il frappe et pèse. Dans ce cas, le son produit est lourd et bref.

2° *Le coup est enlevé*; il ne touche qu'un seul instant la lame sonore. Dans ce cas, le son produit est large et vibre longtemps.

Quelque chose d'analogue se produit dans les organes du toucher, surtout dans leurs parties les plus sensibles, celles qui sont le moins exposées aux contacts habituels.

Si ces parties sont touchées, même légèrement, et que le contact dure un certain temps, l'impression est plus ou moins vive, mais sa durée est bornée.

Si les parties sont touchées ou plutôt légèrement effleurées et que le contact dure à peine, tous les nerfs touchés entrent pour ainsi dire en vibration.

L'impression reçue semble d'abord pénétrer comme un point; puis elle s'élargit et s'étend autour de ce point en zones plus ou moins étendues.

Cette sensation est singulière; on ne saurait dire si c'est un plaisir trop grand ou une sorte de douleur; elle excite au plus haut point le système nerveux tout entier. Cette excitation est telle que si elle est répétée plusieurs fois de suite, elle jette l'organisme dans un état hystérique accompagné de convulsions utiles parfois, le plus souvent dangereuses et quelquefois mortelles.

La répétition de ces petits contacts sur des parties très-sensibles constitue le *chatouillement*. L'être dans lequel surviennent des réactions hystériques, est un être *chatouillé*. Or, le chatouillement peut accompagner des sensations agréables et des sensations douloureuses ; et aux unes et aux autres il donne plus de vivacité et d'étendue, on peut dire qu'il les porte à un degré suprême.

Tous les nerfs du corps ne sont pas à un égal degré susceptibles d'être chatouillés. Parmi ceux qui ressentent surtout cette impression, je citerai plus particulièrement les expansions terminales de la cinquième paire et les branches moyennes des paires rachidiennes, celles qui animent les flancs de l'animal. Nous ajouterons à ces nerfs ceux des faces palmaires des mains et des pieds, qu'on peut considérer en anatomie philosophique comme leurs analogues. Dans la cavité buccale certaines parties peuvent ressentir à un haut degré l'impression du chatouillement. Telles sont les rugosités palatines et la face antérieure du voile du palais. Ces régions méritent d'être attentivement considérées.

Nous venons de dire que certaines impressions agréables peuvent recevoir du chatouillement plus de force pénétrante et plus de vivacité; de cette combinaison résulte la volupté, qui associe en quelque sorte tous les viscères au plaisir ressenti par un seul organe, et attire à elle toutes les forces, tous les instincts de l'animal. De là la passion singulière avec laquelle il recherche certains contacts. Toutes les espèces de *felis* sont avides de caresses. Les hyènes les appellent avec fureur, les chiens les invoquent avec une égale ardeur, quoique avec un peu moins d'égoïsme; et en général, les animaux sont d'autant plus caressants que leur sensibilité cutanée est plus exquise.

C'est toujours la partie la plus sensible de leurs corps qui recherche les caresses ou les donne. Lorsque toute la longueur des flancs et du corps est sensible, l'animal serpente et rampe sous les caresses; et ces ondulations se propageant le long des muscles analogues des segments jusqu'aux extrémités de la colonne vertébrale, la queue se ploie et s'agite. Si le corps caressant est immobile, notre animal se courbant et se développant, amène successivement à son contact toutes les parties de son corps. Ces mouvements sont d'autant plus rapides qu'il s'y joint plus d'impatience et moins de volupté.

À défaut d'objet caressant, à défaut d'objet à caresser, l'animal peut arriver à se caresser lui-même. C'est ainsi que dans l'homme que tourmente le besoin de sensations cutanées, le cou légèrement contracté s'incline sur l'épaule et glisse en se développant ondulairement sur elle. Le corps tout entier, courbé d'abord, suit le mouvement ondulatoire et se redresse mollement, tandis que les bras ramenés vers lui pressent les flancs que leur contact fait frissonner. Ce besoin de volupté ramène aussi les membres inférieurs contre le tronc et les fléchit doucement. Ces mouvements qui accompagnent certaines formes du plaisir sont trop connus pour qu'il soit nécessaire d'y insister; on conviendra qu'ils n'ont rien de commun avec l'expansion que M. Huschke considère comme la forme typique de toutes les passions agréables. Nous aurons plus tard cent occasions de montrer combien d'exagérations renferme son système.

Nous avons dit plus haut que les sensations qui naissent du chatouillement ont avec la douleur certains points de ressemblance. Elles conduisent même par des transitions insensibles aux plus extrêmes douleurs. Le chatouillement si limité que produit la piqûre d'une mouche peut amener une sorte de fureur. Un cheval frémit davantage sous les picotements de l'éperon que sous l'impression d'une grande blessure.

Le moyen le plus simple de faire cesser ces impressions chatouillantes est de les étendre ou de leur substituer des douleurs d'un autre genre. Ce dernier moyen est le plus fréquemment employé.

On éteint la douleur qui résulte du chatouillement à l'aide d'une pression énergique, large et continue. On lui substitue une autre douleur en grattant les parties où vibrent en quelque sorte les nerfs chatouillés. Ces moyens sont très-naturellement et instinctivement employés. On se gratte plus particulièrement la tête où les contacts chatouillants aboutissent presque toujours à une vive démangeaison. Mais c'est surtout par de grandes

pressions exercées sur les flancs avec les coudes
que sont combattus les chatouillements qui portent sur les lombes ou sur le thorax.

Le caractère essentiellement irritant des der-
malgies est bien connu. Il faut plus d'énergie
pour demeurer calme sous l'empire d'une démangeaison que pendant la durée d'une douleur aiguë.
J'ai déjà cité la piqûre des mouches. Dans les
grandes chaleurs de l'été, leur retour obstiné
éveille une impatience générale qui touche à la
colère. Le moindre mouvement d'un cheveu détermine, dans certains cas, des démangeaisons
insupportables, surtout vers la région temporo-
mastoïdienne, et la facilité avec laquelle ces impressions se produisent fait qu'il suffit de songer
à une cause de démangeaison pour l'éprouver
aussitôt.

Si l'impatience que la démangeaison sollicite
est contenue ou modérée, l'un des doigts de la
main se porte vers la partie affectée et presse plus
ou moins énergiquement sur elle. Cette action
amortit la douleur et peut procurer un calme nécessaire à l'exercice de la pensée. C'est ainsi que
dans les névralgies frontales et dans les odontal-
gies nous exerçons des pressions sur le front ou

sur les dents douloureuses. En un mot, de même qu'on arrête en la touchant les vibrations d'une cloche, de même une pression intense suspend un instant la douleur.

Mais si l'impatience que la démangeaison amène n'a pas de frein, l'animal abandonné à son instinct se gratte avec fureur, il s'excorie, il se déchire. L'homme fait de même, il imprime jusqu'au sang ses ongles dans les chairs, se guérissant ainsi d'un supplice par autre supplice. *C'est là l'effet et le signe d'une impatience poussée jusqu'à la fureur.*

Mais, que dis-je, dans certains cas les ongles ne suffisent plus, les dents se portent alors vers la partie affectée, et leurs morsures suppléent à cette insuffisance. Dans un cas de panaris, on voit bien souvent le malade chercher à calmer sa douleur en mordant sa main au-dessus du point lésé. Ce mouvement est habituel, je dirais même constant, chez les personnes dont les doigts ont été comprimés jusqu'à l'écrasement. Le premier mouvement est alors de secouer sa main, le second est de la comprimer au poignet avec la main opposée, le troisième est de la mordre. Souvent alors, tout en secouant la main lésée, on mord l'autre main.

C'est là un exemple entre mille de ces mouvements de sympathie latérale qui nous occuperont dans le chapitre suivant. On peut penser que deux impressions égales agissant sur le même nerf, l'une à son extrémité périphérique, l'autre entre cette extrémité et le cerveau, celle-ci peut arrêter la première au passage. Cette hypothèse paraît prouvée par l'heureux emploi des ligatures dans les névralgies, par le ralentissement qu'elles amènent dans la marche de l'*aura epileptica*. Ces observations peuvent jeter un grand jour sur la théorie des mouvements que je viens d'indiquer. Quoi qu'il en soit, *ces mouvements répondent à l'existence de quelque irritation douloureuse qu'il s'agit d'arrêter.*

Du toucher en tant que sens de la résistance.

XLVII.—Cet élément de la sensation complexe du toucher par lequel nous mesurons la résistance que les corps apportent, est mis en jeu d'une manière fort simple.

Le membre qui touche est tenu aux trois quarts fléchi et dans un état de situation fixe. La main ainsi maintenue par sa base s'incline ensuite vers l'objet qu'on veut apprécier, tous les doigts étant étendus et reliés à l'exception d'un seul, le plus souvent le *medius*, qui s'applique légèrement à l'objet qu'il touche, *suspensà manu*. La partie qui touche est fort à remarquer; on peut la déterminer à l'aide d'une ligne partant du point central de la pulpe de la dernière phalange, et coupant le sommet de toutes les courbes que décrivent entre ce point et le sillon unguéal les rangées papillaires. Ce point une fois appliqué, le doigt fait un effort lent pour s'abaisser; il presse avec mesure; et cédant ou pressant ainsi alternativement, oscillant par un mouvement latéral, il nous fait porter un double jugement sur la résistance des corps et sur leur immobilité.

Il est d'une extrême importance, lorsqu'on veut toucher avec délicatesse, de toucher autant que possible avec un seul doigt. En effet, plus l'instrument est simple et plus les résultats de son action seront immédiatement acceptables, moins, en un mot, ils exigeront de corrections. Or, on touche plus particulièrement avec le *medius*, à cause de son caractère dominateur, de sa force relative et de sa sensibilité.

En général, le jugement qu'on forme sur le degré de dureté et de résistance d'un corps n'est point porté aussitôt après une première expérience. Cette expérience est le plus souvent répétée plusieurs fois et parfois dans un espace de temps très-court. C'est cette répétition qu'exprime plus particulièrement le mot *tâter*. D'ailleurs, cette répétition d'un acte est la preuve certaine que le premier n'a pas suffi, que les bases du jugement sont incomplètes encore, en un mot, qu'il y a *jusqu'à un certain point perplexité dans l'esprit*.

Lorsque la force d'un seul doigt n'est pas suffisante pour apprécier la résistance d'un corps très-lourd, on peut y employer deux doigts, trois doigts, la main, et enfin le corps tout entier. Ces efforts peuvent être quelquefois nécessaires. Mais je ferai remarquer qu'il en est de ces mouvements comme de ceux des balances : la puissance et la grandeur des résultats nuisent toujours à leur exécution.

Du toucher en tant que sens appréciateur
de la forme.

XLVIII. — Le toucher détermine encore et mesure deux choses dans les corps ; à savoir : 1° leurs *dimensions*, et 2° leur *figure*.

1° Nous jugeons immédiatement des dimensions

des corps, en les comparant à nos propres dimensions. Ces mots : (*ulna*) *aune, coudée, pied, pouce,
brasse, empan, pas,* etc., le font voir assez clairement. La faculté que nous avons de sentir le degré
d'écartement qui existe entre deux parties définies
de notre corps, nous permettant d'apprécier assez
exactement la valeur des angles qu'elles forment
entre elles, les rend en quelque sorte semblables
à des compas. Aussi M. de Blainville comparait-il
très-heureusement la main à un *compas à cinq
branches,* à l'aide duquel on pourrait mesurer
plusieurs épaisseurs à la fois. De même les deux
mains figurent assez bien un grand compas
d'épaisseur lorsque leurs pointes fléchies en dedans
sont opposées l'une à l'autre.

2° Mais la figure des corps est surtout reconnue
à l'aide d'un mouvement de circumduction cir-
conscrivant tous les contours d'un objet. La conscience que nous avons du mouvement décrit permet de concevoir la forme de l'objet avec une
suffisante exactitude. Les aveugles-nés donnent à
cet égard des preuves d'une extrême habileté ; et
sans parler du célèbre *Ganibasius de Volterre*,
elle peut aller quelquefois jusqu'au prodige. Rien
ne prouve mieux peut-être l'existence des idées

innées que cette faculté merveilleuse. Mais jè ne
veux point discuter sur un point de psychologie
pure qui m'entraînerait trop loin de mon sujet.

Les procédés dont nous venons de parler ne
sont applicables qu'aux objets dont la grandeur,
eu égard à celle de nos organes, est assez considérable. Mais la figure des corps très-petits est
appréciée par un autre artifice sur lequel je demande la permission de m'arrêter un instant.

XLIX. — Nos doigts ayant une certaine grandeur, une grandeur considérable relativement à
certains objets que notre sensation doit atteindre,
l'application d'un organe aussi grossier ne pourrait nous donner qu'une idée générale, une es-
quisse de la figure des corps; elle nous laisserait
ignorer l'existence des différences ou des inéga-
lités minimes qui peuvent accidenter leur surface,
elle nous les révélerait tout au plus d'une façon
inadéquate et confuse.

Cette nécessité de distinguer nettement de fort
petites parties a déterminé, sans aucun doute, la.
subdivision des troncs nerveux en une multitude
de petits nerfs élémentaires indépendants les uns
des autres, et capables de distinguer par cela
même qu'ils sont distincts.

En effet, la superficie de la peau n'est point semblable à un plan régulier et continu; mais sa surface est subdivisée en une multitude de petits compartiments de chacun desquels s'élève une petite saillie semblable à une sorte de petit doigt microscopique; et ces petits doigts se multiplient en foule, dans tous les points où le toucher est le plus délicat et le plus subtil.

Leur disposition est fort remarquable, et mériterait d'être scrupuleusement comparée dans les différents animaux, au double point de vue de la psychologie comparée et de la philosophie zoologique.

Dans certains points où la sensibilité est vive, mais confuse, ils sont en général semés d'une façon fort irrégulière. Mais quand la sensation du toucher se perfectionne, ils se disposent en plates-bandes d'une grande régularité. Parfois ces plates-bandes sont rectilignes et parallèles entre elles. Il n'y a point alors de point dominateur sur la surface sensible.

Lorsque, au contraire, un point dominateur existe, je veux dire un point plus saillant, les rangées de ces petits doigts décrivent autour de ce point des courbes plus ou moins spiroïdes.

Parfois le point dominateur est fixe et invariable. Par exemple, à l'extrémité de la dernière phalange. Dans d'autres cas, le point dominateur n'est que virtuel ; il n'existe que dans une certaine attitude. Dans ce cas, les arcs fort irréguliers que décrivent les papilles sont disposés de telle façon que le sommet de leurs courbes répond à ce point virtuel. Ces choses sont faciles à constater quand on compare la face palmaire de la main de l'homme à la face palmaire de la main des singes.

Chacun des petits doigts sensibles qui forment ces arcs est contenu dans un étui épidermique qui le protége et le soutient, de telle sorte que l'axe de chaque papille conservant une direction invariable, aucune d'elles ne peut anticiper sur le domaine de l'autre. Ainsi, chaque papille forme un appareil distinct, et sur la surface tactile des doigts se trouvent, de cette façon, une multitude de points déterminés régulièrement espacés, dont chacun peut recevoir et communiquer des impressions distinctes.

L. — Ceci posé, afin de faire mieux comprendre le rôle et l'utilité des papilles, il ne sera point inutile de recourir à un exemple dont l'analyse peut être faite aisément.

On sait avec quelle merveilleuse finesse les aveugles apprécient à l'aide de leurs doigts de fort petits caractères, au point de pouvoir, dans certains cas, déchiffrer des écritures imprimées à l'aide des dépressions légères que les caractères ont laissées dans le papier. Il est facile de démontrer que cette faculté ne pourrait s'exercer si la peau était complétement lisse et unie.

Soit en effet 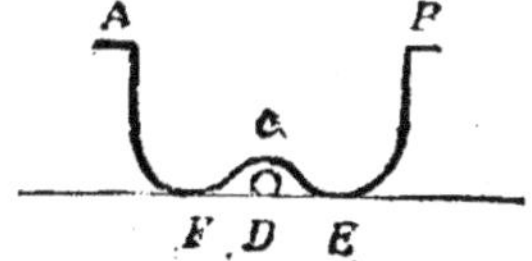 la courbe de la pulpe digitale : si le point C de cette courbe est appliqué à un petit corps quelconque D, il y aura évidemment une sensation produite. Mais cette sensation ne sera pas rigoureusement définie par les limites du corps D. L'expérience et le raisonnement démontrent, en effet, que cette courbe sera ainsi modifiée :

en sorte que le petit corps D touchant seulement le point C, ce contact déterminera cependant dans la pulpe digitale une dépression infundibuliforme dont le diamètre FE sera beaucoup plus

considérable que celui du petit corps D. Ainsi,
l'impression sera jusqu'à un certain point diffuse,
si bien que si l'on touchait à la fois plusieurs
points très-rapprochés, leur distinction deviendrait impossible, comme on peut le comprendre
par la figure suivante :

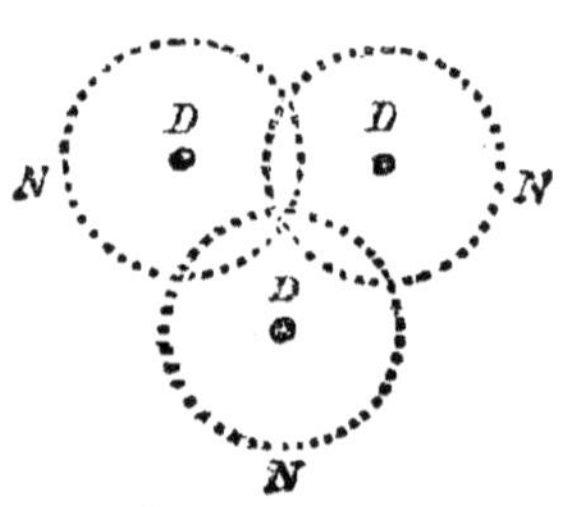

les points noirs D représentant les points réellement touchés et les courbes ponctuées N les zones
d'impression diffuse qui les circonscrivent.

LI.—Ceci posé, admettons maintenant les faits
tels qu'ils existent dans la réalité. Divisons la surface de la pulpe digitale, et hérissons cette pulpe
d'une multitude de petits cônes espacés et contenus dans des tubes épidermiques.

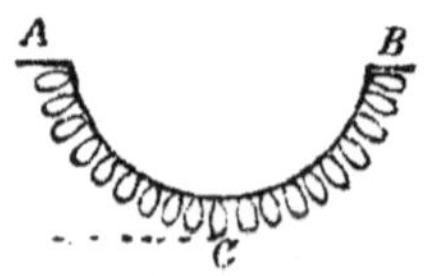

Il est clair que si le point C est légèrement appliqué sur un très-petit corps, une ou deux papilles seulement seront affectées par la pression perpendiculaire; or, les papilles voisines étant protégées contre les pressions latérales par les tubes épidermiques fort épais qui les enveloppent, l'impression sera très-rigoureusement limitée aux points qui seront directement touchés. Je parle ici dans l'hypothèse où les papilles seraient considérées comme très-nerveuses ou très-sensibles.

Mais ces choses seraient bien plus évidentes encore si, comme beaucoup d'observateurs tendent à le démontrer, les papilles étaient presque absolument dépourvues de nerfs. On pourrait, en effet, les comparer très-justement à de petites touches pressant légèrement sur une surface très-sensible, mais n'y laissant que des impressions limitées.

Ces impressions peuvent être comparées au bout des doigts à de fort petites distances, à une ligne de distance suivant M. Weber, et même à une demi-ligne d'après Dugès. Mais je puis assurer que chez des personnes fort délicates le pouvoir de distinguer va beaucoup au delà. En effet, des expériences souvent répétées m'ont appris qu'en touchant deux points d'une même rangée papillaire, séparés seulement par l'orifice d'un conduit sudoripare, les deux contacts sont évidemment distingués ; cette distance égale $0^{mm}.50$ à la pulpe digitale de la dernière phalange du *medius*.

LII. — Il suffit d'avoir sommairement indiqué ces choses pour montrer combien il importe, quand il s'agit d'apprécier avec justesse la dimension de corps très-petits, de les tâter légèrement, *suspensâ manu*, de manière à ne point altérer la courbure de la pulpe digitale par des dépressions trop étendues. C'est là, en effet, ce qu'on peut appeler la perfection dans l'exercice du toucher. Toucher avec lourdeur, c'est combiner deux contraires, c'est à la fois exciter une sensation et l'éteindre. Aussi la finesse du toucher étant un des éléments principaux de l'adresse, trouve-t-on rarement cette qualité dans l'esprit de celles qui touchent sans délicatesse.

Ces faits sur lesquels j'ai insisté à dessein, montrent combien de modifications peut amener dans les mouvements des bras et des mains l'exercice du toucher. Ces fines applications de ce sens semblent propres à l'espèce humaine, et, en effet, elles répondent bien plus aux besoins de l'intelligence qu'aux mouvements de l'instinct.

LIII. — Nous résumons ainsi ces faits :

1° *En ce qui touche nos sensations cutanées*, elles sont agréables ou désagréables. Les sensations agréables éveillent l'instinct des caresses ; les sensations désagréables inspirent l'éloignement. Elles ont un caractère d'étrangeté, et l'on exécute des mouvements divers, — soit pour les repousser, les chasser, les essuyer par le frottement, si je puis ainsi dire ; — soit pour les arrêter ou les éteindre par des pressions plus ou moins énergiques ; — soit pour leur substituer quelque autre douleur.

2° *En ce qui touche nos jugements sur la résistance et la solidité des corps*, nous les pesons, nous les pressons en sens divers et nous intéressons à ce mouvement un nombre d'organes d'autant plus grand que nous voulons apprécier de plus grandes résistances.

3° *Enfin, en ce qui touche la figure des corps*, nous arpentons avec nos mains, semblables à des compas ; nous exécutons des mouvements de circumduction, nous mesurons en tout sens les diamètres. Les accidents les plus délicats des surfaces tangibles sont perçus par une subtile application du toucher papillaire.

LIV. — Les mouvements de la première classe correspondent, les uns, à des sensations intérieures, *à des sentiments de volupté* ; les autres, *à des senti-ments d'embarras, d'inquiétude et de douleur fa-tigante.*

Les mouvements de la seconde classe répondent à des *sentiments* généraux *d'examen, de doute et d'analyse.*

Enfin, les mouvements de la troisième classe ont avec ceux de la seconde des rapports évidents ; mais leur emploi implique l'idée d'une réflexion plus élevée, d'une intelligence plus grande, d'une faculté d'observation plus parfaite. Ceux que dé-terminent l'application du toucher papillaire, coïncident surtout .avec la recherche de choses très-petites, très-difficiles à limiter, et ne se pro-duisent jamais que dans le cas d'une *attention profonde et soutenue.*

DEUXIÈME PARTIE

DES MOUVEMENTS SYMPATHIQUES.

LV. — Je donne le nom de mouvements sympathiques ou associés, à une classe de mouvements qui se produisent dans le corps, non point relativement à un but extérieur, mais à l'occasion des mouvements d'un organe dont l'action est seule objective ou *prosbolique*.

C'est ainsi que lorsque je regarde avec attention, tout mon corps s'associe au mouvement de mon œil; que ma bouche et mon nez exécutent des mouvements involontaires, mais naturels, puisqu'ils se reproduisent invariablement chez tous les animaux d'une même espèce. L'histoire de ces mouvements peut être aisément formulée sous plusieurs propositions simples, mais générales.

LVI. — *Lorsqu'un organe des sens est affecté et mis en mouvement d'un seul côté du corps, l'or-*

gane symétrique est le plus souvent entraîné dans le sens de ces mouvements, et les répète en quelque sorte; toutefois, ces mouvements sont, en général, moins énergiquement exprimés que les mouvements directs.

Nul organe ne montre ces choses à un plus haut degré que l'œil. Si un rayon de lumière vient à tomber obliquement sur un des yeux, de manière à ne point affecter directement celui du côté opposé, l'œil affecté regarde d'un regard direct, et l'œil opposé regarde d'un regard sympathique. Mais le regard sympathique n'a point l'énergie du regard direct; son mouvement est incomplet, il semble attiré plutôt que dirigé, et sa marche inégale amène une divergence oculaire souvent assez sensible. Il est en même temps un peu moins ouvert que l'œil actif, et sa pupille toujours un peu moins contractée. En un mot, tous les mouvements qu'exécute un seul œil appliqué à la vision sont imités par l'autre œil, mais avec une sorte de paresse relative. On peut penser, *à priori*, que l'habitude n'est point sans influence sur ce phénomène. Ainsi la tendance naturelle qu'on a à regarder des deux yeux à la fois les objets qui les affectent simultanément, pourrait donner aux yeux l'habitude des mouvements simultanés. En sorte que dans le cas où un seul œil serait excité, l'autre œil exécuterait par habitude des mouvements semblables. Mais l'observation des nouveaux nés montre que dès le début de la vie les mouvements des yeux se correspondent, et par conséquent l'habitude ne paraît pas avoir dans ce phénomène une part nécessaire.

LVII. — La sympathie latérale est moins évidente entre les deux oreilles ; elles sont, en effet, à peu près immobiles dans l'espèce humaine, et chez les animaux qui ont de grands pavillons auditifs, la faculté de les mouvoir indépendamment l'un de l'autre est à peu près universelle. Il est d'autant plus important de ne pas formuler ici de règle trop précise, que les deux oreilles, même dans des positions très-différentes, peuvent être cependant appliquées à l'audition d'un même son. En sorte que dans beaucoup de cas leurs mouvements pourraient paraître sympathiques plutôt par simultanéité que par symétrie.

Les mouvements des oreilles ne laissent donc point au premier abord apercevoir leurs sympathies ; mais, peut-être, pourrait-on rendre ces sympathies apparentes par quelques expériences décisives. Ces expériences consisteraient à détruire par un moyen quelconque la sensibilité d'une seule oreille, en ayant soin de ne léser en aucune façon les nerfs moteurs. Dans ce cas, une oreille seule étant sensible à l'action des sons, tous les mouvements que l'oreille sourde exécuterait pendant l'attention seraient des mouvements sympathiques. Pour que l'expérience fût concluante, il faudrait choisir de très-jeunes animaux et les observer ensuite à l'état adulte, on préviendrait ainsi l'habitude du souvenir, et les résultats seraient plus évidents. *A priori*, il est probable que les mouvements exécutés par l'oreille sourde seraient, dans ce cas, une imitation plus ou moins exacte de ceux que l'oreille saine exécuterait d'une manière directe.

Les mouvements de sympathie latérale sont assez marqués dans le nez, mais souvent avec une telle différence d'intensité dans la narine du côté qui est seul affecté, que l'autre semble au premier abord immobile. Mais un peu d'attention suffit pour démontrer qu'elle ne l'est pas et qu'elle exécute, quoique à un moindre degré, un mouvement analogue.

Les mouvements dont nous nous occupons ici

sont encore moins marqués dans la bouche, dont les deux moitiés se meuvent avec une grande indépendance.

Les organes du toucher, et les mains en particulier, présentent souvent des exemples de sympathie latérale. Nous en avons cité un cas remarquable (V. art. XLVI), mais ces mouvements sont d'autant plus difficiles à apprécier qu'ils se développent avec une grande liberté, et n'ont en quelque sorte rien de nécessaire. Il est cependant des cas où ces sympathies apparaissent nettement. Je citerai en particulier les débuts des commençants qui s'exercent sur le piano. On sait la difficulté qu'ils éprouvent à donner aux mouvements des deux mains une complète indépendance. Et ce n'est pas sans peine qu'en exécutant une gamme ils font coïncider le mouvement du petit doigt de la main gauche avec celui du pouce de la main droite, de l'index d'une main avec celui de l'annulaire de l'autre main. Toutes ces choses sont vulgaires, si je puis ainsi dire.

Or, il ne paraît pas moins difficile de mouvoir les bras avec une complète indépendance, comme le prouve l'exemple des personnes inexpérimentées qui essayent de décrire avec leurs mains deux cercles parallèles dans des plans verticaux, mais par des mouvements inverses, de telle sorte qu'une main se meut dans un sens et l'autre main en un sens opposé. La chose n'est point impossible sans doute, mais elle n'est point naturelle, c'est-à-dire instinctive. Elle est le fruit de la réflexion, de l'exercice et de l'habitude.

LVIII. — *Lorsqu'un sentiment de volupté, d'impatience ou d'activité intérieure met en jeu une ou plusieurs régions de la colonne vertébrale, cette excitation se propage sympathiquement de segment en segment homologues jusqu'aux extrémités du rachis.*

Cette sympathie des muscles homologues que j'oppose à la précédente sous le nom de *sympathie longitudinale*, est telle que les mouvements qui résultent d'un sentiment un peu vif, agitent en général toute l'étendue d'un même système de muscles. Or, il est naturel que ce mouvement soit surtout apparent dans les parties les plus mobiles. Voilà pourquoi chez certains quadrupèdes à longue queue, les mouvements ondulatoires de cet organe sont toujours plus visibles, plus étendus que ceux du tronc. Ils peuvent même se développer seuls, trahissant l'énergie d'un sentiment caché, alors qu'une volonté contraire luttant contre ses impulsions, maintient le corps dans une immobilité apparente.

A côté de cette sympathie entre organes homologues, se rangent naturellement celles qui se développent entre des organes analogues, tels que le peuvent être la jambe et le bras. Ces sympathies sont naturellement beaucoup plus évidentes dans les animaux que dans l'homme dont les mouvements acquièrent en général le *summum* de l'indépendance.

LIX. — *Lorsqu'un organe des sens est affecté et mis en mouvement d'une manière quelconque, les organes annexes peuvent se mouvoir sympathiquement, et répéter des mouvements analogues, chacun dans la sphère de son activité propre.*

C'est ainsi par exemple que les oreilles feignent d'écouter, quand les yeux seuls sont réellement en jeu; que les narines exécutent certains mouvements, quand le goût savoure quelque impression délicate. Cette proposition mérite d'être attentivement examinée.

(*a*) Les sympathies dont nous nous occupons ici s'exercent surtout entre les organes capables d'éprouver des impressions d'une nature analogue.

Nous remarquerons en effet, afin de fixer les idées, que nos impressions se groupent naturellement en deux catégories. Les unes déterminent à la fois des sentiments et des idées claires, les autres aboutissent surtout à des sentiments et tout au plus à des idées confuses. Parmi les premières se rangent les sensations de la vision et de l'ouïe, parmi les secondes celles de l'olfaction et du goût.

Aussi l'observation nous fait-elle apercevoir un rapport de sympathie plus intime entre l'œil et l'oreille, tandis que l'olfaction et le goût ont entre eux une relation immédiate ; l'action simple de l'œil détermine dans l'oreille des mouvements sympathiques, tandis qu'elle n'amène dans les autres organes que quelques mouvements consécutifs. De même les mouvements de l'oreille influent plus particulièrement sur ceux de l'œil. Quant aux mouvements des narines et de la bouche, ils ont entre eux des rapports si intimes, qu'il serait difficile de mouvoir isolément un de ces deux appareils ; dans l'ordre naturel, leurs mouvements sont toujours homologues.

Il est facile de démontrer ces faits par quelques exemples très-précis ; un jeune chien à oreilles droites, auquel son maître présente de loin quel-

que viande appétissante, fixe avec ardeur ses yeux
sur cet objet dont il suit tous les mouvements, et
pendant que les yeux regardent, les deux oreilles
se portent en avant comme si cet objet pouvait être
entendu.

L'attention des oreilles sollicite aussi des mouvements dans les yeux. Ces mouvements sont
surtout remarquables dans l'espèce humaine; l'œil
regarde alors en l'air ou de côté : en l'air, si le
bruit qu'on écoute est faible et qu'on le suppose
venir de loin; de côté, s'il vient de très-près.
Si l'audition du bruit écouté est facile, l'œil est
modérément ouvert; si elle est difficile, il se place
sympathiquement dans l'attitude de la vision
pénible.

On trouve un exemple très-curieux de ces sympathies dans la tendance irrésistible qui porte en
général à regarder un orateur, alors qu'on l'écoute,
bien qu'on l'entende parfaitement. Cette tendance
est si impérieuse, que toutes les causes qui la
contrarient embarrassent en même temps le mouvement de la pensée. Aussi, devrait-on proscrire
absolument l'interposition des objets opaques entre
le maître et les élèves, dans toutes les salles de
cours. Un seul tuyau de poêle qui s'élève au mi-

lieu d'un amphithéâtre suffit pour jeter dans l'esprit de quelques élèves une sorte d'inquiétude qui nuit singulièrement à l'intelligence des choses énoncées par le professeur.

Dans l'ordre des faits ordinaires, la simple attention de l'œil et de l'oreille ne sollicite dans les narines et dans les lèvres que des mouvements insensibles. Mais il n'en est pas ainsi quand l'œil ou l'oreille, attentifs aux éléments les plus subtils de la sensation, cherchent à les distinguer; aussi,

LX. — *Toutes les fois que l'œil ou l'oreille sont employés comme instruments d'analyse subtile, le nez, la bouche et les mains elles-mêmes, en tant qu'instruments d'analyse, exécutent sympathiquement des mouvements analogues.*

C'est ainsi que la recherche par les yeux d'un fort petit objet qu'on s'efforce de distinguer entre beaucoup d'objets analogues, est souvent accompagnée de certains mouvements des narines et des lèvres, dont les uns sont des mouvements de flair et les autres des mouvements de dégustation préparatoire, qui se passent entre les lèvres, les dents et la pointe de la langue. Des mouvements analogues se produisent lorsque l'attention de l'oreille est en jeu.

LXI. — *Réciproquement, lorsque le nez et la bouche sont employés en tant qu'organes d'analyse subtile, l'œil et l'oreille exécutent des mouvements sympathiques analogues.*

Cette proposition a à peine besoin de démonstration. Je suppose qu'il s'agisse ici de saveurs qui n'aient point d'influence appréciable sur les mouvements viscéraux ; qu'il s'agisse par exemple de découvrir dans un mélange des traces d'alcool ; l'œil exécute dans ce cas des mouvements pareils à ceux qui se produisent lorsqu'il s'agit de découvrir de forts petits objets. La tète fait en même temps mine d'écouter finement et il faut remarquer que c'est du côté qui semble écouter que les mouvements sympathiques de l'œil sont en général plus prononcés.

On peut résumer ainsi ces choses :

Toutes les fois qu'un organe des sens est attentif à un objet, tous les autres organes donnent sympathiquement des signes d'attention, et ces sympathies sont en général plus marquées entre les organes de même espèce qu'entre des organes de catégorie différente.

LXII. — Dans tous les cas qui nous ont jusqu'à présent occupés, il s'agissait de mouvements d'attention simple, concentrés sur des choses extérieures. Or, il peut arriver que l'attention ait au contraire pour objet certaines sensations intérieures, certaines modifications organiques succédant à une sensation de cause externe, en un mot certains sentiments.

C'est ainsi que certaines odeurs éveillent en nous des sentiments de dégoût ou de volupté. Il en est de même de certaines saveurs, et, plus particulièrement de celles que perçoivent le palais et l'arrière-bouche.

Ces sentiments, lorsqu'ils sont agréables, sont caressés et assimilés, si j'ose le dire ainsi. Autant l'organisme rejette et secoue la douleur, autant il appelle à lui le plaisir; il le savoure, il le médite. La douleur est une étrangère qu'on repousse, mais le sentiment du plaisir s'identifie avec le sentiment même de la vie ; aussi les mouvements de la douleur ont-ils quelque chose d'éruptif, tandis que la volupté se manifeste dans un sens personnel et réfléchi. Elle s'isole du monde et s'enveloppe avec des joies intimes.

La volupté est comme un écho, un retentissement successif dans tous les viscères de certaines impressions agréables, enivrantes, analogues au chatouillement. Ces impressions résultent plus naturellement du toucher, de l'olfaction et du goût, que de toute autre sensation. L'œil et l'oreille peuvent, il est vrai, donner lieu à des impressions voluptueuses, mais d'une façon moins directe et moins habituelle; ils sont, si je puis le dire, plus près de l'intelligence et moins de la vie organique. Or, les mouvements sympathiques étant d'autant plus fréquents dans un organe qu'il est plus naturellement porté à des mouvements directs d'un ordre analogue, il sera facile d'accepter *a priori* les propositions suivantes, que l'observation démontre ensuite d'une façon évidente.

LXIII. — 1° *Toutes les fois qu'une sensation née du toucher, du goût ou de l'odorat éveille un sentiment de volupté, l'être vivant absorbé par la contemplation exclusive de ce sentiment repousse toute autre espèce de sensations, et condamne à l'inaction tous les organes qui pourraient jeter à la traverse de ces douces impressions, des impressions étrangères.*

C'est ainsi que l'action de savourer une odeur ou une saveur porte à fermer les yeux. Je pourrais même dire qu'elle oblige de fermer les oreilles; et, en effet, dans le mouvement de déglutition qui accompagne presque toujours la dégustation des saveurs agréables, certaines modifications de l'arrière-gorge rendent l'audition à peu près impossible.

Dans ce mouvement, l'œil va chercher les ténèbres sous la paupière; le muscle pathétique agit comme dans la défaillance ou dans la mort. Dans certains cas moins tranchés, les yeux se ferment à demi et la prunelle se noie sous la paupière supérieure comme si le sommeil arrivait. Ce mouvement est très-marqué pendant l'inspiration qui suit la déglutition voluptueuse.

Ces choses sont si vraies qu'il serait impossible peut-être de trouver un homme qui se délectât sous l'impression d'une odeur ou d'une saveur sans fermer les yeux au moins à demi, ce que ne doivent point oublier les peintres. Ces mouvements des yeux sont les mêmes lorsque la peau est le siége de chatouillements agréables. C'est ainsi que les chiens et les chats ferment les yeux sous les caresses, en même temps qu'ils couchent leurs oreilles; on sent qu'il ne s'agit point ici de voir ou d'entendre, mais de savourer.

LXIV. — *2° Si l'œil ou l'oreille est le point de départ de sensations voluptueuses, celui des deux organes qui n'est point actif, loin d'éprouver des mouvements sympathiques, demeure immobile, et, si je puis ainsi dire, complétement indifférent.*

Cette proposition peut être aisément démontrée en ce qui touche les sensations auditives. Ceux que l'attrait du spectacle tient éveillés à la représentation d'un opéra, plus curieux que véritablement musiciens, ne peuvent passer que pour des amateurs vulgaires. Les vrais *dilettanti*, les *délectants*, comme les appelle admirablement la langue italienne, ferment habituellement les yeux dans ces moments où l'ivresse est plus délicieusement chatouillante, n'ouvrant les paupières qu'à la dérobée et retombant aussitôt dans leur rêve. Car, il faut le remarquer ici, le vrai musicien écoute moins les sons qui le charment, qu'il ne les pense. C'est en lui-même qu'il entend ces chants que ses émotions intérieures traduisent en une langue passionnée et vivante. Tout entier au sentiment qui l'absorbe, il ne vit plus que par un seul sens.

Mais cette proposition, en ce qui touche l'œil, est d'une démonstration moins facile. En effet, bien que certaines impressions suaves et chatouillantes de l'œil soient jusqu'à un certain point absorbantes, elles le sont beaucoup moins que les sensations auditives ; quoi qu'il en soit, l'homme que la couleur charme, arrivé à ce point où la préoccupation se change en contemplation, deviendra sourd à tous les bruits médiocres ; mais l'oreille à peu près immobile de l'homme ne traduit point ces modifications.

LXV. — 3° *Lorsque l'un des deux organes de la vision ou de l'ouïe est le point de départ d'impressions chatouillantes et voluptueuses, il associe à son action tous les organes dont le jeu sympathique ne peut contrarier l'action principale.*

C'est ainsi que l'attention voluptueuse de l'œil est accompagnée de mouvements sympathiques de flair et de dégustation, parmi lesquels les mouvements de déglutition dominent. Rien de plus fréquent que de voir une femme savourant les reflets chatoyants d'une étoffe se rengorger et exécuter une déglutition véritable, mais ce dernier mouvement ne se produit jamais dans l'attention voluptueuse de l'ouïe, car il contrarie l'audition ; les actions sympathiques de la bouche se résument alors dans un mouvement d'aspiration.

Les mouvements sympathiques de l'organe général du toucher sont très-marqués dans les deux cas que nous venons d'examiner. Tout le corps reçoit alors une sorte d'impulsion ondulatoire et semble éprouver de délicieuses caresses; j'énonce rapidement ces faits dont l'analyse m'entraînerait à des détails infinis.

LXVI. — Les règles particulières que je viens de formuler ici s'appliquent uniquement aux cas où des sensations agréables sont éprouvées. Néanmoins, les sensations désagréables déterminent aussi des mouvements sympathiques. C'est ainsi, pour ne citer qu'un exemple, qu'un son aigre oblige de fermer les yeux et détermine dans l'appareil buccal tous les mouvements de la répulsion et de l'horreur. Il suffit de signaler ici ces choses.

LXVII.—Mais il n'est pas inutile de nous arrêter un instant, et de dire quelques mots *des mouvements du corps, en tant qu'ils succèdent sympathiquement à des sensations ou viennent en aide au mouvement principal.*

Lorsque nous examinons un objet intéressant, il est dans la nature de *tendre* vers cet objet ou de s'en rapprocher autant que possible; c'est là un acte instinctif auquel le corps tout entier se prête, et qu'on exprime par un mot admirable : *attention* (*tendere ad*).

Il y a une très-grande différence entre les mouvements que le corps exécute lorsque l'animal regarde, suivant que l'objet regardé est immobile ou mobile.

Je suppose l'objet immobile : l'œil se dirige vers lui, puis tout le corps s'avance dans la direction du regard, on pourrait dire qu'il s'allonge et qu'il est attiré. Dans ce mouvement, le corps s'étend en avant jusqu'où peuvent le permettre les lois de l'équilibre, en sorte que l'animal, après avoir établi d'une manière ferme sa base de sustentation, s'élance autant qu'il le peut au delà de cette limite.

Mais l'attitude de l'homme est surtout remarquable. Le mouvement d'attention étant inconciliable avec la station bipède, on le voit alors porter les mains en avant et s'appuyer sur tous les corps qu'il trouve à sa portée, substituant à son attitude habituelle une véritable station quadrupède oblique. Cette tendance à se porter en avant, entraînant comme conséquence nécessaire le besoin d'un appui, explique le danger qu'il y a à regarder attentivement un objet éloigné, du bord d'un

toit ou de toute autre plate-forme sans balustrade.
Souvent, quand on ne trouve à sa portée aucun
objet dont on puisse faire un point d'appui, les
mains se posent sur les genoux symétriquement
fléchis, comme j'essaye de l'indiquer dans la figure
suivante :

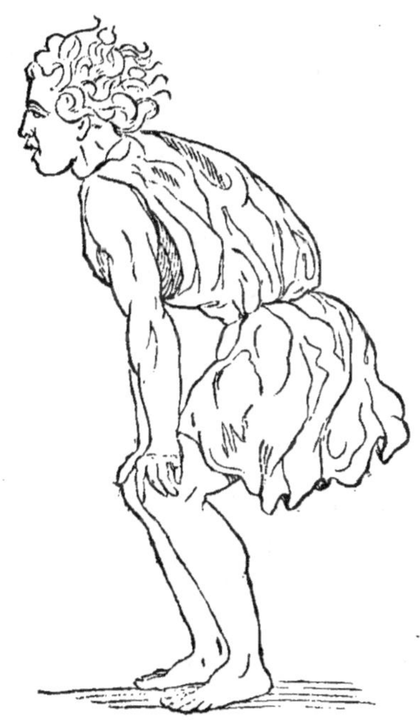

Mais *l'objet peut être mobile :* dans ce cas, l'œil
fixé vers l'objet le suit, et le corps s'allongeant,
s'inclinant, suit tous les mouvements de l'œil.
J'en donnerai pour exemple les spectateurs d'une

partie de boules. Ces mouvements peuvent s'exécuter en quelque sorte autour d'un centre, les
pieds demeurant immobiles. Mais il peut arriver,
si l'objet qui sollicite l'attention s'éloigne, qu'on
le suive à son insu.

C'est ainsi qu'on raconte d'un mathématicien
fameux, qu'ayant écrit quelques formules dont
l'idée le préoccupait, sur la paroi postérieure
d'une voiture, on le vit, lorsqu'elle eut repris sa
marche, suivre son calcul qui fuyait devant lui,
sans s'éveiller de sa méditation. Je ne puis assurer
que cette histoire soit absolument vraie, mais à
coup sûr elle est absolument selon la raison et
selon la nature.

Les jeunes chiens donnent un exemple assez
évident de mouvements de ce genre lorsqu'ils
guettent les petits oiseaux, courant après eux lors
même que les oiseaux envolés sont hors de leur
portée. Je crois inutile d'insister plus longtemps
sur ces choses.

Ainsi, l'œil suivant le mouvement d'un objet
qui s'éloigne ou se détourne, le corps tout entier
suit le mouvement de l'œil, mais cela d'une manière bien remarquable : c'est d'abord la tête qui
est attirée, puis le tronc et enfin les jambes, en

sorte que l'impression paraît se propager successivement et de segments en segments jusqu'à l'extrémité de la moelle épinière. C'est là, s'il en fut jamais, un exemple de sympathie longitudinale. Or, ce mode de propagation du mouvement a pour conséquence nécessaire de détruire graduellement les conditions de l'équilibre du corps, et une chute deviendrait inévitable si une jambe ne la prévenait en se portant tout à coup en avant.

On comprend alors qu'il y ait danger naturel et imminent à considérer d'une grande hauteur un objet en mouvement, quelle que soit d'ailleurs sa position dans l'espace. Mais ce danger est d'autant plus grand que cet objet se meut au-dessous de l'observateur, parce qu'il s'y joint alors les effets particuliers au vertige. Il y a à cet égard entre l'œil et le corps de telles sympathies, que les illusions les plus singulières en résultent.

L'une des plus frappantes est celle qui s'empare de nous lorsque, penchés sur la rampe d'un pont suspendu, par exemple, nous regardons l'eau couler au-dessous de nos pieds. On sait que dans une certaine condition de notre esprit et de nos yeux, l'eau paraît réellement couler, tandis que le pont reste immobile ; mais cette apparence n'a rien de nécessaire, et l'instant d'après l'eau pourra paraître immobile, tandis que le pont semblera courir au-dessus d'elle, et nous nous sentirons alors entraînés par un mouvement plus ou moins rapide. On peut à volonté produire en soi la conscience de l'une ou l'autre de ces deux impressions ; celui des deux objets sur lequel le regard se fixe plus particulièrement prenant toujours l'apparence du point immobile, à l'égard duquel tous les autres semblent se mouvoir.

Ceci posé, supposons que, penchés sur la rampe du pont, nous regardons en amont couler l'eau. Nous penserons courir en avant ; mais si nous regardons en aval nous croirons marcher à reculons. Or, chose remarquable, l'illusion n'égare pas seulement les mouvements de l'esprit, elle trompe en même temps ce ministre subordonné, ce *demiourgos* qui règle à tous les moments de la vie l'harmonie de nos mouvements, et nous oscillons alors, pareils à un passager inexpérimenté qu'emporte une embarcation rapide. Ainsi, l'illusion qui fait voir aux yeux le pont en mouvement détermine des effets semblables à ceux qu'amènerait un mouvement réel ; l'on a conscience d'une chute imminente, contre laquelle on essaye de réagir par des mouvements involontaires, souvent assez marqués pour être sensibles aux yeux d'un observateur étranger[1].

Il est probable que la sensation de tournoiement qu'on éprouve après un mouvement prolongé de rotation sur soi-même, entraîne la chute par des raisons analogues. En effet, dans ce moment, tous les objets semblent tourner. Toutefois, je ne m'exprimerai qu'avec réserve sur ce phénomène qui n'a point été l'objet d'expériences assez précises[2].

L'influence des yeux sur les mouvements du

1. Ces faits s'expliquent aisément si l'on a égard à ces harmonies intérieures qui nous portent instinctivement à maintenir notre corps, et que M. Chevreul considère comme la conséquence d'un principe général qui les domine, j'entends parler du *principe de stabilité*. Ce savant en a fait dernièrement une application heureuse à l'explication du phénomène nerveux connu sous le nom de mal de mer, considéré dans ses rapports avec les causes qui le produisent. Ses observations nous seraient ici d'un grand secours; mais comme il se propose de les exposer lui-même, une prudence respectueuse m'impose l'obligation d'attendre qu'il les ait publiées, mon premier devoir étant de profiter de ses enseignements, et non de les devancer en m'exposant à les affaiblir.

2. L'analyse de ce phénomène pourrait conduire à des observations du plus haut intérêt. Un homme tourne sur lui-même les yeux ouverts. Au moment où il s'arrête, il lui semble que tous les objets continuent à tourner devant lui; bien qu'en réalité

corps est prouvée par un grand nombre d'autres
considérations. La science est redevable sur ce
point à M. Chevreul de plusieurs belles expériences que nous exposerons dans le chapitre suivant, où nous ne ferons réellement que le suivre,
en tirant des principes qu'il a posés les conséquences naturelles qui en dérivent.

LXVIII. — Si le corps est mis sympathiquement
en mouvement par l'action de la lumière sur l'œil,
en revanche il est arrêté par la sensation des

aucun d'eux ne soit déplacé. Cette remarque m'a fait supposer
qu'il pourrait bien y avoir quelque analogie entre ce phénomène
et l'illusion qui a fait assimiler le mouvement des cils vibra-
tiles dans les Systolides et les Mélicertiens à un mouvement rota-
toire. Une illusion toute pareille se produit lorsqu'on regarde
d'une certaine distance ces cercles de flammes dont certains mar-
chands décorent le soir l'arcade de leurs portiques. C'est un petit mouvement de détail qui n'amène jamais un grand déplace-
ment, et qui se compose d'un mouvement simultané de contractions et de dilatations alternatives dans tous les éléments de la
courbe lumineuse. Toutes les fois que ces conditions sont remplies, l'apparence d'une rotation plus ou moins rapide se produit,
et avec une telle intensité qu'elle trompe les yeux, alors même
que la raison prévenue met l'esprit en garde contre cette illusion.

Ainsi, il me semble probable que dans le cas particulier qui
nous occupe, la sensation de tournoiement dépend de certaines
oscillations insensibles qui déplacent dans des limites très-étroites,
il est vrai, les axes oculaires.

Or, de cette oscillation de l'œil, résulte nécessairement, dans ténèbres. En effet, en posant des limites à l'action de l'œil, les ténèbres sont une limite aux mouvements du corps. On s'arrête, on recule même, et la sensation d'un obstacle qui se crée autour de vous est telle qu'on porte sympathiquement les mains en avant comme pour se protéger [1].

LXIX. — Telles sont, en général, les sympathies de l'œil et du corps tout entier ; il existe entre le corps et l'organe auditif des sympathies analogues. Ainsi,

tous les éléments des images formées sur la rétine, une oscillation de détail tout à fait pareille à celle qui se produit dans les roues des Systolides ; il y aura donc là une vague apparence de rotation. Et, en effet, un peu d'attention suffit pour se convaincre que rien ne tourne, mais que les éléments de l'image se meuvent dans un fort petit espace sans changer de lieu. Cette observation sera surtout facile si on la répète devant un mur rayé longitudinalement.

Si l'on tourne en tenant les yeux fermés et qu'on les ouvre subitement au moment où l'on s'arrête, les objets paraissent également tournoyer et toujours dans un sens opposé à celui de la rotation. L'explication de ce fait repose évidemment ici sur le même phénomène, je veux dire l'oscillation insensible des yeux.

Il reste à démontrer pourquoi les yeux oscillent. C'est là un sujet de recherches fort délicates sur lesquelles je me propose de revenir un jour. Mais ce n'est point ici le lieu d'insister sur ces choses.

1. J'emprunte au beau mémoire de M. Arago sur l'éclipse totale

Lorsque nous écoutons, le corps tout entier se porte vers le corps sonore, dans la direction de l'oreille qui écoute.

Cette remarque est aisée à vérifier. Lorsque nous regardons avec attention, nous regardons en général des deux yeux à la fois, et le corps est tendu vers l'objet d'une manière symétrique. Lorsque, au contraire, nous écoutons, nous écoutons de côté, le cou étant tendu vers l'objet, et l'un des pariétaux étant porté parallèlement aux surfaces vibrantes.

Dans cette position, le corps tout entier se porte sur un seul genou, celui du côté qui écoute, tandis que la jambe opposée, plus ou moins tendue, pousse le corps dans la direction du son. En même temps, une tendance naturelle à se mettre en garde

du 8 juillet 1842, les faits suivants qui sont du même ordre que celui que je signale ici : « Quatre à cinq pages, « dit M. Arago, » « ne me suffiraient pas si je voulais reproduire ici tout ce qui « m'a été raconté concernant des chevaux, des bœufs et des ânes « qui, attelés à des fardeaux, *s'arrêtèrent tout court* quand l'é- « clipse totale arriva, se couchèrent et *résistèrent obstinément* à « l'action du fouet ou de l'aiguillon (p. 309), à l'instant où le soleil « disparut entièrement. »

M. Fraisse de Perpignan remarque : « Que les fourmis s'arrê- « tèrent, mais sans abandonner le fardeau qu'elles traînaient. » (Voy. Arago, *Annuaire du bureau des longitudes*, p. 311, 1846.)

contre toute impression étrangère fait qu'une main
s'écarte du corps en faisant le geste de repousser.
Quelquefois, le corps tout entier se maintient dans

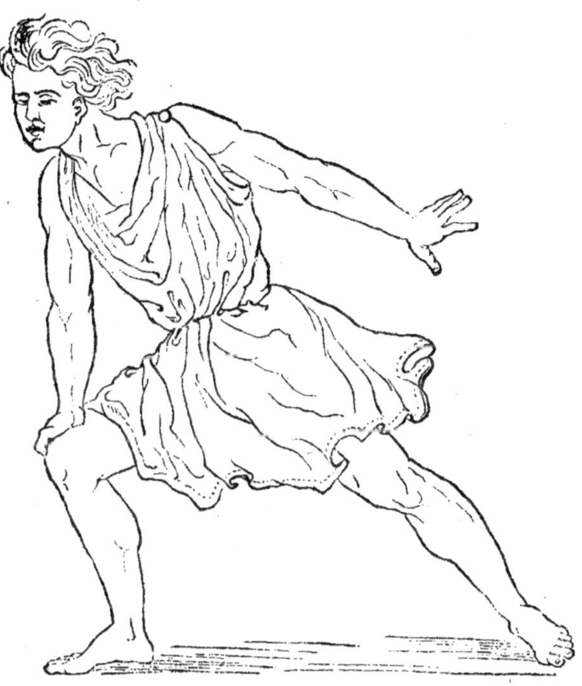

cette position pénible sans l'aide de la main du côté
dont on écoute, et cette main portée vers l'oreille
fait alors l'usage d'un véritable cornet acoustique.

Nous distinguerons à ces signes l'attention de
l'oreille d'avec celle de l'œil. On sent combien
toute cette mimique est simple et naturelle, et en

effet toutes ces observations générales pourraient être résumées en une seule proposition que nous formulerons ainsi :

Le corps entier est dirigé vers l'objet senti, et tendu dans la direction de l'organe du sens qui révèle l'existence de cet objet.

LXX. — Je ne puis m'empêcher de faire ici une remarque. C'est que l'attention est fixante de sa nature, et que pour cette raison elle n'est jamais sans quelque mélange d'effort. Cet effort suspend pour un instant la respiration. De là ce besoin urgent de respirer et de bâiller après quelques moments d'une attention soutenue. Cet état est souvent très-pénible, et comme il est instinctif, la volonté ne le gouverne pas, et les personnes de travail en sont souvent singulièrement incommodées.

Cette incommodité que chacun a pu ressentir explique l'impossibilité où certaines personnes, fort intelligentes d'ailleurs, se trouvent d'étudier des choses dont l'analyse réclame beaucoup d'attention et de subtile délicatesse; elles n'ont point d'haleine au travail et elles l'abandonnent bientôt parce qu'il est à la fois pour elles une souffrance et une cause de paralysie. C'est ici le cas de remarquer combien les règles d'éducation sont grossières encore; souvent, en effet, considérant la paresse comme une sorte d'entité abstraite, comme un vice moral, on la punit au lieu de chercher à la guérir. Cependant, la plupart du temps, cette paresse que les châtiments ne peuvent vaincre tient, lorsqu'elle n'est pas liée à un défaut d'intelligence ou à une passion dominante, à ce qu'en s'efforçant de travailler, les enfants oublient de respirer. J'ai moi-même beaucoup souffert de cet oubli qui croît en général avec la préoccupation dont on est saisi. Il ne serait pas impossible d'instituer à cet égard quelques exercices gymnastiques qui préviendraient de tristes résultats. Mais qu'il me suffise d'énoncer ces choses en passant, leur analyse me conduirait beaucoup trop loin.

Il est cependant utile d'indiquer à ce propos combien ces expressions s'efforcer de voir, s'efforcer d'entendre, sont justes en elles-mêmes; en effet, l'attention est toujours mêlée de quelques mouvements d'effort qui se traduisent dans quelques mouvements plus ou moins marqués du visage ou du corps. Mais cet effort se développe sous des formes un peu différentes dans l'attention de l'œil et dans celle de l'oreille.

LXXI. — Quand nous cherchons à découvrir un

objet fort petit, l'effort est complet dans sa forme. Nous fermons la bouche avec insistance, la glotte s'élève et se contracte; et comme les conséquences de cet effort trop prolongé pourraient altérer la vision; on s'y reprend à plusieurs fois, cessant de respirer quand on regarde, et respirant pendant les intervalles.

La plupart de ces mouvements étant, nous l'avons dit tout à l'heure, inconciliables avec l'audition, l'effort qui se produit dans l'audition attentive se borne à une simple suspension des mouvements respiratoires, en sorte que la bouche demeure entr'ouverte, hiante, attitude très-expressive qui, se mêlant souvent à des signes caractéristiques d'impatience, est un des éléments les plus habituels de la mimique théâtrale.

LXXII. — Mais il n'est pas hors de propos de revenir pour un instant sur nos pas et d'étudier avec plus de détails l'influence que les sensations auditives ont sur les mouvements du corps.

On sait par expérience vulgaire que les sons les plus purs ne prennent le caractère musical qu'à la condition d'être soumis à une certaine mesure et rangés en un certain ordre. Ils reçoivent de cet arrangement une puissance nouvelle; puissance telle, qu'à peine est-il possible de se soustraire alors à leur influence. L'habitude seule nous empêche d'admirer cette harmonie merveilleuse qui enchaîne des milliers d'hommes, leur inspire une volonté commune, les anime d'un même mouvement quand les sons d'une marche guerrière se font entendre. Chez tous les peuples du monde, les sons cadencés règlent le mouvement de la danse et les évolutions des troupes armées. Ces sons éveillent à la fois l'action et la règlent victorieusement, et leur puissance est telle que des gens d'intelligence qui se piquent d'être maîtres d'eux-mêmes, s'appliquent vainement à ne point céder à leurs impulsions dominatrices.

Ce prodige, cette merveille que la philosophie et la poésie ont tour à tour célébrée, n'échappe point à l'analyse de la physiologie rationnelle; nous partirons dans nos explications d'un fait simple et facile à constater. Supposons un homme plongé dans une préoccupation profonde, et dans ce moment étranger aux choses extérieures. Qu'un son éclatant et subit se fasse entendre; éveillé soudainement, il se dresse et demeure fixé dans un état plus ou moins marqué d'extension et de roideur.

De ce fait que démontrent l'observation et l'expérience, résultent deux conséquences immédiates :

1° Le son est une cause d'excitation ; il arrache subitement l'organisme au repos.

2° Le son est fixant, si je puis ainsi dire : il détermine une sorte d'extension générale. Or, dans ce mouvement, en même temps que la tête s'élève, la jambe s'allonge ; de là, une tendance naturelle à frapper du pied la terre.

Ces choses étant posées, supposons que des sons se succèdent à intervalles égaux. A chaque émission nouvelle du son, la tendance au mouvement sera de nouveau excitée, le corps se dressera, le pied pressera sur la terre.

Or, ce qui a lieu dans un homme se produira également dans un autre homme ; ainsi dix hommes, cent hommes, mille hommes, réunis en un même lieu, ressentiront l'excitation au même instant ; ils se redresseront à la fois, tous à la fois frapperont du pied la terre. Si donc ces bruits cadencés se produisent pendant le mouvement de la marche, la marche sera réglée, toute cette foule semblera n'avoir plus qu'un seul corps et qu'une âme, et c'est dans ce sens qu'on a pu dire avec beaucoup de justesse : un corps de troupe, un corps d'armée. Ainsi, toute une armée sous l'influence de ces sons, ou de ces bruits, s'avance d'un même pas. Le rhythme des bruits est-il rapide, la tendance au mouvement se reproduit souvent, la marche s'accélère. Le rhythme est-il plus lent, la marche se ralentit d'une façon correspondante.

Ces effets sont relatifs à la marche du son, au mouvement du rhythme ; quelques autres effets très-remarquables dépendent de la nature et de la qualité des sons.

Ainsi, d'une manière générale, un son aigu détermine une excitation plus vive qu'un son moins élevé, et cette qualité des sons aigus s'explique aisément si l'on considère les conditions physiques de l'acuité du son.

Cette excitation qu'un son élevé détermine est si vive, qu'on ne peut guère écouter une gamme ascendante sans élever en même temps le corps, tandis qu'on s'affaisse par l'effet d'une transition graduelle d'un son aigu à un son bas. Le premier éveille, le second déprime ou endort ; aussi toute marche est-elle essentiellement composée de périodes ascendantes, tandis que le chant des nourrices qui endorment les petits enfants se développera surtout en périodes descendantes [1].

Cette influence des sons élevés produit des effets singuliers dont l'étude serait d'un haut intérêt. C'est ainsi que dans ces périodes musicales, où les pas, qu'on me permette cette expression, sont composés d'un double son, l'un aigu, l'autre plus bas, la tête s'élève constamment au son aigu et s'abaisse au son plus bas, en sorte qu'elle exécute des oscillations obliques de haut en bas, et de l'oreille qui écoute plus particulièrement vers l'autre, et cela plus ou moins rapidement, avec plus ou moins de mollesse suivant que le rhythme est plus rapide ou plus lent. Si les chants chromatiquement prolongés descendent en mourant, les mouvements du corps sont traînés comme les sons eux-mêmes, et l'organisme tout entier s'associant à ces sympathies, les mouvements des viscères eux-mêmes sont ralentis et le système nerveux sollicité au sommeil. Ainsi s'expliquent les singuliers effets de la musique, ces effets opposés par lesquels, excitant tour à tour et calmant

----

1. On peut, à cet égard, comparer deux chants célèbres. Je veux parler de la *Marseillaise* et du *Chant du Départ*. La supériorité du premier sur le second comme musique guerrière sera sentie de tout le monde.

les passions, elle s'empare victorieusement de l'âme elle-même et anéantit toute liberté. Voilà pourquoi, sans doute, dans son utopie de république parfaite, Platon proscrivait certains modes musicaux comme indignes d'être enseignés à des hommes libres [1].

Nous venons de voir qu'il y a, entre les sons entendus et les excitations qu'ils amènent, un certain rapport déterminé par le plus ou moins d'acuité. Ce même rapport existe entre le degré d'excitation qu'on éprouve et le son qu'on émet. C'est ainsi que la voix de la joie est haute, celle de la colère est suraiguë ; de même, la douleur qui lutte jette des cris perçants, cris dont le ton s'affaiblit et s'abaisse à mesure que la force s'épuise. De même, c'est sur un ton très-haut qu'on excite la lenteur et la nonchalance ; tandis que la menace, ayant pour but d'affaiblir et de terrifier

1. Je voudrais qu'il me fût permis d'en appeler à ce sujet au grand ouvrage que M. Chevreul prépare sur la philosophie des sciences, et qui du point de vue élevé où l'auteur s'est placé, pourrait à juste titre être intitulé : *L'Histoire naturelle de l'esprit humain*. Ces questions y sont traitées de cette manière large qui n'appartient qu'aux maîtres. Plus j'avance dans cette exposition et plus je regrette de ne pouvoir à chaque instant invoquer cette grande autorité.

à la fois, émet des sons graves et vibrants dont le timbre retentit et détermine le frisson. Il est évident que la lenteur apparente de ces sons n'accuse point alors un défaut d'énergie, mais indique, au contraire, l'effort d'une puissance qui se maîtrise, d'une force contenue [1].

Ces remarques donnent immédiatement l'explication d'un grand nombre de phénomènes; elles permettent de concevoir comment chaque passion, parlant une langue spontanée dont l'énergie est relative à la sienne, produit des intonations capables d'exciter, dans la mesure même de l'excitation qui les a produites. Ainsi, des cris suraigus, effets d'une excitation exubérante, éveillent dans l'être qui les entend une stimulation équivalente, et sollicitent à la colère. Ils irritent l'homme le plus grave; au contraire, des sons bas, faibles, traînants, attristent, tandis que les sons graves et vibrants éveillent un instinct de contention et de

---

1. . . . . Sic quum, squalentibus arvis
Æstiferæ Lybies, viso leo cominus hoste
Subsedit dubius, totam dum colligit iram;
Mox ubi se sævæ stimulavit verbere caudæ,
Erexitque jubam, et vasto grave murmur hiatu
Infremuit. . . . .

(Luc. *Pharsaliæ*, lib. *I*).

retraite que toute l'attitude du corps exprime, dans les animaux qui se menacent.

LXXIII.—Ces choses peuvent être ainsi résumées:

1° Une sensation vive détermine l'émission de sons très-aigus. Pareillement des sons aigus éveillent et déterminent une excitation générale proportionnée à leur acuité. Ce que je dis ici de l'acuité du son peut se dire également de la rapidité du rhythme.

2° Des sons lents, faibles et bas, une voix traînante, sont l'effet d'une puissance affaiblie et d'une volonté qui s'éteint. Réciproquement, des accents faibles, lents, traînants, ralentissent une action trop vive, calment par degrés les grandes excitations et sollicitent au sommeil.

3° Des sons bas et vibrants sont l'expression d'une volonté luttant contre l'éruption imminente de la voix, ils ont le caractère d'une action rétrograde. L'énergie de leurs vibrations sollicite à l'action, mais leur gravité impose une sorte d'immobilité. Or, *l'immobilité dans l'action, c'est la roideur*. Aussi produisent-ils la rigidité du corps, l'horripilation, le tremblement; leur effet immédiat est d'arrêter et de contenir.

Ainsi, par ces trois choses : le *rhythme*, le

ton, le *timbre*, les animaux entrent dans la communication d'une vie commune, une harmonie nécessaire s'établit entre eux, et ils vibrent à l'unisson les uns des autres. Sous ce point de vue, l'oreille est surtout le *sens social*, tandis que l'œil est *le sens de la pensée intérieure et de l'intelligence pure*. Aussi les intelligences créées sont-elles surtout *entendement*, tandis que l'être infini s'appelle *lumière*.

LXXIV. — Le jeu des organes de l'olfaction, du goût et du toucher, amène également dans le corps tout entier des mouvements sympathiques.

Or, ces mouvements diffèrent singulièrement, suivant qu'ils répondent à la *recherche extérieure* de l'objet, ou à la *contemplation intérieure* de l'impression qu'il a produite.

Dans le premier cas, les mouvements se rapprochent de ceux de l'*attention*, leur caractère est *expansif*. Dans le second, ces mouvements ont une grande analogie avec ceux de l'*intention*, si je puis me servir dans ce sens de cette expression remarquable, leur caractère est essentiellement *réfléchi* ou intuitif[1].

1. Si les néologismes n'étaient pas à redouter dans notre langue, je serais tenté de proposer ici le mot *intentif* qui s'opposerait

Il y a, à cet égard, entre les mouvements que les organes des sens sollicitent, une différence très-grande, et cette différence trouve sa raison dans le mode de leur action, dans leur essence même, si je puis ainsi dire.

C'est ainsi que, l'*œil*, l'*oreille*, et dans certains cas le *toucher*, nous donnant des sensations, la nature ou l'habitude de notre intelligence nous porte immédiatement à les considérer comme extérieures. En sorte que, par une illusion singulière, nous nous sentons, nous nous voyons au milieu des objets que cette sensation nous représente, bien qu'en réalité nous les contemplions en nous-mêmes, comme la plus simple observation le démontre.

Ainsi, nous nous imaginons voir bien loin de nous, et dans une perspective infinie, les différentes choses visibles, les eaux, les forêts, les montagnes, le ciel, tandis qu'en réalité nous ne contemplons qu'un tableau microscopique peint sur notre rétine.

De même, nous entendons bien loin de nous les sons d'un cor que l'écho nous renvoie, tandis

avec tant d'évidence au mot *attentif*. Mais il ne m'est pas permis de l'employer.

qu'en fait nous n'entendons directement que les vibrations intérieures de notre bulbe auditif.

Cette illusion, qu'elle résulte d'une disposition première de la nature ou de l'habitude, a sur nos mouvements une influence remarquable et nécessaire ; elle nous porte à sortir en quelque façon de nous-mêmes ; si bien que l'attention de l'œil et de l'oreille a, dans sa forme générale, un caractère évident d'expansion.

Or, il n'en est pas tout à fait ainsi des mouvements d'attention qui accompagnent les sensations de l'odorat, du goût et certaines sensations cutanées.

Si le besoin que l'animal ressent éveille le désir ou l'idée de l'objet qui le doit satisfaire, l'être exécute des mouvements de recherche dont la forme est évidemment et nécessairement expansive.

Mais, l'objet une fois trouvé, une fois possédé, l'animal s'en empare ; il l'amène à lui, l'embrasse, l'enveloppe, le cache, et tout son corps prend alors une attitude contractée, égoïste, avare. Il ferme les yeux, ses oreilles se couchent ; il s'accroupit en voûte, et ces mouvements sont d'autant plus marqués qu'il s'y mêle un mouvement de crainte de voir sa proie lui échapper. Puis, ces premiers mouvements passés, l'animal, maître de sa proie, commence à la savourer. Il y applique toute son attention, toutes ses forces.

Alors, ainsi que nous l'avons vu plus haut, c'est moins l'objet lui-même qu'il savoure, que les sensations que cet objet détermine. C'est là une volupté immédiate qu'il considère en lui-même; il ne revêt point de ces sensations l'idée d'une chose extérieure pour se la mieux représenter; en réalité, il ne voit que lui-même sentant et savourant, il n'est attentif qu'à ses impressions intimes. Ces mouvements ne peuvent donc avoir la forme d'une *expansion vers le monde*; mais ils expriment un *retour vers soi* et se rapprochent singulièrement de ceux qui accompagnent la *réflexion*, ou pour m'exprimer plus justement la contemplation intérieure.

C'est ainsi que tout homme qui déguste ramène ses bras contre son corps; sa tête se fléchit, ses yeux se ferment à demi, si bien que le mouvement d'attention se réduit à une extension partielle et à peine apparente du corps. Ce que je dis ici du goût peut se dire également du sens des odeurs, et à certains égards du sens cutané lui-même.

L'analogie singulière qui rapproche de la ré-

flexion ces actes divers a frappé à juste titre les plus vulgaires observateurs, comme le prouvent les expressions naturelles du langage familier. C'est ainsi qu'en ayant égard au mouvement d'absorption qui les caractérise, le mot *ruminer* exprime à la fois et d'une manière aussi vraie que pittoresque la réflexion stupide des brutes et l'idiotisme majestueux de la pensée intérieure.

LXXV. — Ces observations nous révèlent des analogies nouvelles entre le sens de l'olfaction, celui du goût et même celui du toucher, ils se répondent sympathiquement et leurs actions sont en quelque sorte inséparables. Aussi voit-on les enfants qui se régalent d'un mets savoureux, se *caresser* l'abdomen, et réciproquement les caresses cutanées amener un mouvement de *déglutition* très-marqué. Les yeux et les oreilles, au contraire, se ferment alors, *l'être se suffisant en quelque sorte à lui-même* et s'isolant du monde extérieur. Les sensations génitales donnent lieu à des remarques analogues ; semblables, en effet, au chatouillement, leurs sympathies s'exercent surtout sur les organes des sens inférieurs. Je citerai, à cet égard, ces mouvements des narines, des lèvres et de la langue si habituels aux ruminants et aux *boucs*, ces animaux lubriques auxquels les anciens avaient emprunté la forme idéale de leurs pans et de leurs satyres. Ces remarques pourraient nous conduire à des développements infinis; mais je dois me borner ici aux choses essentielles.

LXXVI. — Les propositions que nous venons de développer s'appliquent avec une grande évidence aux sensations agréables, et elles semblent également convenir aux sensations pénibles, à quelques exceptions près que nous allons examiner.

En général, toute sensation douloureuse dont le siége est à la périphérie du corps, possède au plus haut degré le caractère excitant. L'animal, ainsi que nous l'avons dit plus haut, se révolte contre cette douleur, il fait effort contre elle et les mugissements ou les clameurs qu'il pousse sont la marque évidente de cet effort. De même, l'homme qu'une douleur excessive tourmente s'agite avec fureur; il essaye par tous les moyens possibles d'échapper à ses *étreintes*, de briser *ses liens invisibles*, et tous les mouvements de son corps rappelant ceux d'un *combat suprême*, le langage le moins figuré peut employer avec la plus grande justesse ces expressions : *lutter* contre la douleur, *la vaincre, s'en délivrer.*

Ainsi voit-on les malheureux qu'une grande douleur possède, *se roidir de toutes leurs forces, serrer les poings et les dents*, et pousser avec une insistance furieuse ; leurs muscles tremblent, leur corps se couvre de sueur, et les organes des sens expriment dans la sphère de leur activité une douleur sympathique. D'autres fois, au terme de l'impatience et du désespoir, *l'homme essaye de se dépouiller* ; il déchire ses vêtements comme pour détacher de soi cette robe de Nessus ; *il veut s'enfuir*, il s'élance, il veut en quelque façon sortir de lui-même, son cou s'étend et se détache des épaules comme si l'âme voulait s'envoler en emportant avec elle la tête, son organe essentiel.

Ceux qui ont éprouvé de grandes et longues douleurs, telles que les douleurs néphrétiques, savent bien que je n'imagine rien dans cette exposition des sympathies de la douleur et que mes expressions traduisent la réalité. *Ainsi les douleurs extrêmes ont, comme la joie, un caractère essentiellement éruptif* ; et ce que je dis ici des douleurs extérieures s'applique également aux douleurs intimes. De là cette inquiétude, ce besoin incessant de changer de lieu, dont sont tourmentés la plupart des malades. Dans l'angoisse qui accompagne l'invasion des maladies pestilentielles, le premier mouvement est de s'enfuir. Toutefois ces faits, bien que vulgaires, ne se produisent pas toujours.

Et, en effet, certaines douleurs intimes, loin de solliciter des mouvements d'éruption, semblent, au contraire, isoler l'être vivant du monde par un retour complet vers lui-même. Cette absorption peut-être portée si loin qu'il devient alors insensible aux excitations extérieures. Cette forme de la douleur a donc avec celle de la volupté une sorte d'analogie. Mais les expressions sympathiques qui se développent alors ne permettent pas de les confondre; en effet, tous les signes de l'indifférence et du dégoût se développent alors vers le visage, et l'abandon du corps est tel qu'il donne l'idée d'une paralysie générale. *Cette forme concentrée de la douleur paraît surtout se produire lorsque des lésions profondes, troublant ou arrêtant l'action des principaux viscères, ébranlent les bases et les fondements de la vie.*

LXXVII. — Telles sont les sympathies qui modifient la surface du corps. Disons maintenant un mot de celles qui agissent sur les viscères. Il

suffira d'énoncer quelques propositions très-générales.

1° *Toute cause capable d'exciter le système
nerveux cérébro-spinal sollicite au mouvement,
non-seulement dans le système entier des muscles
périphériques, mais encore dans toute l'étendue
du système viscéral.*

Ainsi une excitation modérée détermine, en
même temps qu'une tendance au mouvement extérieur, une accélération dans le rhythme des
mouvements du cœur, et dans la succession des
mouvements respiratoires; des observations nombreuses permettent d'admettre que les viscères
hypogastriques ressentent en même temps les
effets de cette excitation.

Une excitation excessive capable de solliciter
outre mesure la contraction des muscles périphériques et d'amener la roideur, peut déterminer
dans les muscles viscéraux des contractions spasmodiques capables de suspendre les fonctions des
organes. C'est ainsi qu'un excès de contraction
tétanique peut arrêter les mouvements du cœur.
Cet effet se produit fréquemment dans le pa-
roxysme de la colère, et détermine une pâleur subite du visage.

Des effets analogues peuvent se produire dans le système des organes respiratoires, et dans ce cas la dyspnée et l'angoisse surviennent, soit à l'occasion d'un spasme du poumon ou d'une contraction de la glotte, soit à la suite d'une roideur tétanique des muscles du thorax. Nous avons parlé plus haut des congestions périphériques que ces différents états déterminent.

Enfin, des effets semblables sont ressentis dans les viscères hypogastriques, mais l'excitation excessive de la colère peut-elle amener un spasme tétanique des conduits biliaires d'où résulterait une suffusion de bile? Ces choses ne peuvent être qu'indiquées ici, mais nous en avons dit assez, j'ose du moins l'espérer, pour en faire comprendre l'importance.

2° *Toute cause capable d'affaiblir ou de paralyser l'action nerveuse agit à la fois sur les systèmes de la vie animale et sur le système viscéral.*

Ainsi, les causes qui ralentissent la production du mouvement dans les muscles périphériques, se propagent dans la profondeur des viscères. Elles ralentissent les mouvements du cœur, paralysent l'appareil respiratoire et relâchent les cavités hypogastriques. C'est ainsi que les grandes commotions, en même temps qu'elles suspendent l'innervation dans les muscles volontaires, déterminent une sorte de diffluence, d'où résultent des effets presque subits chez les natures faibles et impressionnables. Aussi dans beaucoup d'expériences physiologiques, voit-on les animaux répandre leurs excréments. La plupart des grandes douleurs sont sympathiquement ressenties dans les viscères : *elles portent au cœur; elles suffoquent.* Ces choses n'ont pas besoin de commentaires.

LXXVIII. — Mais puisque j'ai parlé de commotions, il ne sera pas inutile, je pense, de dire ici quelques mots d'une de leurs conséquences les plus habituelles. Je veux parler de l'*étonnement*, dont l'analyse trouve ici sa place naturelle.

L'étonnement est la suite ordinaire d'une grande impression subite. Nous n'essayerons point d'expliquer à la manière des cartésiens les mouvements du fluide nerveux d'où l'étonnement résulte, mais nous essayerons de déterminer expérimentalement dans quelles circonstances il modifie l'organisation.

Formulons en premier lieu deux règles fondamentales :

A. *Toutes les fois qu'une impression d'une certaine vivacité frappe subitement l'organisme, la conscience des impressions concomitantes s'affaiblit et peut même s'éteindre d'une manière complète.*

Cette règle répond à cet aphorisme célèbre d'Hippocrate : « *Duobus doloribus simul obortis non in eodem loco, vehementior obscurat alterum.* » (Aph. Sect. 2. 49.) Elle domine en pathologie toute la théorie des révulsions. On dirait que l'âme tout entière se concentre alors dans la contemplation de l'impression dominatrice et qu'elle est attirée vers un seul organe. C'est ainsi qu'un son terrible et soudain venant à frapper inopinément l'oreille, l'œil cesse de regarder et de voir.

Voici la seconde règle expérimentale :

B. *Une tendance particulière au mouvement s'éveille dans les organes dont on a la conscience actuelle, c'est-à-dire sur lesquels l'attention de l'âme est dirigée. Elle s'éteint au contraire dans ceux où ne s'élèvent point des sensations distinctes.*

C'est ainsi qu'il suffit d'écouter les battements de son cœur pour les sentir bientôt s'accélérer ; nous avons vu plus haut que lorsqu'un organe des

sens est seul attentif, il dirige et diminue sympathiquement l'action de tous les autres organes.
Toutefois au terme d'une attention absolue,
lorsqu'elle est exclusive, absorbante, ces sympathies cessent de se produire; les autres organes
semblent oubliés. Dès lors, des phénomènes de
résolution paralytique se développent de toutes
parts : la bouche, abandonnée à son propre poids,
s'entr'ouvre; les bras retombent, les jambes flé-
chissent, les mouvements du cœur lui-même sont
ralentis, et ce ralentissement peut aller jusqu'à la
syncope.

LXXIX. — *Sur ces remarques est basée toute la
théorie de l'étonnement.* Je suppose qu'une grande
lumière vienne tout à coup à luire aux yeux
d'un homme et le surprenne au milieu d'une nuit
profonde; cette grande impression anéantit la
conscience de toutes les sensations étrangères;
son œil s'ouvre démesurément; mais, en vertu de
la deuxième règle (§ LXXVII. B), tout le reste retombe; la mâchoire inférieure s'affaisse, les joues
pendent, et cela d'une manière passive, sans aucune apparence de contraction; les lèvres semblent paralysées, la voix s'éteint; en même temps
les bras se détendent et le corps tout entier s'af-

faisse. Ces choses sont grossièrement indiquées dans la figure suivante.

Dans ce mouvement, toute l'activité de la vie semble s'être concentrée dans l'organe oculaire.

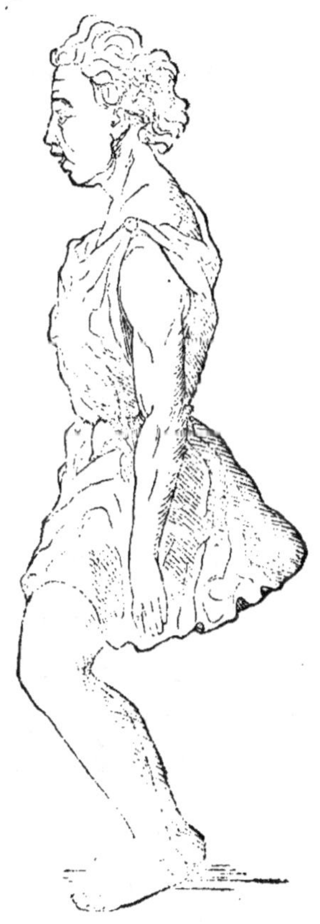

L'œil s'ouvre d'une manière démesurée; la prunelle, découverte de tous côtés, semble nager dans le blanc de la conjonctive; enfin la paupière supérieure et le sourcil, énormément élevés, sont entraînés par la corrugation du front. Il peut arriver que ces mouvements se produisent au milieu d'une stupéfaction telle, que le mouvement intérieur de la pensée est suspendu. L'étonnement reçoit alors le nom caractéristique de *stupeur*.

Cette résolution subite du mouvement musculaire, cette paralysie ou plutôt cet abandon instantané du corps, ont fait comparer à juste titre l'étonnement à l'état d'un homme frappé d'un coup de tonnerre ; de là le mot *étonné* (*attonitus*), c'est-à-dire foudroyé.

L'étonnement que produit une sensation auditive subite donne lieu à des mouvements analogues, sauf quelques modifications légères ; c'est ainsi que dans ce cas la tête se porte légèrement de côté, les yeux sont également très-ouverts, mais leurs axes s'abaissent et convergent. La pupille est le plus souvent énormément dilatée. Le mouvement de l'œil est alors absolument sympathique, et la *dilatation de la pupille indique qu'il est dirigé sans conscience*, sans motif qui lui soit propre. Dans tout le reste du corps, les mouvements passifs de paralysie dominent.

Cette *paralysie* ou plutôt cette suspension du mouvement vital ne s'étend pas seulement aux muscles qui accomplissent les actions volontaires, elle envahit successivement tous les organes de la vie végétative. Les mouvements respiratoires s'arrêtent, le cœur cesse de battre, les actions intestinales sont suspendues. *De ces différentes causes résulte la pâleur ; toutefois, il ne s'y mêle aucun sentiment d'angoisse.* Il n'y a dans l'étonnement ni dyspnée, ni rigidité, ni douleur. Ces choses distinguent l'étonnement simple d'avec l'épouvante.

J'insiste à dessein sur ces observations ; j'y reviendrai ailleurs. Quoi qu'il en soit, je dirai par anticipation qu'il y a orthopnée dans l'épouvante et affaissement dans la stupeur. Celle-ci est caractérisée par une résolution complète, par une sorte de syncope des muscles ; la rigidité et les spasmes tétaniques sont au contraire les signes habituels de l'effroi ; en un mot, l'un est une *convulsion*, l'autre une *paralysie*. Ce que les peintres ne devraient jamais oublier.

LXXX. — Nous résumerons en quelques mots les propositions générales émises dans ce chapitre.

1° Les mouvements directs qu'exécutent les organes des sens sont accompagnés de mouvements sympathiques dans tous les organes capables de ressentir des impressions d'une nature analogue.

2° Les sensations réfléchies ne sont accompagnées de mouvements sympathiques que dans les organes dont l'action ne peut se substituer à l'action principale.

3° Les mouvements sympathiques qui pourraient empêcher ou contrarier l'action principale ne se produisent jamais à l'occasion d'une sensation directe ou prosbolique.

4° Lorsqu'un objet éveille douloureusement la sensibilité de l'animal, les mouvements sympathiques se développent tels qu'ils se produiraient si les organes des sens étaient le siége d'impressions analogues. La même remarque se reproduit à l'égard des impressions qui ne sont que gênantes.

5° Lorsqu'un mouvement se produit directement ou idiopathiquement dans un organe, des mouvements sympathiques se développent, d'un côté à l'autre, dans les organes symétriques et, le long de l'animal, dans toutes les parties homologues des segments vertébraux.

6° Dans ce cas, le mouvement sympathique ou imitateur a toujours une énergie inférieure à celle du mouvement idiopathique.

7° Si des sympathies générales se produisent, elles sont en général plus marquées du côté du corps qui est primitivement affecté.

8° Toute sensation vive a dans les viscères des retentissements sympathiques. Ces mouvements, le plus souvent spasmodiques, se développent chez les divers individus d'une même espèce sous des formes très-variées. Toutefois, il est possible d'y découvrir certaines règles qui, d'une manière générale, dominent ce développement.

9° Toute sensation douce est attirante de sa nature, mais dans une direction variable; cette direction diffère en effet suivant que l'objet est extérieur, ou intime et personnel. C'est ainsi que la joie dont l'objet est extérieur se développe au dehors et rayonne en quelque sorte, tandis que la volupté dont l'objet est intérieur, détermine des mouvements dont la forme est réfléchie.

10° Toute sensation mauvaise est le plus souvent repoussée. Elle détermine en conséquence des mouvements expulsifs, des mouvements de révolte. Le corps la chasse comme une ennemie ou comme une étrangère.

11° Toutefois, quand l'attention se porte sur quelque douleur sourde et profonde, des mouvements de réflexion ou d'absorption peuvent se mêler à certaines formes expulsives de la douleur et produisent ainsi une expression mixte qui est celle de la tristesse.

12° D'une manière générale, l'attention peut être définie l'application de la volonté à l'examen d'une chose sensible. Cette application produit des attitudes fixes et n'est jamais sans quelque mélange d'effort sympathique.

13° L'attention qu'attire un objet visible porte à se diriger vers cet objet et à se mouvoir comme lui. L'attention de l'oreille donne lieu à des remarques analogues.

14° L'attention de l'odorat, du goût et du toucher incline le plus souvent à la forme réfléchie et déterminée, en conséquence des expressions mixtes où l'expansion et la réflexion dominent alternativement.

15° Certaines sensations, telles que les sensations auditives, sont éminemment excitantes et déterminent au mouvement; et suivant qu'elles sont plus ou moins excitantes, elles y déterminent plus ou moins. De là des variations continuelles dans la rapidité du mouvement général, dans son intensité, et par conséquent dans le degré de l'expansion corporelle qui répond à l'impression ressentie.

16° Lorsqu'une impression excessive saisit tout d'un coup l'organisme, les actions vitales sont suspendues dans les organes sympathiques, et l'on voit se développer dans le corps entier des symptômes d'affaissement et de paralysie.

TROISIÈME PARTIE

DES MOUVEMENTS SYMBOLIQUES.

LXXXI. — Les mouvements idiopathiques, les mouvements consécutifs et les mouvements sympathiques se produisent à l'occasion d'une sensation venue d'une chose extérieure ou du moins d'une sensation localisée.

Mais des mouvements analogues peuvent se produire par des causes un peu différentes, je veux dire à l'occasion d'un mouvement de l'imagination et de la pensée.

C'est là une conséquence naturelle d'un fait très-remarquable que Wolf a fort habilement développé dans sa psychologie.

Phantasmatis respondent ideæ materiales in cerebro[1].

Or, ces images matérielles (*ideæ materiales*),

1. *Psychol. ration.* Sect. 1, ch. III, § 240.

sont des représentations des choses extérieures, ou, pour m'exprimer plus clairement encore, elles sont en tout semblables aux idées immédiates qu'éveillent en nous des sensations actuelles. Il est donc naturel qu'elles soient *imaginées* dans les conditions mêmes où ces sensations se produisent le plus habituellement, et par conséquent rapportées à quelque chose d'extérieur. C'est ainsi que nous concevons comme extérieures les choses visibles que nous imaginons; que nous entendons hors de nous les sons dont l'idée occupe notre pensée.

Il est donc naturel qu'en écoutant en nous, nous fassions mine d'écouter au dehors, qu'en contemplant dans notre pensée une image idéale, nous dirigions nos yeux vers le lieu de l'espace où cette chose est imaginée; en un mot que nos idées déterminent des effets à peu de chose près semblables à ceux que détermine un objet réel, capable de déterminer des sensations pareilles.

Ainsi, par une illusion irrésistible, l'instinct et la volonté recherchent au dehors ces objets intérieurs de la pensée, le désir s'y laisse attirer, la volupté les caresse, la haine les attaque ou les fuit.

Nous développerons ces faits en quelques propositions très-générales :

1° Il est impossible de voir, d'écouter, de flairer, de goûter, de toucher une chose en imagination sans exécuter en même temps les mouvements qui, dans la sphère des actions extérieures, répondent idiopathiquement ou sympathiquement à ces actions diverses.

2° Il est impossible de vouloir, de désirer, d'agir en un mot par la pensée sur ces images extérieures, sans exécuter les mouvements ou du moins un indice de ces mouvements qui, dans l'ordre de la vie extérieure, répondent à ces actions.

Ces propositions sont sommairement démontrées par l'observation des hommes qui rêvent, des somnambules et des hallucinés. Or, nous donnerons à ces mouvements qui résultent du jeu de l'imagination et de la pensée créatrice, le nom de *mouvements symboliques*.

Ces mouvements symboliques sont une image des mouvements directs, image adéquate dans certains cas, mais le plus souvent incomplète, ébauchée. Ils en diffèrent d'ailleurs par certains traits caractéristiques dans la plupart des cas, et pour des raisons qu'il n'est pas inutile de développer ici.

LXXXII. — Il y a deux sources de sensations et de pensées; le monde extérieur et l'imagination.

De ces deux mondes naissent incessamment, dans l'état de veille, des impressions simultanées, quelquefois harmoniques, d'autres fois contraires, et ces impressions sont dans la vie de l'homme alternativement dominatrices.

Ainsi, parfois l'imagination l'emporte, ce que l'on voit surtout dans les hallucinations et dans l'extase. Mais le plus souvent et dans l'ordre habituel des choses, les impressions venues du monde extérieur dominent, leurs teintes sont plus accentuées et plus vives et elles obscurcissent jusqu'à un certain point les sensations venues du monde idéal.

Ideæ materiales in motu minusceleri consistunt, si phantasmati quam si ideæ sensuali respondent, dit Wolf avec une grande justesse? Hobbes reconnaît également cette vérité : « *Ces images, dit-il, sont plus confuses quand on est éveillé, parce qu'alors quelque objet présent remue ou sollicite continuellement les yeux ou les oreilles, et, en*

tenant l'esprit dans un mouvement plus fort,
l'empêche de s'apercevoir d'un mouvement plus
faible. »

Dès lors, la liberté que l'homme possède d'appliquer à son gré son attention aux choses du monde et aux choses de l'imagination implique en lui l'existence d'une faculté nécessaire, le pouvoir de faire prédominer à son gré l'une ou l'autre de ces deux catégories d'impressions.

Cette faculté met en usage des procédés fort simples que nous n'aurons aucune peine à analyser ici.

LXXVIII. — Je suppose que deux images formées au foyer de deux lentilles, l'une faiblement éclairée, l'autre pleine de lumière, soient reçues en un même point sur un écran. De ces deux images, la plus forte éteindra la plus faible ; celle-ci disparaîtra comme la clarté d'une lampe à la lumière du jour. Or, il est évident que le moyen le plus simple de faire apparaître l'image la plus faible est d'affaiblir l'intensité de la plus forte ou même de l'intercepter tout à fait.

Deux bruits viennent simultanément frapper l'oreille. L'impression du bruit le plus fort affaiblira le sentiment du bruit le plus faible. Ainsi, dans les quartiers populeux, les bruits de la rue rendent sourd aux conversations particulières. Que fait-on dans ce cas? on éteint ces bruits importuns, on les intercepte en fermant les fenètres et les rideaux des appartements, et le bruit le plus faible devenant à son tour dominateur, peut être distingué et clairement entendu.

Ce cas d'une double impression, l'une forte et l'autre faible, est à chaque instant réalisé dans l'état de veille.

L'impression forte vient le plus souvent du monde extérieur; l'impression faible de l'imagination. Ces deux impressions existent et agissent simultanément; toutefois, ainsi que nous venons de le dire, l'impression imaginaire est dissimulée, ce qui arrive pour plusieurs raisons fort nécessaires à bien apprécier, à savoir :

1° *Par l'effet d'une impression de même ordre venue du monde extérieur.* C'est ainsi qu'il est à peu près impossible d'imaginer une odeur quand on en sent une autre. De même peu de gens ont la faculté de s'abstraire assez pour imaginer ou simplement retrouver quelque chant familier, au milieu de l'exécution d'un concert.

2° *Par l'effet d'une impression venue du monde*

extérieur, bien qu'elle soit d'un ordre différent.
C'est ainsi qu'une grande douleur, un grand tumulte, s'emparant de toutes les forces de l'être sensible, rendent fort difficile l'application de l'esprit aux sensations intuitives.

3° *Par l'effet d'une attention trop vive, portée à certaines actions que le corps exécute.* C'est ainsi qu'en s'appliquant à quelque travail manuel fort délicat ou à quelque exercice de gymnastique difficile, on ne peut diriger à son gré les mouvements de l'imagination, si bien que la pensée n'a plus aucune liberté réelle.

LXXXIV. — Il résulte de ces remarques que la liberté de s'appliquer aux impressions intuitives suppose :

1° *L'absence de toute impression extérieure distincte, de même ordre que l'impresssion intuitive.* C'est ainsi qu'en général on imagine mieux dans les ténèbres des objets visibles ; de même un musicien, quand il se livre à la composition, recherche en général le silence.

2° *L'absence de toute impression étrangère trop vive et surtout de toute impression gênante.* Des liens serrés autour du corps, des vêtements trop justes, nuisent au mouvement de l'imagination ;

aussi la plupart des écrivains et des artistes adoptent-ils pour le travail une grande liberté de costume.

3° *L'absence de toute espèce d'effort distinct, exigeant l'intervention spéciale de la volonté.* Et voilà pourquoi, en général du moins, les sensations intuitives sont plus distinctes pendant le sommeil et dans certaines attitudes du repos.

Ces remarques permettent d'expliquer très-naturellement pourquoi, dans l'application de l'esprit aux choses intérieures, l'homme recherche ces positions où l'équilibre du corps est en quelque sorte passif, s'asseyant et laissant parfois retomber sa tête sur sa main, le coude étant mollement appuyé. Dans l'action automatique elle-même, dans la marche par exemple, l'homme qui imagine laisse retomber sa tête sur sa poitrine ou la soutient avec sa main. Aussi, dans ce repos du corps, dans cette absence presque absolue d'impressions extérieures, passe-t-on par des degrés insensibles de l'état de veille à celui de sommeil somnambule et de la pensée ordinaire aux songes et à l'extase. Dans cet état, le mouvement de la pensée continue souvent l'œuvre commencée pendant la veille, et c'est ainsi qu'on peut jusqu'à un certain

point expliquer cette élaboration singulière qui
développe pendant le sommeil les idées qui occu-
paient l'imagination au moment où l'on s'endort
après des études nocturnes.

LXXXV. — Lorsque les idées ou les images
dont l'imagination est occupée sollicitent l'attention, mais sans éveiller aucun sentiment de convenance ou de volupté, on voit se développer en
premier lieu quelques indices généraux de mouvements attentifs. Ainsi, le nez se courbe légèrement et flaire, la bouche exécute de petits mouvements de gustation préparatoire; souvent alors les
doigts, pressés les uns contre les autres, se meuvent comme dans l'action du toucher. Si l'attention aux choses intérieures est plus vive, à ces
mouvements se joignent des mouvements symboliques d'effort. La respiration est suspendue et
des contractions plus ou moins énergiques se dessinent sous la peau de la face.

L'attitude générale du corps dans le mouvement symbolique est semblable à celle qui se produit dans le mouvement direct. Ainsi, de même
qu'on regarde avec les deux yeux, on imagine, si
je puis ainsi dire, des deux yeux à la fois: la tête
se dirige alors en avant et dans une attitude sy-

métrique. Pareillement, quand on imagine des sons, le corps semble écouter : une oreille se porte en avant et la tête se penche. Ces mouvements sont accompagnés de tous les mouvements sympathiques qui s'y associent, lorsqu'ils sont exécutés dans un sens direct et réel.

Toutefois, ces mouvements symboliques d'attention par lesquels l'homme se cherche en quelque sorte hors de lui-même, faisant intervenir des causes d'excitation nouvelle, sembleraient, en raison des choses qui ont été plus haut expliquées, devoir apporter quelque trouble dans le développement des sensations imaginaires, en substituant à des impressions légères et fugaces des impressions fortes et constantes.

Et il en serait réellement ainsi si la nature, en donnant satisfaction à ce mouvement d'attention expansive qui entraîne le corps, n'avait en même temps prévu ces obstacles et institué, dans les préordinations harmoniques de l'instinct, la solution du paradoxe.

Elle a en effet instruit l'animal à regarder sans voir, à écouter sans entendre. Ces choses me paraissent devoir être scrupuleusement examinées.

LXXXVI. — Si, deux images, l'une forte l'autre

faible, tombant à la fois sur un tableau, nous voulons faire apparaître la plus faible, nous interceptons la première au moyen d'un écran. Telle est la solution que l'homme invente, telle est la solution qu'a instituée la nature.

J'imagine en effet et je regarde. Qu'en résulte-t-il dans mon esprit? deux impressions simultanées, l'une forte qui vient du monde, l'autre faible qui vient de l'imagination. Que ferai-je pour rendre celle-ci apparente? J'intercepterai au moyen d'un écran l'image qui vient du monde extérieur, j'abaisserai mes paupières au-devant des globes oculaires.

Or, que fait l'œil dans ces ténèbres? Il contemple symboliquement l'objet dont l'imagination est occupée, il voit surgir dans cet horizon vide les créations que l'imagination y fait successivement apparaître. Si l'objet de l'imagination est immobile, l'œil paraîtra fixé sous la paupière. Un artiste qui ne sent pas ces choses n'atteindra jamais aux secrets les plus élevés de son art.

Tels sont les mouvements les plus habituels des yeux pendant que l'âme imagine; toutefois, il n'est pas indispensable que les yeux soient fermés pour que l'imagination puisse s'appliquer à l'idée d'une chose visible; loin de là, on pense et on imagine souvent les yeux ouverts.

LXXXVII. — Cette circonstance fait apparaître des faits nouveaux et du plus haut intérêt.

C'est ainsi qu'on peut constater expérimentalement qu'il est impossible d'imaginer un objet fort éloigné du corps, sans accommoder symboliquement l'œil à cette distance. De même lorsqu'on imagine un objet très-rapproché, l'œil se place dans l'attitude de la vision myope.

Un autre fait non moins important est celui-ci.

Lorsque nous imaginons une chose visible, les yeux étant ouverts, l'image intérieure est toujours supposée dans l'espace en deçà ou au delà de tout objet visible, et les deux yeux s'accommodent sur ce point.

Il résulte de ce fait que les objets qui pourraient détourner l'esprit de la contemplation intérieure, ne laissent sur la rétine que des impressions confuses incapables d'occuper l'attention et de laisser des traces dans la mémoire. On s'explique ainsi comment un homme qui imagine voit sans les reconnaître passer ses meilleurs amis, comment il se laisse surprendre, comment, lorsque l'imagination s'applique vivement au sujet d'une lecture, les caractères du livre se confondent par moments sous les yeux, si bien que pour arriver à les distinguer de nouveau il faut un effort souvent assez pénible surtout lorsque l'œil est fatigué ; on s'aperçoit alors que la plupart des caractères étaient vus doubles, et cette diplopie montre évidemment que le point d'accommodation était changé.

LXXXVIII. — Les mouvements de l'œil, lorsque les sensations intuitives ont une certaine vivacité, peuvent sympathiquement entraîner tout le corps. C'est ainsi qu'on se penche en avant, qu'on tend les bras vers la chose qu'on imagine ; et à son insu on exécute une foule de mouvements qui ne sont qu'un indice de certaines actions relatives à la chose imaginée.

Ces mouvements sont des mouvements d'attraction ou de répulsion semblables à peu de chose près aux mouvements directs ; ils sont accompagnés des mêmes actions sympathiques et modifient le corps d'une façon analogue.

LXXXIX. — L'imagination, en tant qu'elle se développe sous la forme des sensations auditives, produit des mouvements pareils à ceux de l'audition extérieure ; or, ces mouvements donnent lieu à quelques remarques analogues à celles que nous venons de formuler.

En effet, lorsque nous imaginons des sons, la tête écoute et se dirige avec une insistance plus ou moins vive, le cou étant plus ou moins tendu et les phénomènes de vision difficile qui accompagnent l'action d'écouter étant d'autant plus marqués que l'objet est plus éloigné. Mais rien ne traduit à l'extérieur ces modifications intimes de l'organe auditif par lesquelles il s'accommode réellement aux distances, comme on peut s'en convaincre en s'observant attentivement soi-même, bien que les procédés de cette accommodation nous soient, dans l'état actuel de la physiologie, absolument inconnus.

D'ailleurs, les règles que nous venons de développer au sujet de l'œil se retrouvent ici. Voulons-nous imaginer des sons, nous recherchons en général le silence, de manière à faire prédominer l'intensité des bruits imaginaires sur l'intensité des bruits réels. Et si nous sommes au milieu d'un grand bruit, nous fermons nos oreilles en enveloppant notre tête de nos mains; d'ailleurs, le mouvement symbolique d'audition se produit sous ces apparences dont le vrai sens ne saurait être douteux.

XC. — Il n'est pas hors de propos de résoudre ici quelques objections naturelles et qui reposent sur des exceptions qui ne sont pas absolument rares. Ainsi, certaines personnes d'imagination recherchent le tumulte, et c'est au milieu d'une sorte de fracas que leurs idées se développent avec plus de force. Mais remarquons à cet égard qu'un certain degré d'excitation moyenne est indispensable au mouvement de la pensée, et qu'avant d'imaginer vivement, tout homme doit être ramené à ce degré d'excitation. C'est ainsi que l'ivresse exalte quelquefois l'intelligence, tandis que le plus souvent elle abrutit. Je ne doute point que l'excitation qu'éveillent les bruits extérieurs ne puisse produire des effets analogues; elle amènera les uns au point d'activité nécessaire, mais chez les autres ce point sera dépassé et le mouvement de l'âme en sera plus ou moins empêché. D'ailleurs, remarquons que ces musiciens que les bruits extérieurs animent ne recherchent point des concerts harmonieux où les chants se développent d'une façon plus ou moins distincte, mais au contraire, les bruits confus et tumultueux des foules, bruits monotones pareils à ceux de la mer, qui affectent, il est vrai, l'organisation d'une manière générale, mais dans lesquels rien ne se distingue assez pour préoccuper nécessairement et dominer le mouvement de la pensée.

Toutefois, il est un cas où l'impression imaginaire peut se distinguer et s'accroître au milieu d'impressions extérieures distinctes, à savoir : quand elle est de même ordre, et peut se développer harmoniquement avec elles. Loin d'en être alors empêchée, elle s'y développe avec plus de puissance, et c'est en s'accompagnant d'instruments divers que les compositeurs éveillent leur génie, la muse descendant, pour ainsi dire, charmée par ces accords et mêlant ses accents à ces chants extérieurs ; mais ces chants dominent alors le mouvement de la pensée ; elle se meut avec eux, portée en quelque sorte sur leur ailes, et ne crée rien au delà des limites que tracent autour d'elle les lois souveraines de l'harmonie.

XCI. — Ces remarques tirées d'observations vulgaires suffisent pour démontrer d'une manière générale la liaison naturelle qui unit les mouvements du corps à ceux de la pensée. Mais on s'en ferait une idée trop incomplète si l'on se bornait à ces seules remarques ; en effet, l'intimité de ces relations va beaucoup au delà et a été mise dans tout son jour par de belles expériences de M. Chevreul, dont je dois résumer ici les principaux résultats.

Ces expériences ont eu pour but d'examiner et de discuter la vérité de la proposition suivante ;

« *Un pendule formé d'un corps lourd et d'un fil flexible oscille lorsqu'on le tient à la main au-dessus de certains corps, bien que le bras soit immobile.* »

Au premier abord, cette proposition fut vérifiée par l'expérience. Un pendule tenu à la main au-dessus d'une cuve à mercure, décrivit des oscillations faibles d'abord, mais dont l'amplitude augmenta de plus en plus. Ce premier fait une fois observé, M. Chevreul se demanda si en interposant certains corps entre la surface du mercure et le pendule en mouvement, ces oscillations s'arrêteraient. Or, lorsqu'on interposait une plaque de verre ou de résine entre le mercure et le pendule oscillant, on voyait ses mouvements diminuer d'amplitude et s'arrêter tout à fait.

Ces résultats plusieurs fois obtenus et avec une constance singulière, auraient pu induire en erreur un esprit peu sévère. Dans les observations précédentes, le pendule avait été tenu *suspensâ manu*;

l'influence que cette circonstance pouvait avoir sur les résultats de ses expériences n'échappa point à M. Chevreul. Il crut dès lors devoir commencer une nouvelle série d'observations, en ayant soin de donner à la main un point d'appui immobile et fixe. Or, dans ce cas, le pendule ne se mit point en mouvement ou du moins ses oscillations ne tardèrent pas à s'arrêter.

« D'après cela, dit M. Chevreul, je devais conclure qu'un mouvement musculaire, qui avait lieu à mon insu, déterminait le phénomène ; et, ajoute-t-il, je devais d'autant plus prendre cette opinion en considération, que j'avais un souvenir, vague à la vérité, d'avoir été dans un état tout particulier lorsque mes yeux suivaient les oscillations du pendule, que je tenais à la main. »

Or, de nouvelles expériences lui donnèrent la conviction qu'il y avait alors en lui une tendance au mouvement, et, tout involontaire qu'elle lui semblait être, cette tendance était d'autant plus satisfaite que le pendule décrivait de plus grands axes.

Toutes ces observations avaient été faites en plein jour, les yeux suivant les oscillations du pendule. L'influence que ces mouvements des yeux pouvait avoir sur les résultats généraux des expériences, n'échappa point à M. Chevreul; il crut en conséquence devoir les répéter encore, mais cette fois les yeux exactement bandés; et chose remarquable, le pendule n'entra point en mouvement ou du moins ses oscillations ne tardèrent pas à s'arrêter. Or, en rapprochant les unes des autres ces différentes expériences, elles donnent des résultats précis.

1° Un pendule que l'on tient (*suspensâ manu*), au-dessus de certains corps, se met en mouvement et exécute des oscillations dont l'amplitude augmente de plus en plus.

2° Ce mouvement diminue et s'arrête si l'on interpose, *avec la pensée qu'il s'arrêtera*, certains corps entre le pendule en mouvement et le corps au-dessus duquel il oscille.

3° Il s'arrête nécessairement si l'on donne à la main qui tient le pendule un point d'appui solide.

4° Il s'arrête également si l'observateur a la précaution préalable de bander les yeux de l'homme qui tient le pendule.

XCII. — Si l'on rapproche le premier fait du troisième, on demeure convaincu qu'un mouvement, insensible, il est vrai, du bras qui porte le bouquet de violettes à moitié desséchées. L'idée lui vint que l'odeur des violettes avait causé tout ce désordre, il les jeta loin de lui, et le rhythme des battements du cœur reprit comme par enchantement sa marche habituelle.

XCIV. On pourrait multiplier les exemples de ce genre; l'effet de l'imagination sur les mouvements intestinaux n'est pas moins remarquable.

Qu'après un repas pris avec appétit, quelque mauvais plaisant fasse naître en le spécifiant l'idée de quelque aliment révoltant, comme peuvent l'être pour certaines personnes un chat substitué à un lapin, ou des crapauds servis en place de grenouilles, cette simple supposition suffira pour jeter le trouble dans la digestion des personnes présentes, et ce trouble pourra aller jusqu'à présenter les symptômes d'une indigestion grave ou même d'un véritable empoisonnement.

N'a-t-on pas vu de même dans les hôpitaux, où l'a plusieurs fois constaté mon ami M. Cloez, des pilules inertes ou absolument innocentes, telles que des pilules de mie de pain, amener, l'imagination aidant, des superpurgations véritables. Il est à peine nécessaire d'insister sur ces faits, qui se reproduisent à chaque instant sous toutes les formes possibles.

XCV. — L'imagination influe à un égal degré sur toutes les formes du mouvement organique.

A une époque où certaines idées d'association mal entendue fermentaient chez les jeunes gens de nos écoles, un étudiant fut admis à subir les épreuves de l'initiation maçonnique. L'épreuve imposée fut la suivante : on lui banda les yeux, puis on se mit en devoir de le saigner. En conséquence, une ligature fut serrée autour du bras ; on fit mine d'ouvrir la veine et un filet d'eau reçu dans une cuvette imita le bruit du sang qui s'échappe d'une veine ouverte. Or l'opération, ou plutôt ce simulacre d'opération se prolongeant, on vit au bout de quelques instants notre homme pâlir, il s'affaissa peu à peu et finit par tomber en syncope, l'idée d'une hémorrhagie amenant ainsi l'effet d'une hémorrhagie réelle.

Raconterai-je ici ces sécrétions exagérées ou taries, ces constrictions spontanées du derme, ces pâleurs subites et tous ces phénomènes si variés que le mouvement de l'imagination fait apparaître? Ne sait-on pas que les larmes se tarissent aux yeux de l'hypocrite qui pense ne pas pleurer bouquet de violettes à moitié desséchées. L'idée lui vint que l'odeur des violettes avait causé tout ce désordre, il les jeta loin de lui, et le rhythme des battements du cœur reprit comme par enchantement sa marche habituelle.

XCIV. On pourrait multiplier les exemples de ce genre; l'effet de l'imagination sur les mouvements intestinaux n'est pas moins remarquable.

Qu'après un repas pris avec appétit, quelque mauvais plaisant fasse naître en le spécifiant l'idée de quelque aliment révoltant, comme peuvent l'être pour certaines personnes un chat substitué à un lapin, ou des crapauds servis en place de grenouilles, cette simple supposition suffira pour jeter le trouble dans la digestion des personnes présentes, et ce trouble pourra aller jusqu'à présenter les symptômes d'une indigestion grave ou même d'un véritable empoisonnement.

N'a-t-on pas vu de même dans les hôpitaux, où l'a plusieurs fois constaté mon ami M. Cloez, des pilules inertes ou absolument innocentes, telles que des pilules de mie de pain, amener, l'imagination aidant, des superpurgations véritables. Il est à peine nécessaire d'insister sur ces faits, qui se reproduisent à chaque instant sous toutes les formes possibles.

XCV. — L'imagination influe à un égal degré sur toutes les formes du mouvement organique.

A une époque où certaines idées d'association mal entendue fermentaient chez les jeunes gens de nos écoles, un étudiant fut admis à subir les épreuves de l'initiation maçonique. L'épreuve imposée fut la suivante : on lui banda les yeux, puis on se mit en devoir de le saigner. En conséquence, une ligature fut serrée autour du bras; on fit mine d'ouvrir la veine et un filet d'eau reçu dans une cuvette imita le bruit du sang qui s'échappe d'une veine ouverte. Or l'opération, ou plutôt ce simulacre d'opération se prolongeant, on vit au bout de quelques instants notre homme pâlir, il s'affaissa peu à peu et finit par tomber en syncope, l'idée d'une hémorrhagie amenant ainsi l'effet d'une hémorrhagie réelle.

Raconterai-je ici ces sécrétions exagérées ou taries, ces constrictions spontanées du derme, ces pâleurs subites et tous ces phénomènes si variés que le mouvement de l'imagination fait apparaître? Ne sait-on pas que les larmes se tarissent aux yeux de l'hypocrite qui pense ne pas pleurer

assez, tandis que la crainte de trop pleurer les
fait couler en plus grande abondance? Chacune
des propositions que j'énonce ici sommairement
pourrait être l'objet d'un long mémoire.

XCVI. — B. L'imagination n'influe pas moins
directement sur les mouvements et sur les sensations extérieures.

Ainsi, l'idée d'une cause de démangeaison
éveille des démangeaisons véritables, l'idée vive
d'une douleur la fait réellement éprouver. Au
milieu d'une de nos dernières émeutes, un groupe
de soldats et de gardes nationaux engagé dans la
rue Planche-Mibray demeure pendant quelques
instants exposé à un feu meurtrier et plongeant
de tous les côtés. L'un des combattants reçoit à
l'épaule un coup léger d'une balle réfléchie par
quelque corps environnant et n'y fait d'abord aucune attention. Mais le combat fini, un peu de
douleur se faisant ressentir dans le lieu contus, il
a l'idée d'une blessure plus grave, et au même
instant il sent sur le côté de la poitrine comme le
passage d'une lame de sang coulant d'une blessure; il le sent manifestement, et cependant la
peau n'avait pas été entamée.

Voici un autre fait analogue à celui-ci : deux

étudiants s'aidaient réciproquement dans une dissection. Pendant que l'un d'eux, attentif à ses recherches, étend le doigt, son compagnon promène en plaisantant sur ce doigt le dos d'un scapel. Notre anatomiste recule aussitôt et pousse un cri terrible, puis, riant de sa méprise, il avoue avoir senti le tranchant du fer et une douleur cuisante pénétrer jusqu'à l'os.

Ajouterai-je que l'idée du froid fait frissonner, que la vue d'un citron fait éprouver comme un avant-goût de son acidité et couler abondamment la salive?[1] Ces faits se reproduisent à chaque instant et sous toutes les formes possibles; ils montrent quelle grande influence peuvent avoir sur nos sensations les mouvements de notre imagination et combien la médecine, lorsqu'elle se borne à l'emploi des moyens naturels, est, en ce qui touche l'homme, incomplète et grossière.

XCVII. — L'imagination n'a pas sur nos mouvements une moindre influence : imaginer qu'on tremble fait trembler; imaginer qu'on ne peut se mouvoir paralyse. Montaigne, à son habitude, a

---

1. On sait que le physiologiste Eberle se procurait abondamment la salive dont il avait besoin pour ses expériences en occupant son imagination de plus d'un fruit très-acide.

très-judicieusement parlé de cette sorte d'impuissance qui vient de l'imagination. En un mot, à chaque instant, à tous les moments de la vie, l'imagination modifie le corps. Comment ces prodiges n'auraient-ils pas excité l'admiration de philosophes tels que Malebranche et Boerhaave? Mais il importe d'étudier de plus près cette question et d'insister sur cette influence singulière que l'imagination exerce sur nos mouvements.

A. Pour se mouvoir, il n'est pas nécessaire de vouloir; il suffit de penser d'une manière générale à un mouvement possible.

Cette proposition est rigoureusement démontrée par les expériences de M. Chevreul.

B. Il y a dans toute action volontaire l'effet de deux volontés distinctes; l'une subjective et intime pousse à l'acte, l'autre immédiate et active le détermine. Ainsi, je veux marcher d'une manière générale, et cependant, un motif me retenant, je ne marche pas; et si dans ce moment je viens à marcher, je sens que ma volonté, en déterminant ce mouvement, intervient d'une façon directe et plus distincte. Toutefois, bien que la volonté efficiente puisse seule produire des mouvements adéquats, on ne peut dire que la volonté intime, la volonté pensée, soit sans influence sur les mouvements du corps. Ainsi :

Vouloir en idée éveille, dans celui qui veut, une tendance irrésistible à l'action;

Il suffit de penser qu'on exécute une action quelconque pour ébaucher à son insu tous les mouvements extérieurs qui ont rapport à cette action;

Il suffit d'agir par la pensée sur une chose réelle que suit le regard, pour exécuter automatiquement un indice de tous les mouvements qui ont rapport à cette action.

XCVIII. — Cette dernière proposition est prouvée par des exemples qui pour être vulgaires n'en sont pas moins concluants. Assistons avec M. Chevreul à une partie de boule ou de billard, suivons dans ses remarques ce grand observateur; voyez avec quelle insistance le joueur qui suit du regard sa bille appuie du geste sur elle pour la ramener dans la direction d'où elle s'écarte, avec quelle intensité d'effort il lui trace de l'œil et de la main un sillon idéal. C'est là à coup sûr un des plus beaux exemples du mouvement symbolique.

XCIX. — Les mêmes principes dominent toute une catégorie de gestes qui occupent dans le langage un rang important, je veux parler des gestes

indicateurs et des gestes advocateurs, si je puis
ainsi dire.

Je suppose qu'un homme me demande son
chemin. Instinctivement mon regard et mon bras,
se dirigeant dans le sens de la voie, tracent la
route qu'il doit parcourir. Mais je n'indique plus
seulement, j'envoie ; que dis-je ? j'ordonne. Dès
lors, la violence de ma volonté assimile le mes-
sager à un mobile, mon geste le lance en quelque
sorte. Tarde-t-il au gré de mes désirs ? Je fais
effort de loin comme pour le pousser. L'orgueil ou
le sentiment de ma dignité enchaînent-ils mon
action dans les limites d'une indication simple,
mon bras est retenu dans une attitude moyenne ;
mais l'effort de la contraction musculaire, le tremblement des membres trahissent la volonté in-
flexible et violente cachée sous la forme simple
de l'indication.

C. — S'agit-il au contraire de ramener, d'appeler à moi un homme éloigné ? mon bras tendu
vers lui comme pour l'atteindre, se fléchit et se
rapproche de mon corps comme pour l'attirer à
moi. Plus l'intensité de mon désir est grand, et
plus je répète ce mouvement. Il se modifie d'ailleurs d'une manière très-significative suivant que

la personne appelée m'est agréable ou désagréable.
Dans le premier cas, j'attire vers mes yeux, vers
ma bouche, vers les organes les plus délicats de
la sensation. Dans le second cas, j'attire en tenant
ce que j'attire éloigné de moi; et le geste amène
l'appelé aux pieds de celui qui commande.

Le bras n'est pas seul intéressé dans ce mouvement; le bras et le corps tout entier y participent
souvent. Les mouvements de la tête surtout sont
remarquables; elle se tend alors vers l'homme ou
l'animal qu'on appelle, et, par un mouvement
oblique, le ramène avec effort vers l'épaule opposée. Dans ce mouvement on ferme à demi les
yeux et on serre les mâchoires en poussant le cri
de l'effort. Ne dirait-on pas qu'on traîne péniblement avec les dents l'individu tardif dont on
excite la lenteur?

CI. — La seconde proposition n'est pas moins
facile à démontrer par l'observation. Il suffit de
penser qu'on parle ou qu'on discute vivement
pour parler réellement très-haut. Cette tendance
est fort apparente dans les rêves. Le somnambulisme n'est qu'un rêve d'action. Lady Macbeth,
dans le drame effrayant de Shakespeare, erre la
nuit essuyant ses mains où sa conscience bour-

relée voit une tache sanglante ; Diderot admire avec raison ce jeu muet plus éloquent cent fois que toutes les amplifications possibles. Que sont les fureurs d'Oreste? Eh! ne devinons-nous pas à chaque instant, à des traits analogues, les pensées qui animent nos interlocuteurs? ces choses ne sont-elles point tous les jours visibles au plus haut point dans les hallucinés? .

CII.— L'application des principes qu'à formulés notre illustre guide, M. Chevreul, ne s'étend pas seulement à ces phénomènes; elle permet d'expliquer en outre les sympathies naturelles qui naissent, entre les hommes, des sens et de l'imagination.

C'est ainsi, pour commencer par les exemples les plus simples, qu'en assistant à une lutte quelconque on s'y mêle symboliquement et presque à son insu. Il suffit même d'en entendre un récit animé ; alors l'imagination suivant toutes les péripéties du combat, l'automate vivant se meut au gré des fils cachés qu'elle dirige, et l'on voit se succéder tour à tour sur le visage du spectateur, la fureur, l'effroi, la tendresse, la haine, l'effort, l'abattement, la douleur et la joie.

Ces mouvements intérieurs n'étant point satisfaits, et complétement neutralisés par l'expansion de l'action corporelle et du mouvement extérieur, il peut arriver que ces différentes impressions soient plus vivement ressenties par les spectateurs d'une scène émouvante que par les acteurs eux-mêmes. « Les spectateurs étaient plus inondés de sueur que les combattants eux-mêmes, » dit Euripide dans ses *Phéniciennes* en parlant du combat d'Étéocle et de Polynice. Ainsi, l'effroi est bien plus naturel à ceux qui assistent simplement à un combat qu'à ceux qui combattent; et ne voit-on pas certains hommes qui ont maintes fois prouvé dans des combats singuliers leur sangfroid et leur impassible courage, pâlir et se troubler lorsqu'un de leurs amis étant engagé dans la lutte, ils en sont seulement les témoins?

CIII. — Ne se produit-il pas quelque chose d'analogue dans l'angoisse réelle que fait éprouver à quelques hommes l'embarras d'un ami ou même d'un indifférent engagé dans une entreprise hasardeuse? Voyez, par exemple, un père assister à un examen subi par son fils. Le corps en suspens, la tête tendue, comme il le suit du regard! Pendant que son fils parle, il est immobile, sa respiration est suspendue: les questions faites au candidat

sont-elles suivies de réponses faciles, le mouvement d'anxieuse attention se résout peu à peu; les
réponses, au contraire, sont-elles pénibles, embar-
rassées, le pauvre père s'associe à cet embarras;
à cet effet, il pousse de la tête et de l'épaule, serre
les dents, serre les poings et agit métaphoriquement comme pour aider à quelque action difficile[1].

Les examinateurs eux-mêmes, malgré leur longue habitude, n'échappent point à cette nécessité.
Ne les voit-on pas aussi manifester par tous les
mouvements de leur visage un effort caché, cesser de respirer, et quand enfin le récipiendaire,
ramené à la question, est parvenu quoique avec
peine à une réponse suffisante, mettre un terme à
cet effort par ces mots poussés avec une insistance
caractéristique : « Eh! allons donc!! » et exprimer ensuite par toute leur attitude qu'ils se sen-
tent soulagés d'un grand effort et d'un grand
poids?

Cette influence singulière qui s'établit par l'imagination entre les hommes, est une des bases premières de la société humaine. Par elle tout homme

---

1. *Tussis violenta si fit in aliquo homine, nullus est quin nixu
quodam conabitur juvare suum amicum.* (Boerrh. *de morb. nerv.
de sympathia.* T. II, p. 519.)

digne de ce nom peut dire comme le Chrémès de
Térence :

« Homo sum; humani nihil a me alienum puto. »

On peut même dire qu'elle est la base de la
société qui s'établit naturellement entre nous et
les animaux; société d'autant plus parfaite qu'ils
nous sont, si j'ose le dire ainsi, plus semblables
par la forme, plus semblables par les tendances
de leur activité physiologique.

Ainsi la vue d'un être joyeux éveillant en nous
l'idée de la joie, nous anime d'une joie symbolique. La vue d'un être souffrant nous fait souffrir ;
en un mot, nous éprouvons plus ou moins vivement le contre-coup des passions qui se développent
à nos yeux, en y participant plus ou moins suivant que notre nature est plus ou moins délicate.

CIV. — Malebranche n'a en quelque sorte posé
aucune limite à cette puissance de l'imagination.

« L'expérience, dit-il, nous apprend que, lorsque nous considérons avec beaucoup d'attention
quelqu'un que l'on frappe rudement ou qui a
quelque grande plaie, les esprits se transportent
avec effort dans les parties de notre corps qui
correspondent à celles que l'on voit blesser dans
un autre. »

A ce sujet, il cite l'observation suivante qui lui a été communiquée :

« Un homme d'âge étant malade, une jeune servante de la maison tenait la chandelle comme on le saignait au pied. Quand elle lui vit donner le coup de lancette, elle fut saisie d'une telle appréhension, qu'elle sentit trois ou quatre jours ensuite une douleur si vive au même endroit du pied, qu'elle fut obligée de garder le lit pendant ce temps. »

Il explique ainsi ces influences mystérieuses que l'imagination d'une mère peut avoir sur la conformation extérieure ou sur le moral de l'enfant qu'elle porte dans son sein.

Nous ne prétendons pas affirmer la réalité de toutes les hypothèses et de toutes les explications de Malebranche. Toutefois, elles ne sont pas contraires au sens général des faits que nous avons signalés plus haut ; si la vue d'un homme qui se gratte éveille une démangeaison, si voir ou entendre bâiller sollicite au bâillement d'une manière irrésistible, sera-t-il impossible que l'imagination frappée de la vue de quelque grande blessure, ne puisse éveiller en nous le sentiment d'une blessure analogue ? Je ne l'ai jamais observé sur moi-même[1], mais un de mes parents, alors élève en droit, ayant vu pour la première fois pratiquer une opération (il s'agissait d'exciser une tumeur au pavillon de l'oreille), m'a assuré avoir ressenti au même instant une douleur très-vive à l'oreille; et cette observation est d'autant plus concluante que l'observateur n'était préoccupé d'aucun système, d'aucune idée préconçue.

1. J'éprouve toutefois avec une grande évidence une sensation symbolique qu'on peut rapprocher de celle-ci. Étant encore enfant, comme ma vue avait subi un affaiblissement notable, on conseilla l'emploi des conserves. Or, la pression que le poids des lunettes exerçait sur la partie dorsale du nez m'était à tel point insupportable qu'il me fût impossible de continuer à en faire usage. Il y a vingt ans de cela, eh bien! encore aujourdhui, je ne puis remarquer des lunettes sur le nez de quelqu'un, sans éprouver aussitôt et d'une façon désagréable cette sensation qui m'inquiétait si fort autrefois.

Je rapprocherai de ces faits l'angoisse terrible qu'on éprouve lorsqu'on voit un homme suspendu à une grande hauteur, dans une position qu'on suppose dangereuse. On participe alors au danger, on est saisi d'une crainte terrible. Lorsque dans l'exercice de la corde volante, le voltigeur abandonne tout d'un coup sa corde et demeure suspendu par les pieds, la foule des assistants pousse un cri simultané, et il n'est pas un homme qui n'éprouve en soi quelque chose du sentiment d'angoisse qui accompagne une chute. Quand l'intrépide gymnaste Thévelin suspendu dans l'espace à la nacelle d'un aérostat y exécute ses tours de gymnastique, l'impression est si terrible qu'un grand nombre de femmes, ne la pouvant supporter, ferment les yeux et les couvrent instinctivement de leurs mains.

CV. — Mais la réalité de l'impression symboliquement ressentie demeurât-elle un fait douteux,
il n'en serait pas de même des mouvements qui
suivent, je ne dis pas l'impression reçue, mais
même la simple idée de cette impression. C'est
ainsi que lorsque nous voyons quelqu'un frappé
d'un grand coup à la tête par exemple, nous portons symboliquement la main à la tête en faisant
un geste de douleur. De même, si nous voyons
quelqu'un se faire quelque brûlure, nous exécutons à peu de chose près les mêmes gestes que
si nous nous étions brûlés nous-mêmes. Les faits
de ce genre sont trop évidents, ils se présentent
trop souvent à l'observation de tous les hommes
pour qu'il soit nécessaire d'y insister.

CVI. — Ces remarques obligent de reconnaître
avec M. Chevreul que la plupart des faits qu'on
rapporte en général à une faculté particulière, je
veux dire à l'imitation, ne sont, en dernière analyse, qu'un résultat nécessaire des mouvements
intimes de l'imagination et de la liaison mystérieuse qui unit dans une minutieuse harmonie
le jeu intérieur de la pensée au jeu des organes
corporels.

Or, s'il est impossible, et la chose paraîtra, je

l'espère, suffisamment prouvée, d'être saisi d'une idée vive sans que le corps se mette à l'unisson de l'idée, on concevra aisément comment la vue habituelle de certains hommes pousse nécessairement à reproduire leurs attitudes et leurs gestes; comment les tics sont contagieux; comment enfin les accents se communiquent par des voies lentes mais sûres, à tel point qu'on peut assurer que le commerce habituel de chanteurs habiles doit avoir à la longue sur la qualité de la voix la plus heureuse influence. Mais que sert d'insister sur ces choses? n'est-ce pas sur elles que sont basées ces ressemblances qui s'établissent entre gens d'une même sorte, ressemblance générale d'où résulte la physionomie des professions? Ne distingue-t-on pas sous un costume analogue le militaire d'avec le prêtre, le médecin d'avec l'avocat, le grand seigneur d'avec le plus hautain financier. Les Français qui ont vécu quelque temps avec des étrangers ne reçoivent-ils pas à leur insu une marque durable de cette fréquentation? Ces choses ne sont-elles pas prouvées par l'observation de tous les temps?

Ces remarques permettent aussi de jeter beaucoup de jour sur cette belle théorie d'éducation

fondée sur la puissance de l'exemple. De même
que la vue du grand monde porte aux belles manières, de même la fréquentation des hommes de
bien, des hommes de probité et de courage, conduit bien mieux que des préceptes les jeunes gens
à la vertu. Que de choses cachées sous ces simples
observations !

CVII. — Je me résume en disant :

1.° Tous les mouvements qui dans le corps
résultent directement de l'action des causes occa-
sionnelles extérieures, peuvent résulter également
des mouvements de l'imagination.

2° Toutefois, dans ces cas où les mouvements
symboliques des organes des sens pourraient modifier d'une manière sensible le mouvement de la
pensée, ces organes sont mus de façon à obéir à
cette tendance au mouvement, sans toutefois
faire intervenir quelque sensation de cause extérieure.

3° Vouloir simplement, dispose à se mouvoir;
penser à une action, dispose à l'exécuter; avoir la
simple idée d'un mouvement possible, dispose
d'une manière générale au mouvement.

QUATRIÈME PARTIE

DES MOUVEMENTS TROPIQUES OU MÉTAPHORIQUES.

CVIII. — Saint Thomas a dit avec une grande profondeur :

« *Intellectus noster secundum statum præsentem, nihil intelligit sine phantasmate.* »

Il n'est en effet aucune notion, si haut qu'elle s'élève dans la sphère de l'abstraction, qui puisse être absolument conçue en soi et indépendamment d'une idée sensuelle à laquelle elle est pour ainsi dire attachée et qui est en réalité comme son corps.

De cette nécessité générale qui porte l'homme à incarner, si je puis ainsi dire, ses pensées, résulte le langage, cet art ingénieux qui sait donner de la couleur et du corps aux pensées. Or, de l'acception de signes communs d'idées entre plusieurs hommes par suite d'une convention réciproque résulte ce que nous appelons une langue.

CIX. — Les signes que l'intelligence fait intervenir dans la formation de ce discours intérieur que l'âme se parle à elle-même dans l'acte de la pensée, sont essentiellement empruntés à l'ordre des sensations visuelles et auditives. Quand l'homme pense sa parole, cette parole est tantôt visible et tantôt elle est écoutée. Ces choses qu'une expérience continue nous dit assez clairement, n'ont pas besoin d'être démontrées.

Toutefois, bien que ces deux ordres de sensations intuitives soient les sources habituelles où nous puisons, ces signes où nos pensées s'incarnent, ces sources ne sont pas les seules, et le toucher peut, dans certains cas, donner à nos pensées un corps et une base, comme le prouve en particulier l'exemple du fameux aveugle Saunderson. Il raisonnait en effet sur certaines propriétés des figures géométriques avec une profondeur à laquelle ne pouvaient contribuer les sensations visuelles qu'il avait toujours ignorées. Quant aux signes que pourraient fournir le sens de l'odorat et celui du goût, ils seraient plus difficilement employés, les notions qui résultent de leur activité naturelle étant le plus souvent bornées, incertaines ou confuses.

CX. — Quoi qu'il en soit, si nous considérons surtout ces deux sens dont l'action vient plus particulièrement en aide à l'intelligence, il sera évident pour nous que les analyses ontologiques des philosophes, et surtout cette distinction première des idées de temps et d'espace, ont été écrites d'avance dans les préordinations de l'organisation animale. Ainsi les modes et les accidents de l'espace, la forme, l'étendue, le mouvement, sont essentiellement distingués par l'œil, tandis que l'oreille nous révèle surtout l'existence des choses, en tant qu'elles sont dans le temps, et soumises au courant perpétuel de ces flots qui viennent et passent[1]. Or, bien que ces deux sens

1. M. Chevreul a victorieusement démontré le rôle élevé de l'abstraction considérée comme principe fondamental de la science et de l'art. Or, elle n'est pas seulement le principe de ces sciences qui se développent dans l'humanité. Elle est encore la source de la science individuelle, de cette science élémentaire que le mouvement de la vie fait éclore chez tout homme convenablement organisé. Considérés comme source de nos connaissances, nos sens sont de véritables machines à abstraction, et l'idée la plus simple qu'on puisse se former d'un corps, n'est qu'un ensemble d'abstractions coordonnées dans la conscience par l'instinct, l'habitude et la raison.

nous donnent simultanément des éléments qu'un acte spontané de la pensée associe et combine en une seule idée, nous pouvons néanmoins affirmer que l'idée que nous avons de l'existence des choses extérieures et de leur mouvement, nous vient surtout par les yeux, tandis que l'oreille paraît au fond moins nous instruire que nous avertir. Aussi les idées qui nous viennent par le sens de la vue sont-elles plus réelles, plus immédiates; mais si le sens de l'ouïe a, sous ce point de vue, une infériorité relative, en revanche il exerce sur le développement des sentiments en général une influence singulière, en telle sorte qu'en éveillant indirectement une idée, il rend l'esprit plus attentif à cette idée par le sentiment corrélatif qu'il existe; et cette infériorité se trouve à bien des égards compensée. Aussi, devient-il par cela même le sens habituel du langage; or, l'habitude devenant, comme le dit fort justement le vulgaire, une seconde nature, nous paraissons souvent écouter les choses que nous pensons, l'idée du signe se substituant alors d'une manière suffisante à la chose signifiée. C'est ainsi qu'en écoutant la marche et le développement d'un discours, nous paraissons surtout attentifs aux

sons dont ce discours se compose. Aussi disons-
nous fort naturellement au sujet de certaines
propositions dont le sens est saisi par l'esprit :
J'entends cela, cette expression j'entends étant
alors synonyme de celle-ci : Je comprends, ce
que notre belle langue a merveilleusement exprimé par ce mot entendement, qu'elle fait synonyme d'intelligence.

Mais si un certain enchaînement de signes
suffit au développement de certaines choses ou de
certains principes dont l'idée est très-familière à
l'esprit, il n'en est plus ainsi lorsqu'il s'agit de
pénétrer profondément dans l'analyse de certaines
notions plus ou moins compliquées dont l'objet
est de l'ordre de ceux que la géométrie considère.

C'est ainsi qu'en raisonnant sur les propriétés
d'un triangle, un géomètre qui n'est point,
comme Saunderson, un aveugle né, attachera son
attention beaucoup moins aux termes du discours qu'à la considération de quelque triangle
idéal : aussi les expressions du langage ont-elles
ici pour rôle exclusif d'avertir, l'objet essentiel
de l'esprit étant alors une idée revêtue d'une
forme visible[1].

1. Cela est si vrai qu'il n'est pas un seul professeur de géomé-

Or, dans ce cas, comment s'exprimera le géomètre lorsqu'arrivé au terme de ces conceptions
abstraites, il touchera au but où l'ont conduit des
raisonnements exclusifs? Dira-t-il : J'entends cela?
Non sans doute, mais : *Je vois cela*. Et cetté
remarque fait clairement voir, je pense, comment
ces deux expressions j'entends et je vois, fort
analogues d'ailleurs, ne sont cependant pas absolument synonymes.

CXI. — L'exemple de Saunderson montre comment les sensations visuelles faisant défaut à
l'esprit, un exercice plus intelligent du toucher
peut suppléer à cette pauvreté. En effet, ce sens
nous révèle non-seulement la figure sous laquelle
les corps sont circonscrits, mais encore leur résistance, et de la sorte il nous donne l'idée la plus
prochaine que nous puissions avoir de l'existence
des corps. Dès lors, en acceptant la vérité de
quelque proposition géométrique, Saunderson
n'eût point dit : J'entends cela, nous avons vu
que dans ce cas cette expression ne serait point
exacte; il n'eût point dit non plus : Je vois cela;

trie qui s'avisât d'essayer la démonstration du théorème le plus
simple, tel que celui de la mesure du carré de l'hypoténuse, sans
s'aider d'un crayon et d'une image visible.

mais il eût dit : *Je touche cela*. Or, Jean-Baptiste Rousseau comparant implicitement à un aveugle une vieille femme incrédule, lui fait très-finement dire dans une de ses épigrammes :

> « Oui, je voudrais connaître,
> « Sentir au doigt, toucher la vérité. »

Mais quand, plus attirés que convaincus, nous sommes plutôt disposés à la foi que dominés par l'évidence, nous ne disons plus : J'entends, je vois ou je touche, ces expressions ayant un sens trop absolu; nous disons naturellement : *Je sens cela*, et il est aisé de voir combien cette expression est juste et naturelle. Or, nous parlons ici surtout de ces choses abstraites que le langage présente aux considérations de l'esprit. Mais il peut arriver en outre que ces choses nous affectent par quelque rapport nouveau d'où naît un sentiment plus ou moins vif de convenance, et dans ce cas nous disons très-naturellement : *Je goûte cela*, manière de parler éminemment heureuse et fine qui est passée dans l'habitude du langage.

CXII. — Ainsi, en nous tenant aux expressions du langage, nous voyons, nous entendons, nous touchons les choses et les vérités que l'esprit seul

comprend. Nous sentons celles dont il a la prévi-
sion ; enfin, si elles nous apparaissent non-seulement comme vraies, mais comme bonnes, nous les
goûtons. S'agit-il au contraire d'une proposition
fausse, l'esprit s'y refuse, nous en détournons
nos regards, nous y demeurons sourds, nous y
répugnons. La proposition est-elle à la fois fausse
et mauvaise, elle excite l'horreur ; nous la cra-
chons et nous la vomissons. Or, ces métonymies
et ces métaphores ne sont pas seulement dans le
langage, elles sont aussi dans le geste.

Ainsi, le simple assentiment se manifeste essentiellement par de légers indices de flair agréable,
de gustation satisfaite. On indiquera par tous les
mouvements de son corps qu'on est caressé par
l'idée. On inclinera la tête en signe de repos ou
de confiance ; la négation au contraire est exprimée par tous les signes du refus matériel.
Nous refusons de voir et nous fermons métaphoriquement les yeux. Nous refusons d'entendre et
nous bouchons nos oreilles ; nous détournons en
même temps la tête, le nez et la bouche exécutent
tous les mouvements de la répugnance et du
refus. Les mains repoussent ou rejettent, la tête
et les épaules s'agitent comme pour secouer un

joug pesant; enfin tous les signes de l'horreur et
du dégoût physique, tous les signes d'une impatience poussée à son comble, peuvent se mêler à
ces expressions et sont employés alors dans un
sens figuré.

Quoi de plus simple, quoi de plus naturel que
ce langage? Comment Buffon qui avait eu le pressentiment de ces choses, n'a-t-il vu dans ces
tropes du geste que des conventions variables
comme le caprice des hommes? Il les connaît en
effet, mais il les considère comme un résultat de
la réflexion et de l'habitude, tandis qu'elles sont
une conséquence naturelle des lois qui régissent
ce que Leibnitz appelle avec tant de profondeur
l'automate vivant. (Voy. Buffon, *Histoire naturelle*, t. 2, p. 534, in-4°.)

Diderot semble à cet égard s'être rapproché
davantage de la vérité; malheureusement il n'a
pas développé toutes ses idées sur ce point. Mais
il est évident que son esprit était préparé aux
plus subtiles, aux plus délicates analyses. C'est
ainsi que dans sa curieuse lettre sur les sourds et
muets, il fait remarquer en passant combien la
langue des gestes est métaphorique. Il a même
connu la signification et la source de ces expres-

sions métonymiques qui dérivent des sympathies des organes entre eux.

Il dit en effet : « Qu'entendez-vous par ces expressions heureuses ?... Je vous répondrai que ce sont celles qui sont propres à un sens, au toucher par exemple, et qui sont métaphoriques en même temps à un autre sens, comme aux yeux. D'où il résulte une double lumière pour celui à qui l'on parle, la lumière vraie et directe de l'expression et la lumière réfléchie de la métaphore. (*Lettre sur les aveugles à l'usage de ceux qui voient.*) »

Mais nul n'a mieux connu que Engel cette classe de mouvements, nul n'en a mieux apprécié l'importance. La théorie de Engel repose tout entière sur un fait incontestable duquel il a tiré d'admirables conséquences. Ce fait consiste dans une tendance innée de l'âme à rapporter ses idées intellectuelles aux matérielles, et à imiter par des modifications matérielles les modifications intellectuelles. Toute l'histoire des mouvements tropiques est en germe dans cette simple observation.

Le travail de Engel a pour titre : *Lettres sur le geste et sur l'action théâtrale.* Ce travail presque oublié aujourd'hui, serait lu avec un grand profit par les comédiens et les artistes philosophes. Il a été traduit en français, et cette traduction occupe une place honorable dans une collection fort curieuse qui a été publiée vers la fin du dernier siècle et au commencement de celui-ci sous ce titre : *Recueil de pièces intéressantes concernant les antiquités, les beaux-arts, les belles-lettres et la philosophie.* (Paris, chez Barrois l'aîné, 1787.)

J'aurais eu à peine quelques remarques à ajouter à ces belles recherches si l'auteur n'avait eu en vue surtout le jeu des comédiens, et n'avait par conséquent donné à ses travaux une couleur spéciale ; ajoutons que l'auteur, ayant choisi la forme épistolaire, ne s'est point cru obligé à cette précision qu'un sujet vraiment philosophique exige ; mais, tel qu'il est, son ouvrage n'en a pas moins une haute valeur, et l'on pourrait s'étonner qu'on ait pu lui préférer le livre de Lavater, si l'emphase vide du style, le verbiage et la malice n'étaient le plus souvent estimés dans le monde au dessus de la raison et même du génie.

CXIII. — J'ai dit en ce qui touche les mouvements métaphoriques les choses les plus essentielles. Mais nous ferons sentir encore plus vivement ces choses par quelques exemples importants.

C'est une tendance invincible de l'homme de considérer comme choses inséparables la cause efficiente et le résultat de son activité. Dès lors, la manière dont une chose nous impressionne nous fait porter un jugement instinctif sur le degré de l'effet qu'elle est capable de produire, et réciproquement la manière dont un effet nous frappe détermine souvent et domine le jugement que nous portons sur sa cause ; c'est ainsi que l'idée de puissance et celle de grandeur se développent dans l'esprit avec une telle analogie qu'elles nous semblent au premier abord identiques.

Ce qui est grand en effet ayant sur nos sens une plus grande influence, nous sommes naturellement portés à attribuer à ce qui nous affecte par sa grandeur, plus d'activité et de puissance, et nous avons une certaine tendance à figurer la force sous des proportions colossales. Ne dit-on pas, d'un homme qui a fait de belles et fortes actions, qu'il est un grand homme ? Si l'on ne racontait de Pepin le Bref que l'exemple qu'il donna de sa force prodigieuse, quel peintre, quel historien s'aviserait de le supposer petit ? N'est-ce pas une difficulté réelle que de représenter le grand Alexandre, le grand Napoléon avec leur taille historique, et n'a-t-on pas à les grandir une extrême tendance? Aussi, les héros des temps fabuleux se présentent-ils à notre imagination avec une taille gigantesque. « Quand je lis Homère, disait le célèbre sculpteur Bouchardon, les hommes ont dix pieds de haut. » Tels sont à nos yeux dans leurs combats prodigieux les guerriers du Tasse et de l'Arioste.

Et en effet, comment échapperait-on à cette tendance? Il faut un acte de la réflexion ou l'idée vive de quelque qualité exceptionnelle occulte pour faire acception des petites choses. Concevoir une grande puissance dans une petite chose, c'est distinguer la puissance en tant que notion pure de l'esprit, c'est en un mot s'élever à une abstraction véritable. Aussi les gens du peuple ont-ils une inclination naturelle à mépriser les petits hommes, la petitesse et la médiocrité de la taille n'imposant point à l'imagination. L'une des qualités physiques les plus importantes d'un chef de troupe, c'est d'être grand et large, c'est de dominer par sa taille les hommes qu'il commande. De là encore cette tendance qui pousse les généraux de cavalerie à choisir des chevaux grands et fougueux qui, se dressant sur leurs jarrets, élèvent leurs cavaliers comme un étendart. C'est sur des coursiers prenant cette belle attitude, dit Xénophon, que l'on nous représente les héros et les dieux.

A côté de la grandeur considérée comme condition de force, se placent naturellement les signes immédiats de la force. Tels sont un vaste thorax, des muscles grands, mobiles et saillants. D'ailleurs, cette puissance nous frappera d'autant plus qu'elle se développera avec moins d'effort. Il est aisé de voir en effet que l'effort naît d'un sentiment d'infériorité, et l'instinct saisit spontanément cette vérité. On sent qu'alors les limites de la puissance sont proches et qu'elle touche à son terme.

Aussi cette apparence d'effort déshonore-t-elle en quelque sorte l'expression de la dignité humaine. La roideur du corps, des muscles trop apparents nous frappent beaucoup moins dans un homme fort que des allures grandes et libres; une puissance naturelle et spontanée qui a le sentiment d'elle-même se développe avec aisance; et la bonne grâce, cette parure de l'homme qu'ont anobli l'intelligence et l'éducation, résulte surtout de l'art avec lequel, proportionnant ses mouvements à l'effet qu'on veut produire, on y emploie le minimum des organes et des efforts musculaires que la nature de l'action exige.

Le sentiment de ces rapports est, dans une autre sphère, l'un des guides les plus sûrs de l'orateur et du poëte.

Annuit, et totum nutu tremefecit olympum.

dit Virgile en parlant de Jupiter. Or, ce dieu qui d'un signe de sa tête ébranle le monde, ne donne-t-il pas l'idée d'une irrésistible puissance? C'est bien là la force sans limites qui convient au maître absolu de toutes choses, au père des dieux et des hommes. Les dieux inférieurs auront moins de puissance et déjà un certain effort se trahit dans les expressions de leur courroux, dans l'emphase des discours que leur prête le poëte :

Tantane vos generis tenuit fiducia vestri?
Jam cœlum terramque, meo sine numine, venti
Miscere, et tantas audetis tollere moles?
Quos ego!... Sed motos præstat componere fluctus.

(Æn., lib. I. v. 132).

C'est en ces termes que Neptune gourmande

les vents révoltés. La puissance souveraine de l'Homme-Dieu est exprimée dans l'Évangile par des termes plus simples : « Alors Jésus parle aux vents, et dit à la mer : Tais-toi, et aussitôt il se fit un calme profond. » Quelle majesté, quelle puissance ! On voit bien que rien ne pouvant résister, l'effort serait ici superflu.

La peinture ne peut toujours s'élever autant que la parole à ce degré du sublime ; certains sujets dépassent la sphère de cet art, et ce serait un acte de génie de ne les point aborder. Cette admiration inintelligente dont on entoure les œuvres les plus médiocres de Raphaël ne m'empêchera point, quelle que soit d'ailleurs la perfection du dessin, de considérer comme une œuvre déplorable cette composition célèbre où il a représenté Dieu séparant la lumière des ténèbres. Ce vieillard furieux poussant du pied et des mains pour séparer deux épaisses nuées, ne me donne point l'idée d'une puissance régulatrice et encore moins d'une puissance infinie. Mais quand j'entends ce passage de la Genèse : *Fiat lux, et lux facta est*, l'admiration me ravit et j'ai comme une révélation de cette puissance infinie qui crée comme nous pensons !

CXIV. — Ainsi les idées de grandeur, de force et d'aisance, se développent comme choses corrélatives; l'une suppose l'autre, et elles sont en quelque façon inséparables. De là cette tendance naturelle qui nous porte à nous croire plus grands quand nous nous croyons plus forts. Ce sentiment fait que tous nos organes se redressent, et nous grandissons comme l'idée que nous avons de nous-mêmes.

CXV. — D'ailleurs, ce sentiment de puissance intime étant le résultat d'une proportion qui s'établit naturellement entre l'idée générale que nous avons de notre force et l'idée que nous nous faisons des obstacles qu'elle peut rencontrer, cette tendance à se redresser peut encore être conçue dans un autre sens : l'être intelligent qu'un désir indéfini agite, ne sent qu'avec peine des limites posées à son action, et comme la vue est, si je l'ose ainsi dire, la lumière de l'action, un obstacle apporté au regard éveille le sentiment d'un pénible esclavage. On ressent au plus haut point cet effet dans les pays des montagnes; si bien qu'en général le site le plus beau est celui d'où l'on embrasse un plus grand espace, surtout si l'œil errant sur des ceintures de montagnes, des horizons succes-

sifs apparaissent aux regards charmés, comme
les premières zones d'une auréole infinie ! Cette
raison explique l'attrait singulier qui pousse
l'homme à monter toujours, à rechercher les cimes
les plus élevées ; or, à mesure qu'il s'élève, son
horizon grandissant et se dilatant pour ainsi dire,
cette sympathie du mouvement avec la sensation
oculaire que M. Chevreul a démontrée dans ses
expériences, fait qu'en sentant grandir autour de
soi l'espace, on pense grandir et se dilater soi-
même. Si bien que de la simple idée d'espace,
quand toutefois il ne s'y mêle aucun mouvement
de crainte, résulte nécessairement dans nos
organes une expansion consécutive.

Or, ces mouvements dont le sens direct ou
symbolique apparaît au premier coup d'œil, se
développent dans un sens métaphorique toutes les
fois que l'âme occupée de grandes idées ou de
grandes choses ouvre ses ailes, pour parler le
magnifique langage de Platon, et s'élève dans la
sphère lumineuse des idées. Le poëte lyrique que
l'inspiration ravit gagne en imagination les hauteurs du ciel. Il se sent emporté au-dessus des
horizons visibles et nage dans l'espace comme
l'aigle de Pathmos, et son regard plonge dans

l'infini. Alors, car ce sentiment est réel, il pense se détacher de la terre ; son corps se dresse, sa tête s'élève et respire au-dessus des foules, et cette tendance conduit par des degrés insensibles à cet état extatique, à ces hallucinations si fréquentes dans l'histoire des mystiques. « *Scio hominem in Christo ante annos quatuordecim (sive in corpore nescio, sive extra corpus nescio, Deus scit), raptum hujusmodi usque ad tertium cœlum.* (Ép. II aux Corinth., ch. XII, v. 2.)

C'est encore dans le même sens et par suite des mêmes lois que nous disons : des pensées élevées, des pensées basses, une âme sublime, une âme dégradée. Pensons-nous à quelque chose de grand, que dis-je ? à quelques-unes de ces idées auxquelles nous attachons métaphoriquement l'épithète de grandes, la liaison qui existe entre les mouvements du corps et ceux de la pensée nous porte à notre insu à nous grandir et à nous gonfler. Un panégyriste racontant les exploits d'un héros, se dresse de toute sa hauteur, et l'emphatique lenteur de ses paroles, un je ne sais quoi de redondant et de vaste dans le geste, traduisent métaphoriquement l'étendue d'une puissance majestueuse.

CXVI. — Ces propositions ne sont pas vraies seulement quand on les envisage d'une manière directe, leurs réciproques elles-mêmes sont évidentes. Ainsi :

Instinctivement nous unissons l'idée de faiblesse à celle de petitesse. Si nous nous sentons faibles, nous nous sentons petits ou plutôt nous nous sentons rapetisser. Le mouvement du corps suit ce mouvement de la pensée, toutes nos attitudes s'amoindrissent alors et l'organisme entier se rétracte.

Or, le sentiment de faiblesse n'est pas toujours primitif, il naît souvent dans un être par l'idée d'une puissance supérieure à la sienne.

Voilà pourquoi si deux hommes de condition très-différente, un prince, par exemple, et un pauvre bourgeois, se trouvent en présence, le sentiment de cette différence fait que l'un se redresse et se gonfle, tandis que l'autre s'affaisse et s'amoindrit.

Ce mouvement se développe très-naturellement lorsque l'être qui s'enorgueillit est le plus grand par la taille, tous les faits étant alors harmoniques et de même signification.

Mais quand l'être qui s'enorgueillit est petit et

que l'être qui s'humilie est plus grand, l'orgueil reçoit de cette contradiction un caractère ridicule, tandis que l'humilité devient, dans ces conditions, plus vile ou du moins plus pénible.

CXVII. — Les faits sur lesquels je viens d'insister méritaient d'être examinés à part; leur analyse, rendant nécessaire l'emploi de procédés un peu subtils, a embarrassé notre marche. Maintenant il deviendra plus facile de développer et de faire admettre les propositions suivantes :

1° L'attention de l'esprit à des idées abstraites est nécessairement accompagnée de signes extérieurs d'attention. Ces signes sont modifiés dans le même sens que ceux de l'attention symbolique.

Il serait superflu d'insister sur cette proposition dont l'évidence est immédiate.

2° Si l'idée est claire, présente, et, si j'ose le dire ainsi, en la puissance de l'esprit, le corps est fixé dans l'attitude de l'attention facile.

3° Si l'idée est mal définie, si elle échappe et fuit comme une ombre, l'esprit semble la suivre et le corps imite ce mouvement.

Or, il se produit à cet égard des modifications d'un sens admirable. C'est ainsi que dans l'analyse d'un problème un peu compliqué, l'œil semble

regarder avec insistance et exécute automatiquement tous les mouvements qui correspondent à la
vision difficile. Au moment où l'attention cherche
à se fixer, l'œil paraît chercher en même temps
quelque objet fort éloigné du corps. A mesure que
les choses deviennent plus distinctes, cet objet
semble se rapprocher de plus en plus; si bien
qu'au moment où la pensée est arrivée au point
de décomposer l'idée première en ses éléments
les plus subtils, les yeux passent à l'attitude de la
vision myope et convergent avec une intensité
plus ou moins grande.

De même un homme attentif à un raisonnement
ardu fait mine d'écouter et d'écouter avec une
scrupuleuse instance, bien que le discours soit
haut et intelligible. Tous les signes de l'audition
difficile se développent alors sur la face, dont
l'expression rappelle celle d'un homme sourd qui
s'efforce d'entendre.

4° Si l'idée est fort compliquée, en même temps
que l'esprit en sent tous les détours, le regard et
le doigt élevé semblent suivre le fil conducteur de
quelque méandre très-compliqué.

En effet, il arrive souvent que dans une démonstration la solution ne soit point immédiate et ne

soit aperçue qu'au terme d'une longue série de propositions et de démonstrations successives. Le sentiment d'un mouvement ou d'une progression s'éveille alors dans l'esprit. « Suivez bien ce raisonnement, je vous prie, dit Molière. » On le suit en effet, et lorsque, arrivé au terme du raisonnement, l'esprit en saisit la conséquence, nous disons communément : J'y suis, m'y voilà, et tout le corps prend en même temps une attitude de repos.

5° « Lorsque l'homme développe ses idées sans « obstacle, dit Engel, sa marche est plus libre; « quand la série des objets se présente difficile- « ment à son esprit, son pas est plus lent. Lors- « qu'un doute important s'élève soudain, il s'ar- « rête tout court. De même, des idées disparates « amènent une marche irrégulière. Quand on « change d'idée, on change d'attitude. Si, par « exemple, cherchant quelques faits intellectuels, « un homme regarde en bas et ne trouve point, « ses yeux changeront de direction, il regardera « en haut, etc. » Ces remarques sont pleines de génie.

6° Si la marche de la pensée est embarrassée et pénible, un mouvement général d'embarras retentit dans tous les organes du corps, et des signes d'impatience se développent de toutes parts.

C'est ainsi qu'on se gratte la tête ou le corps, on se frotte les yeux ou on cligne fréquemment, on se mouche sans besoin, on crache, on secoue la tête; on se débarrasse d'habits qui ne gènent en aucune façon.

Ces mouvements se produisent avec plus d'évidence encore quand, au mouvement intérieur de la pensée, se mêle un travail simultané d'expressions, comme cela a lieu dans une improvisation. Rien de plus fréquent que de voir alors des personnes vives, mais dont l'éloquence est moins rapide que la pensée, se frotter à chaque instant les yeux, s'essuyer la tête, se moucher, cracher sans nécessité, signes d'embarras extérieur qui répondent toujours à ces moments où se produit dans l'esprit un certain embarras. Un de mes amis, homme fort intelligent d'ailleurs, a quelque peine à développer ses idées dans la conversation. Sitôt que l'expression fait défaut, on le voit secouer la tête et chasser bruyamment de l'air par le nez, bien que ses fosses nasales soient d'ailleurs absolument libres.

7° L'esprit fait-il un premier effort infructueux,

on s'apprête à le recommencer. Le corps imite ce mouvement. On s'arrête, on respire, puis on semble reprendre son action.

Les habitudes de la vie donnent quelquefois au geste une forme particulière. Ainsi, les gens qui ont l'habitude du dessin font mine d'effacer quelque chose comme pour tracer un nouveau contour. Un musicien, au contraire, frappe du doigt comme pour commander le silence, puis il recommence son raisonnement.

CXVIII. — Tels sont d'une manière générale les mouvements qui accompagnent l'action de l'esprit. Mais ces mouvements sont remarquables surtout quand l'idée dont l'intelligence est occupée éveille en nous des sentiments d'une nature toute particulière :

1° Si l'évidence d'une idée lumineuse charme l'esprit et le ravit dans une contemplation joyeuse, tous les signes de l'admiration se développent sur le visage et dans le corps tout entier.

2° Si une solution inattendue se présente à l'esprit, le corps peut éprouver tous les effets de l'étonnement.

3° Une idée se développe-t-elle en harmonie avec le sens du bien? est-elle bonne? cette idée

nous charme, elle nous caresse et nous applau-
dissons. Que dis-je, nous la respirons, nous la
goûtons, nous l'assimilons, et à tous les signes de
l'assentiment extérieur se mêlent ceux de la déglutition satisfaite.

4° La forme sous laquelle l'idée est présentée
éveille-t-elle dans l'esprit ce sentiment de convenance et d'harmonie qui est l'une des conditions
premières du beau? le charme de l'expression
peut éveiller des idées parallèles ou analogues à
celles que l'idée sollicite. Souvent même, le sens
abstrait de la pensée n'excitant qu'un sentiment
médiocre, le corps de cette pensée, je veux dire
l'enchaînement des mots, le rhythme de la phrase,
le choix des expressions, pourront affecter très-
vivement et éveiller des impressions très-distinctes
de plaisir et de volupté, de douleur ou de dégoût,
Dans ce cas, ces sentiments sont exprimés par les
mouvements extérieurs qui leur sont relatifs, et
cela dans un détail si fin qu'analyser ces choses
c'est au premier abord tomber dans la subtilité.

Je prendrai pour exemple un de ces fins con-
naisseurs, un de ces littérateurs délectants, dont
l'espèce qui se perd chaque jour a été si commune
en France au commencement de ce siècle. Suppo-

sons notre homme attentif à la lecture d'un passage où le charme de l'expression, la vivacité du mouvement, la suave harmonie du style lui font apercevoir des perfections merveilleuses; le sentiment de ces perfections l'occupe tout entier; et, de peur d'en laisser échapper une seule, il lit avec une lenteur précieuse, relit sa phrase, s'arrêtant à chaque mot et faisant durer par mille artifices l'impression de ces choses sur l'esprit. Ces actions, propres aux délicats, ont avec la friandise du gourmet plus d'analogie; et chose remarquable! ils en produisent sur le visage toutes les expressions, tous les mouvements principaux. Voyez en effet ces mouvements de dégustation dans les lèvres, ce nez qui flaire, ces yeux à demi fermés, ces petites fossettes dessinées sur les joues par un mouvement de déglutition voluptueuse! et vous demeurerez convaincu que cet homme ne voit pas, n'entend pas seulement l'idée renfermée sous les formes du langage, mais en réalité la goûte et la savoure, et, pareil en cela au gourmet, semble moins attentif à l'idée elle-même, à la base nutritive de la pensée qu'à la saveur du style, aux ingrédients de la phrase, aux parfums de l'expression.

Or, d'un homme qui lit ainsi, nous disons naturellement : c'est un *homme de goût*. Ainsi cette figure n'est pas seulement dans le langage, elle est aussi dans le geste.

On sent bien que des impressions opposées à celles que je viens de décrire amèneront des mouvements inverses, en sorte que des mouvements d'impatience et de dégoût, seront la conséquence naturelle de certaines lectures. De même l'indifférence de l'esprit se traduira par des mouvements d'indifférence dans les organes du corps, le mépris par des signes de rejet, le dégoût et l'horreur par des mouvements d'expulsion dans tout l'appareil buccal. Enfin, la négation de l'esprit sera traduite dans le corps par des mouvements de refus ou de révolte.

CXIX. — Afin de montrer dans quel détail merveilleux le mouvement du corps se plie à toutes les exigences de la pensée, je rapprocherai de ces faits certains faits analogues, relatifs aux idées que l'homme se fait de sa personne, à la manière dont il s'affecte lui-même.

L'homme en effet est souvent son objet à lui-même, et dans ce retour vers soi, il éprouve dans certains cas des sentiments de satisfaction et d'orgueil, et, dans d'autres cas, de tristesse, de dégoût de soi-même, d'abandon et d'humilité.

Or, chose remarquable, dans le premier cas, il se goûte lui-même. Tantôt il se rengorge et exécute le mouvement de la gustation satisfaite. D'autrefois, c'est le mouvement d'inspiration voluptueuse dont la déglutition du gourmet est suivie. Des mouvements sympathiques de caresse individuelle accompagnent souvent ces métaphores, et je ne puis m'empêcher de faire remarquer ici combien les expressions du contentement intérieur et de la suffisance ont avec ces mouvements de frappante analogie.

Quand à ces signes du contentement se mêlent ceux de l'orgueil, on voit le corps se redresser et se gonfler. Ces choses se développent dans un ordre simple et intelligible.

La tristesse a des signes diamétralement opposés ; elle prend la figure du dégoût le plus profond. Elle laisse par un mouvement naturel la salive s'écouler ; les lèvres retombent, le gosier se ferme. Tous ces mouvements sont dans le langage : ne dit-on pas à chaque instant que la tristesse amène le dégoût de la vie? De même le sentiment de l'humilité amoindrit.

CXX. — Dans la série des faits innombrables que produit le développement de l'activité humaine, pourrais-je tout embrasser et tout dire? Qu'il me suffise d'avoir fait entendre le sens des propositions que je résume ici :

1° Les mouvements de l'esprit qui sont relatifs aux idées abstraites, sont toujours accompagnés de mouvements analogues dans les organes du corps.

2° Les sentiments de plaisir ou de douleur, d'amour ou d'aversion qui sont éveillés à l'occasion d'une idée abstraite, sont accompagnés de tous les mouvements analogues qu'amène un sentiment de même ordre qui se développe dans l'occasion d'une impression physique directe.

3° Les mouvements analogues se développent dans le corps, à l'occasion des impressions qu'excite dans l'âme la propriété même des signes auxquels l'idée est attachée dans le langage.

4° Les sentiments qu'éveille dans l'être vivant l'idée de sa propre existence, sont accompagnés de mouvements physiques analogues à la nature de ces sentiments.

5° Ces expressions du corps sont toujours identiques ou du moins parallèles à celles du langage;

en sorte que, dans beaucoup de cas, pour traduire une passion dans le dessin d'un visage, il
suffirait d'imiter directement les figures du langage et les expressions naturelles par lesquelles
la parole peint métaphoriquement cette passion.

CINQUIÉME PARTIE

———

APPLICATION DES PRINCIPES PRÉCÉDEMMENT EXPOSÉS.
DE L'EXPRESSION DES PASSIONS D'UNE MANIÈRE GÉNÉRALE.

CXXI. — Des mouvements directs et sympathiques, des mouvements symboliques, des mouvements métaphoriques, apparaissent, se succèdent, se mêlent, se combinent en cent manières et composent la physionomie des passions.

Mon intention n'est point de donner ici une analyse complète des passions ; cette question, d'un grand intérêt d'ailleurs, m'entraînerait pour le moment trop loin de mon sujet. Mais parmi ces passions je prendrai les plus apparentes, et en montrant de quels mouvements elles sont naturellement accompagnées, je ferai une application facile des principes qui ont été établis dans le courant de ce travail.

Nous distinguerons dans cette exposition deux

19.

ordres de passions : 1° des passions homogènes dont tous les éléments sont harmoniques et de même signification; 2° des passions hétérogènes dont les éléments sont de signification contraire.

1° *Des passions homogènes.*

CXXII. — Nous rangerons au nombre des passions homogènes :

Le plaisir	La douleur.
La joie	La tristesse.
La volupté.	L'angoisse.
Le contentement . . .	L'ennui.
La confiance	Le doute.
Le calme.	La colère.
L'énergie.	La mollesse.
La fierté.	L'humilité.
L'orgueil.	La bassesse.
L'impudence	La honte et la timidité.
L'amour	La haine.
L'estime.	Le mépris.
L'admiration	L'horreur.
La bonté.	La méchanceté.
La générosité.	L'avarice.
Le courage.	La peur et l'épouvante.

Nous pourrions pousser beaucoup plus loin cette énumération; elle diffère beaucoup de celle qui a été proposée par Descartes, et bien que j'aie dû profiter du travail de ce grand philosophe, il m'a fallu pour obéir aux exigences de mon sujet, accepter une classification un peu différente. Je vais essayer de définir tour à tour ces différentes passions et je démontrerai le rapport naturel qui existe entre la définition de chacune d'elles et les mouvements corporels qui l'expriment.

Du Plaisir et de la Douleur.

CXXIII. — Le *plaisir* naît d'une excitation douce qui éveille le sentiment de la vie et sous l'impression de laquelle on s'épanouit. Cet épanouissement se manifeste par des efforts sensibles. C'est ainsi que le plaisir augmente la force impulsive du cœur, excite le système nerveux et détermine ainsi de la chaleur et de la rougeur artérielle. Un besoin plus actif de respiration s'éveille. La tendance à l'action s'exprime dans tous les muscles, dans tous les appareils de la sensation ; aussi le plaisir fait-il sourire, ouvrir les yeux, dilater les narines. Chez beaucoup d'animaux les oreilles se dressent. La voix devient aussi plus rapide et plus aiguë. En même temps, la tendance au mouvement que le plaisir excite, porte à s'agiter sans

effort, à courir, à bondir, à agiter ses bras comme
un oiseau ses ailes, lorsqu'il veut s'envoler. Cet
état que le plaisir amène, cette surexcitation douce
de la vie, est la joie.

Quand la joie est très-vive, très-distincte, et
cela arrive plus particulièrement dans l'enfance,
elle détermine dans les viscères des effets semblables à ceux d'un chatouillement agréable et
produit ainsi ces éclats de rire accélérés qui sont
particuliers à cet âge. Ce phénomène est en général moins apparent dans l'âge adulte.

La *douleur* naît d'une sensation anomale qui
éveille le sentiment de la vie, mais sous une forme
étrangère et pénible. Aussi l'organisme repousse-
t-il la douleur avec une énergie souvent désespérée. Cette action, considérée de près, a tous les
caractères de l'effort. La douleur lutte en effet
avec une violence proportionnée à la force du pa-
tient. Considérez un homme qui subit quelque
grande opération. Il produit tous les mouvements
d'une lutte désespérée et pousse des cris affreux
et prolongés; ses veines se congestionnent, sa
peau se couvre de sueur. Cette tendance aux mouvements de l'effort est si marquée qu'il cherche
instinctivement des points d'appui, saisissant la

main des personnes qui l'entourent et la serrant convulsivement. Il est bien à remarquer que les personnes de courage se contiennent et ne crient point ; mais leur attitude est alors celle d'une résistance obstinée, elles serrent les mâchoires et les lèvres et cessent absolument de respirer. Aussi les chirurgiens habiles recommandent-ils alors à leurs malades de ne point se retenir et de n'avoir point honte de crier, les cris étant dans ce cas un moyen d'entretenir un reste de respiration.

Il est d'ailleurs aisé de prévoir que des efforts de cette nature épuisent s'ils sont trop souvent répétés. Ils anéantissent les forces par la congestion veineuse qu'ils amènent et tarissent les sources de l'activité nerveuse. Aussi, à ces convulsions succède le plus souvent un sentiment pénible d'épuisement et de faiblesse. Cette fatigue intérieure, cet abandon qui suit l'excès de la douleur, est la tristesse. Aussi les caractères de la tristesse sont-ils généralement ceux d'un affaissement général. La face pâlit, les mouvements du cœur et du thorax se ralentissent, la vue s'affaiblit et devient traînante, la peau se refroidit et se dessèche, le corps se courbe, s'affaisse ; enfin toutes les chairs de la face, entraînées par un mouvement passif, semblant abandonnées à la pesanteur, comme l'artiste l'a merveilleusement exprimé dans les têtes penchées des filles de Niobé. Dans ce mouvement, la respiration s'arrêtant, les ailes du nez s'affaissent et le poids des joues entraîne la paupière inférieure, si bien que celle-ci agissant par continuité sur la paupière supérieure, le globe de l'œil est découvert au-dessus de la prunelle, tandis que la pupille est recouverte et à demi voilée. Cet effet est rendu plus sensible par ce mouvement d'élévation de l'œil que détermine dans les défaillances la prédominance des muscles obliques supérieurs. Ces choses sont très-faciles à constater.

CXXIV. — Lorsque la joie ou la douleur sont subites, elles peuvent exciter au point de déterminer un spasme tétanique du cœur, d'où résulte une grande et subite pâleur. La rougeur succède en général à cette pâleur aussitôt que le spasme a cessé. D'autres fois elles produisent l'étonnement et peuvent dans certains cas amener la défaillance et la syncope.

De la Volupté et de l'angoisse.

CXXV. — La *volupté* est une sorte de plaisir

chatouillant dont l'effet court dans les viscères et rend insensible aux excitations extérieures. Elle est donc essentiellement caractérisée par un retour vers soi-même. Nous en avons décrit ailleurs les principaux effets.

Il n'est pas besoin de rappeler ici que les mouvements de la volupté peuvent accompagner une action directe, se développer dans un sens symbolique ou métaphorique, et se montrent dans ces différentes circonstances sous la même forme. Cette simple remarque nous épargnera des répétitions et des longueurs.

L'angoisse résulte d'une douleur qui retentit dans les nerfs viscéraux et trouble plus ou moins le jeu des intestins, des poumons et du cœur. Cet état est toujours accompagné d'une dyspnée intense et d'une extension convulsive du corps. Il semble qu'alors les mouvements des viscères étant suspendus, l'organisme entier cherche à y suppléer par des mouvements accessoires des muscles périphériques. C'est ainsi qu'en général l'angoisse précède la mort. Dans cet état, un sentiment profond de gène douloureuse éveille l'idée de l'esclavage. Ainsi, selon le principe que nous avons développé en plusieurs lieux, l'angoisse

pousse les moribonds à se dépouiller de leurs vêtements, bien qu'alors la peau soit le plus souvent
glacée. Souvent, presque au moment de mourir,
ils veulent se lever et changer de lit : que de fois,
hélas ! n'ai-je pas vu ces choses dont l'idée me
saisit douloureusement !

Si l'angoisse est subite, elle se change en épouvante ; on essaye de fuir, de s'arracher à soi-même,
et cette tendance sans but et sans regard constitue
l'égarement. C'est ainsi que dans les grandes douleurs on se précipite, on s'échappe, on court au
hasard. Les empoisonnements amènent des effets
analogues ; au début d'une invasion, un désir
immodéré de fuir saisit souvent les pestiférés et
les cholériques, et ces effets ne s'observent pas
uniquement dans l'espèce humaine, les animaux
les présentent souvent à un haut degré.

On peut voir ici jusqu'à quel point ces effets
sont opposés à ceux de la volupté. Dans la volupté,
les yeux se ferment à demi, les oreilles s'incli-
nent, le corps est ramené vers lui-même par une
sorte d'enveloppement ondulatoire. Dans l'angoisse, au contraire, les yeux s'ouvrent démesurément, les oreilles se dressent et le corps tout
entier s'érige. D'ailleurs, l'animal n'a alors la sen-

sation d'aucun objet extérieur, il regarde dans les ténèbres et ne voit pas. Dans ce cas, les yeux divergent légèrement et la pupille est alors énormément dilatée. Nous reviendrons tout à l'heure sur ces choses en parlant de l'épouvante.

Du Contentement et de l'Ennui.

CXXVI. — Le *contentement* est une sorte de joie tranquille, mêlée d'un sentiment de force intérieure et de liberté. Aussi, dans le contentement, le corps semble grandir; tous les mouvements se développent avec aisance, la vue se promène sans effort sur les objets extérieurs, et le léger sourire de la bouche entr'ouverte indique la liberté des mouvements respiratoires. On voit alors la face se colorer d'une rougeur légère et les joues gonflées par le sourire élever jusqu'à la prunelle la paupière inférieure. En général, ce mouvement n'est pas sans quelque mélange de volupté. Aussi, dans la plupart des cas, l'homme content se rengorge-t-il un peu.

L'*ennui* est une tristesse mêlée d'un sentiment plus vif de répulsion et de dégoût. Aussi les mouvements d'effort et de révolte sont-ils plus pro-

noncés dans l'ennui proprement dit que dans la
tristesse. De là cette congestion pénible, cette
oppression qui amène à chaque instant le besoin
de bâiller. Il est fort à remarquer qu'on s'ennuie
plus facilement dans les lieux où l'air n'est pas
renouvelé, tandis qu'il se produit difficilement
sur les montagnes et sur les bords de la mer,
dans tous les lieux enfin où de grandes masses
d'air circulent; de là ce besoin de prendre l'air
qui s'empare de tous ceux que l'ennui a saisis.
L'ennui est donc en soi un commencement de congestion et d'asphyxie. On conçoit dès lors comment toutes les causes qui peuvent directement
ou par sympathie ralentir les mouvements respi-
rateurs, un chant lent et monotone par exemple,
sollicitent irrésistiblement à l'ennui, tandis qu'il
est le plus souvent vaincu par l'influence d'une
musique d'un rhythme rapide et entraînant.

De la Confiance et du Doute.

CXXVII. — La *confiance* naît d'un contentement intérieur mêlé d'un sentiment de liberté
indéfinie. L'homme qui marche au grand jour
dans une plaine découverte et sur un terrain uni,
nous donne directement l'expression de la con-

fiance; la tête haute mais sans roideur, la respiration grande et facile, le regard assuré, les narines ouvertes, la bouche souriante, les épaules dégagées, la marche aisée et libre, tels sont les signes les plus habituels de la confiance. Il n'est pas nécessaire de rappeler que ces expressions peuvent avoir un sens tantôt symbolique tantôt métaphorique, et dans tous les cas elles seront les mêmes, sauf les modifications que nous avons indiquées au chapitre des mouvements symboliques.

La vue, l'apparence, l'idée d'un obstacle dans la marche du corps ou de l'esprit produit le *doute*. Le doute s'arrête à la vue ou à la simple idée de l'obstacle. Parfois il recule devant cet obstacle lorsqu'il apparaît comme chose douée d'une activité mauvaise. Mais le plus souvent le corps est seulement dévié de sa direction première.

L'obstacle étant nuisible en soi, on a directement, symboliquement ou métaphoriquement tendance à se mettre en garde contre lui. Les mains se portent en avant et l'œil se met en défense par certains mouvements du sourcil. Des signes de refus ou même de dégoût se dessinent dans les contractions du nez et des lèvres. Toutefois, les yeux demeurant ouverts et attentifs, cette circonstance permet de distinguer le doute d'avec le simple refus.

Quand le doute est mêlé de quelque inquiétude on essaye de tourner l'obstacle et les yeux cherchent à droite et à gauche une issue. De là, ces oscillations furtives de la tête et du corps qui se porte tantôt sur la jambe droite, tantôt sur la jambe gauche, mouvements que les mimes populaires emploient avec d'autant plus de succès que leurs grimaces ne sont au fond que des exagérations, plus ou moins heureuses, de signes naturels dont chaque spectateur a en lui le type et l'instinct.

Du Calme et de la Colère.

CXXVIII. — Le *calme* diffère du contentement et de l'énergie dont nous parlerons tout à l'heure par des caractères qui ne permettent point de les confondre. C'est le repos dans l'action. Une certaine lenteur dans les mouvements, la bouche un peu pendante, la paupière supérieure haute, le corps droit, mais sans aucune espèce de roideur, la circulation grande mais lente, la peau plutôt pâle que colorée, tels sont les signes qui caractérisent en général la physionomie des gens calmes. Ils en ont en général le front uni et peu de rides sur le visage. Leurs muscles sont en général peu apparents; toutefois, le plus souvent, ils ont l'aspect de la force. La faiblesse rend en effet nécessaires des efforts habituels, et ces efforts incompatibles avec un calme réel ne peuvent se concilier avec les signes généraux qui l'expriment.

Si le calme est le repos dans l'action, la *colère* pourrait être à certains égards définie l'action dans l'action, c'est à la fois une révolte et une poursuite furieuse; elle court, se précipite, bondit, lutte avec une rapidité foudroyante, brise et anéantit. De là une tendance invincible à battre, à casser, à déchirer, à mordre, à fouler aux pieds, tendance qui s'épuise sur toutes choses, même sur les innocents, que dis-je, sur des êtres inanimés.

La colère, étant le résultat d'une excitation extrême, accélère en général les mouvements du cœur et fait rougir la face. Mais souvent cette excitation poussée trop loin détermine un spasme du cœur qui cesse un instant de battre. Dans ce cas, la colère fait pâlir. Ainsi la pâleur est le signe d'une colère poussée à ses limites extrêmes.

La colère amène dans certains cas des spasmes

dans les viscères, spasmes d'où résultent tous les symptômes de l'hystérie et de l'angoisse : c'est ainsi qu'elle fait tantôt couler les larmes et tantôt éclater un rire terrible. Souvent l'angoisse est alors poussée si loin, que la colère paraît au premier abord ressembler à l'épouvante ; mais, en y regardant de plus près, elle s'en distingue aisément, en ce que (comme nous le dirons tout à l'heure) dans l'épouvante le corps se retire en arrière, tandis que dans la colère il se porte le plus souvent en avant. En outre, les pupilles sont toujours énormément dilatées dans l'épouvante, tandis qu'elles sont toujours contractées dans la colère.

Cette passion se développe sous une forme essentiellement éruptive. En conséquence elle ne peut, en aucun cas, être contenue sans un effort de la volonté qui intervient avec plus ou moins d'énergie. De là, deux mouvements opposés, l'un qui pousse, l'autre qui retient. Les muscles antagonistes entrant ainsi simultanément en action, un tremblement plus ou moins énergique en résulte, et la voix prend plus ou moins la forme du rugissement.

De l'Énergie et de la Mollesse.

CXXIX. — N'écrivant point ici pour les peintres, je n'insisterai point sur la forme de ces sentiments. Essentiellement, l'*énergie* résulte d'un sentiment très-distinct de sa force, et se traduit par des symptômes de tonicité dans les muscles. Ce sentiment peut se développer quelquefois chez des personnes qui n'ont, il est vrai, qu'une force musculaire très-bornée, mais chez lesquelles l'habitude du commandement a fait naître artificiellement un sentiment de puissance. D'ailleurs, l'énergie n'a point le caractère éruptif de la colère. Son attitude est celle de l'action, mais d'une action calme et qui se possède ; d'une action dominante qui n'a pas besoin d'effort pour se produire. Aussi est-elle accompagnée d'une grande liberté, d'une grande aisance de mouvement. Toutefois, la con-. traction apparente de certains muscles, tels que le sourcilier et le masséter, la netteté ferme du mouvement, indiquent la persistance vivace d'une volonté toujours prête à se manifester.

Lorsque l'énergie n'est point éclairée par l'intelligence et qu'elle est unie à un caractère soupçonneux, elle prend la forme de l'entêtement.

On découvre chez l'homme entêté les indices d'un effort perpétuel. Les yeux sont contractés, la bouche est pincée, la mâchoire habituellement serrée ; les épaules sont en même temps élevées et contractées, la tête est enfoncée dans le thorax, le dos se courbe dans l'attitude de la résistance, et les poings ont, à se fermer, une tendance habituelle. C'est ainsi que l'entêtement, qui est une disposition à la résistance intellectuelle, se traduit par des symptômes de résistance corporelle.

Il y a un caractère opposé à l'énergie et surtout à l'entêtement, caractère toujours prêt à céder. Les signes de celui-ci sont ceux d'un abandon qui laisse tout aller, tout tomber ; ce qu'expriment métaphoriquement certains mouvements des yeux, de la bouche et surtout des mains ; mouvements passifs, attitudes pesantes, affaissement partiel du corps, tout dénote une nonchalance habituelle, une paresse de l'âme qui semble à regret intervenir et gouverner son empire.

De la Fierté et de l'Humilité.

CXXX. — La *fierté* diffère de l'énergie par un sentiment plus élevé de force relative, elle se résume dans un instinct de domination virtuelle, et s'exprime essentiellement dans la hauteur de l'attitude. Ce sentiment, plus intellectuel que sensuel, influe peu sur les mouvements de la bouche; mais il rend la circulation plus active et détermine une légère dilatation des narines qui frémissent aisément. L'attitude de l'œil est ferme et calme, seulement un léger mouvement du sourcil et du front trahit cet excès d'énergie intérieure, cette conscience de volonté et de force indomptable qui contracte le sourcil du Jupiter antique.

Il n'est pas hors de propos de rappeler ici ce que nous avons dit plus haut sur l'association qui se forme naturellement dans l'esprit entre l'idée de puissance et celle de grandeur. L'homme fier se sent grand, il se dresse de toute sa hauteur, et ce sentiment de sa hauteur se combinant avec un pressentiment de petitesse relative dans autrui, il regarde de haut en bas. Nous avons vu qu'un mouvement semblable se produit dans ces moments de surexcitation intellectuelle, où la pensée, brisant en quelque sorte ses chaînes, s'élève et plane au-dessus du monde; l'homme inspiré se redresse alors dans l'attitude d'une fierté sublime, et son regard, embrassant l'horizon, semble dominer d'une incommensurable hauteur la terre qu'il voit à ses pieds.

Ce mouvement, ce vol de la pensée dominant tout dans l'organisme, les métaphores dont le langage est rempli s'expliquent naturellement. On comprend comment l'aigle et l'épervier sont chez les anciens le signe symbolique de la divinité; et ces objets accessoires entraînant la pensée vers ces hauteurs où l'imagination les figure, ils exaltent l'homme le plus froid et le pénètrent d'une joie sublime ou d'une terreur mystérieuse.

A la fierté, opposons l'*humilité*. Être humble c'est se sentir faible et petit. Ce sentiment de petitesse porte à s'amoindrir. Se sentir faible oblige de se mouvoir avec lenteur. Ainsi l'humilité marche la tête baissée, sa marche est peu assurée, sa parole est douce et lente; mais cette expression, semblable en ces choses à la tristesse, en diffère par une expression plus tranquille des traits et plus particulièrement de la bouche et des yeux.

De l'Orgueil et de la Bassesse.

CXXXI. — L'*orgueil* est la fierté ravalée aux formes de la sottise et du brutal égoïsme. Absorbé dans une amoureuse contemplation de soi-même, l'orgueilleux n'a point dans l'attitude cette liberté noble de l'homme fier. Il ne se redresse pas, il se roidit; il ne se dilate point, il se gonfle. L'œil de l'homme fier plane au loin; l'orgueilleux tient ses paupières baissées par une indifférence générale à tout ce qui n'est pas lui. Il se flaire, se goûte, se savoure lui-même, et, tous ses mouvements se mêlant, il se dresse comme l'homme fier et se rengorge comme le voluptueux. Ce mouvement est si caractéristique qu'on prend habituellement pour symbole de l'orgueil les animaux qui en offrent habituellement l'apparence, tels que les dindons et les paons.

La *bassesse*, qui est l'opposé de l'orgueil, est une sorte d'humilité calculée, un volontaire abaissement de soi-même, un esclavage sollicité et dont on prend son parti. Elle n'est point un hommage rendu à des qualités sublimes, c'est, si j'ose le dire ainsi, l'abaissement volontaire d'un homme au-dessous de ce qui est bas. Je me sers de ces métaphores du langage parce qu'elles indiquent par avance les métaphores du geste. L'homme bas exprime en effet la bassesse dans toute son attitude; il rampe, il s'aplatit, et l'effort qui se traduit alors dans les muscles, montre à quel point la bassesse diffère de l'humilité naturelle.

La crainte produisant, comme nous le verrons tout à l'heure, des effets analogues à ceux dè la bassesse, un peintre de caractères dont le but serait de peindre une image de la servilité, devra bien se garder de donner à l'idole quelque qualité sublime ou terrible; c'est ainsi qu'il n'y a point de bassesse devant Dieu. Un petit enfant qui rampe aux pieds d'un maître courroucé, n'exprime point la bassesse et n'excitera point le mépris. Un caricaturiste fort spirituel a bien senti cette vérité; aussi, voulant peindre la bassesse d'un solliciteur, l'a-t-il représenté se courbant devant un homme à tête de paon. Remplacer cette tête de paon par une tête d'aigle ou de lion, eût été manquer absolument le but.

Le peintre fera donc sagement de distinguer par quelque signe ridicule, par une expression de sottise et de faiblesse, l'être aux pieds duquel se traîne la bassesse. Il le rapetissera; et en grandissant l'homme vil qui l'adore, il fera mieux encore sentir son abaissement.

On ne peut à cet égard trop remarquer l'impression pénible qu'on éprouve en voyant des valets gigantesques, couverts des insignes d'un général ou d'un grand seigneur, se traîner et ramper pour complaire aux caprices d'un enfant maussade, comme un sauvage devant son fétiche. Ce sentiment n'est-il pas la condamnation éternelle de ces modes honteuses, qui, sans grandir le maître, abaissent davantage le serviteur, qui les avilissent tous les deux par un égal oubli de la dignité humaine? Mais ce n'est pas ici le lieu d'insister sur ces choses.

De l'Impudence, de la Timidité et de la Honte.

CXXXII. — L'*impudence* est une sorte d'orgueil stupide compliqué d'entêtement et de mépris. Des épaules élevées, la tête au vent, la lèvre dédaigneuse, le regard porté çà et là avec fermeté, mais sans attention, tels sont les mouvements habituels de l'impudence. L'impudent a l'œil ouvert et sec, il ne rougit point, ses sourcils sont rapprochés, ce qui donne aux sourcils naturellement peu écartés la physionomie de l'impudence. Tout le monde a dans les souvenirs quelque physionomie de ce genre[1].

1. Inverecundi signa oculus apertus et splendidus. Palpebræ

La *timidité*, que nous opposons ici à l'impudence, a avec l'humilité quelques analogies qui sont loin toutefois d'établir leur identité; il y a en effet entre elles cette différence essentielle : l'humilité accepte le sentiment de sa faiblesse relative et n'y trouve aucune douleur; la timidité ne fait que le subir, et il en résulte une sorte d'esclavage pesant et d'embarras pénible qui s'explique métaphoriquement dans toute l'attitude.

L'analyse des formes de la timidité peut être ramenée à des expressions assez simples; toutefois, cette analyse exige une assez grande attention et une certaine méthode.

Nous avons vu plus haut qu'il suffit de se croire faible pour s'affaiblir en effet, de craindre l'impuissance pour être impuissant. Ce sentiment, s'il se mêle à un instinct de fierté, fait souffrir, et, la volonté luttant contre cet affaiblissement involontaire, l'effort qui en résulte ajoute aux phénomènes généraux de la faiblesse les effets de la roideur : ainsi la timidité fait trembler.

Cette roideur n'est pas localisée dans les mem-

sanguineæ et crassæ; et parum curvus; musculi scapularum sursum elevati... (*Arist. physiogn.*, § 3, p. 392, lig. 29. Ed. Bekker.)

bres seulement, elle s'étend à tous les muscles respiratoires et particulièrement à ceux du larynx. Aussi, elle éteint la voix en même temps que la faculté d'articulation. La timidité produit donc le bégayement et détermine l'aphonie.

L'effort étant d'ailleurs suivi de ses effets ordinaires, un certain embarras se produit dans la circulation; la face se congestionne, et le cœur luttant contre un obstacle, ses battements s'accélèrent.

Cet état est donc à la fois un malaise et une douleur qui peut se rapprocher de l'angoisse. Or, dans le cas d'angoisse, un des mouvements les plus naturels est l'aversion qui nous éloigne de la cause de la douleur.

Or, quand cette douleur nous vient surtout par la vue d'une chose présente, on se soustrait en partie à son influence, en baissant les yeux et la tête ou en les détournant; on diminue la vivacité de l'impression qu'on éprouve, en se tenant éloigné ou en s'éloignant par degrés.

La timidité, sous ce point de vue, diffère *toto cœlo* d'avec la bassesse. En effet, la bassesse se traîne aux pieds de son idole et s'en rapproche de plus en plus comme pour rendre son néant plus visible. La timidité, au contraire, recule et s'éloigne comme pour retrouver dans cet éloignement le sentiment d'une grandeur perdue.

La bassesse se courbe, s'aplatit, ondule et rampe. Dans la timidité, au contraire, le corps tout entier se redresse et la tête seule se penche pour soustraire les yeux à l'influence de l'impression déprimante.

En un mot, la timidité est l'expression d'une fierté que la nécessité domine. C'est le sentiment d'une infériorité relative, contre laquelle se révolte un mouvement d'orgueil.

Ces remarques expliquent comment la plus haute indépendance se lie souvent à la timidité; comment l'homme le plus fier, le plus grand dans un milieu où s'épanouissent librement son génie et ses aptitudes spéciales, peut être ailleurs d'une excessive timidité; comment un héros indomptable dans les batailles, peut trembler dans un salon; comment enfin le plus sublime orateur peut se troubler au milieu des futilités d'une conversation spirituelle : je veux dire de tout ce qu'il y a de plus vain dans le monde.

On confond en général dans le langage la timidité et la honte. Toutefois, ces deux passions diffèrent sous plusieurs points de vue qu'il est utile d'examiner ici :

1° L'homme qu'on surprend dans une position humiliante ou dans la perpétration d'une action coupable éprouve de la *honte*. La honte résulte aussi d'un sentiment très-vif d'infériorité relative.

2° Ce sentiment est vif surtout quand on est surpris au grand jour dans une position humiliante.

3° L'homme honteux essaye de se soustraire à la vue de tous. Il se cache, il s'enveloppe. La lumière le blesse; aussi détourne-t-il la tète en même temps qu'il se voile les yeux.

4° L'homme honteux cesse de respirer; son cœur bat avec violence; il rougit, il tremble, il se couvre de sueur.

5° L'idée seule d'une action honteuse racontée au grand jour peut amener chez les personnes présentes l'embarras de la honte.

6° Penser à une action honteuse, s'y complaire et être en même temps regardé, détermine la honte.

7° Voir commettre une action honteuse et dégradante fait naître naturellement une impression de honte.

Ces derniers faits se rattachent de la manière
la plus facile à la théorie du geste telle que M. Chevreul l'a conçue.

En effet, en vertu des règles établies plus haut,
voir exécuter une action, y penser, c'est avoir une
tendance réelle à l'exécuter, et cette tendance
nous fait malgré nous participer à cette action.

Cette tendance et cette participation seront
d'autant plus vives que l'action qu'on imagine,
quoique humiliante et condamnée, sera cependant
selon la nature, selon certains instincts primitifs
réduits au silence par l'éducation. Ces faits sur
lesquels je ne puis ici m'étendre, sont hors de
doute pour ceux qui savent observer.

Nous avons dit dans quelles circonstances la
honte se produit. Expliquons maintenant plus au
long les effets directs de la honte :

Être vu ou s'imaginer vu commettant une
action dégradante, conduit à la honte.

Or, la lumière extérieure étant la condition
nécessaire de l'exercice de la vue, la honte détermine en premier lieu l'aversion de la lumière.
Cette aversion morale ou plutôt imaginaire détermine dans les organes visuels toutes les conséquences, toutes les modifications d'un embarras

direct. L'œil ressent véritablement dans ce cas-là
haine de la lumière. Il est douloureusement ébloui.
De là une tendance irrésistible à couvrir ses yeux
de ses mains, à détourner la tête, à la courber, à
la retirer entre les épaules par un mouvement
analogue à celui qui ramène la tête des tortues
sous leur carapace.

Or, un jugement habituel nous apprenant que
naturellement nous pouvons être vus de ceux que
nous voyons, fait que l'homme honteux, pareil à
certains oiseaux timides, pense, en voyant, être vu
davantage. De là, cette impossibilité de regarder
et de fixer les yeux d'autrui dans la honte. Il suit
aussi très-naturellement de là que l'homme honteux fait la moue.

Au mouvement qui porte l'homme honteux à se
soustraire à l'action de la lumière, succède un autre mouvement qui le porte à fuir, à se cacher, à
s'envelopper, à se soustraire à tous les yeux.

*Ecce ejicis me hodie à facie terræ et à facie
tuâ abscondar.* (*Gen.*, chap. IV, v. 14.)

Les peintres connaissent bien ces mouvements.
Ils se produisent, chez les petits enfants surtout,
avec une extrême évidence. On les voit alors re-
culer, se détourner tout en cachant leurs yeux de

leurs bras, puis se plonger en quelque sorte entre les bras de leur mère ou de leur nourrice. Or, cette tendance à fuir, à chercher les ténèbres, à se cacher dans quelque profondeur inaccessible, à s'enfoncer sous terre, est en même temps accompagnée d'un désir d'anéantissement. « *Timidus animus,* dit fort énergiquement M. Huschke, *recedit ab externis in se ipsum, et lubentissime, si posset, correperet usque ad punctum mathematicum.* » (*Mimice et phyg. frag.,* § 16.) De là une contraction générale du corps, un retrait caractéristique d'où résulte un amoindrissement général.

Or, en elle-même, la tendance à fuir porte au mouvement, c'est-à-dire à l'expansion. La tendance à s'amoindrir produit au contraire la constriction et par conséquent l'immobilité. Mouvements opposés, contradiction réelle qui se résout de la manière suivante.

Les viscères, moins directement soumis à l'empire de la volonté, moins extérieurs, subissent l'impression primitive; le mouvement expansif les domine, ils sont agités avec force, les contractions du cœur s'accélèrent et leur aptitude augmente.

Mais en même temps le mouvement de constriction saisit les muscles extérieurs, les muscles expirateurs se contractent avec effort, et ces effets se combinent d'une manière anomale avec ceux qui résultent des mouvements du cœur. De là, une rougeur subite toujours un peu violette; en même temps, le corps se couvre de sueur. Ces phénomènes sont surtout apparents dans l'enfance :

« *Videte pueros verecundos quibus factæ minæ faciunt ut, demissis oculis, stent feré quieti et impediatur respiratio. Tunc enim statim color ruber effunditur supra faciem, et mens ita turbatur ut confusé tantum respondeant, imò lacrymæ excutiantur oculis....* (Herm. Boerrh. prælect. acad. de morb. nerv. Ed. Van-Eems. 1761. T. I, p. 145.) »

Cette tendance à deux mouvements opposés produit en même temps dans tout le corps un sentiment de contradiction profonde et d'embarras. Les membres sollicités dans deux directions opposées deviennent roides. L'homme honteux sent s'évanouir toute sa force, toute son énergie, toute son intelligence, et son imagination fuyant en quelque sorte et l'emportant loin de lui-même, il perd toute présence d'esprit.

Dès lors, toute faculté de discuter et de raisonner l'abandonne ; ses réponses s'embarrassent et se confondent, ses paroles balbutient et meurent sur ses lèvres, il n'aperçoit plus rien, n'entend plus rien, son regard se trouble, il tombe dans la confusion.

La confusion est donc le suprême degré de la honte. Ce n'est donc pas absolument un pléonasme que de dire avec notre La Fontaine : -

> Le corbeau, honteux et confus,
> Jura, mais un peu tard, qu'on ne l'y prendrait plus.

Les critiques de J.-J. Rousseau sur ce point me paraissent plus pédantes que fondées.

Tels sont, d'une manière générale, les effets de la *honte*, l'un des mouvements les plus difficiles à expliquer d'une manière complète.

De l'Amour et de la Haine.

CXXXIII. — L'*amour* est un mouvement qui nous attire vers un être moral semblable à nous par certaines qualités harmoniques avec les nôtres. Ce rapprochement aboutit à une sorte de combinaison ou de composé moral d'autant plus stable que ses éléments ont entre eux une plus grande affinité.

Cette affinité peut avoir sa raison dans certaines qualités très-différentes.

Les unes, en effet, sont du corps; elles répondent à certains besoins physiques; les autres sont de l'intelligence et répondent aux modes les plus élevés de l'activité humaine.

Or, l'amour revêt des formes très-différentes en tant qu'il peut être excité par le sentiment de qualités diverses.

A. La plus noble source de l'amour, c'est la beauté, ou plutôt, afin de parler d'une manière plus précise, c'est l'attrait du plaisir que l'admiration détermine. L'amour revêt alors les formes de l'admiration et se révèle surtout dans le visage par des mouvements expressifs des yeux.

Nous avons parlé plus haut de l'admiration; l'expression générale de ce mouvement se compose de celle de l'attention et de la joie. L'expression de l'admiration suprême emprunte de plus quelques traits à celle de l'étonnement. Et tandis que le plaisir dilate encore les yeux, les narines et fait sourire l'œil et la lèvre supérieure, un commencement de stupéfaction paralyse la lèvre inférieure qui retombe mollement abandonnée à son propre poids. Le contraste qui résulte de la combinaison de ces deux mouvements est du plus grand effet. Un peu niais chez l'adulte, il donne à l'admiration des enfants l'expression d'une simplicité charmante. Notre adorable peintre Prud'hon a rendu ces choses d'une façon merveilleuse dans cette composition pleine de sentiment, où une petite fille, recevant dans sa jupe relevée un nid de petits chiens que lui apporte son frère, laisse éclater sa naïve admiration.

Or, dans l'admiration simple, l'effet principal de l'impression perçue est une excitation intime qui fait en quelque sorte rayonner l'âme hors du corps. Mais dans l'amour admiratif, l'âme est en même temps retenue par le lien d'un plaisir intérieur. De là, deux expressions opposées ou plutôt une expression mixte qui mérite d'être analysée. Dans ce cas, l'œil dirigé vers l'objet aimé se cache à demi sous la paupière comme dans la forme méditative de l'amour. En outre, la paupière supérieure coupe la pupille qui se noie sous l'ombre des cils, et ce mouvement donne aux regards une expression de douce langueur. Souvent alors les impressions chatouillantes qui parcourent les viscères montent vers les yeux et font couler les larmes; de là ces regards humides, ce brillnat cristallin de l'œil que les anciens considéraient comme le signe certain d'une tendance naturelle à la compassion et à l'amour. Ἐλεήμονες ὅσοι γλαφυροὶ καὶ λευκόχροοι καὶ λιπαρόμματοι καὶ τὰ ῥινία ἄνωθεν διεξυσμένοι καὶ ἀεὶ δακρύουσιν οἱ αὐτοὶ οὗτοι καὶ φιλογύναιοι[1]. (Aristot. *Physiognom.* § 3, p. 808, lig. 33. Ed. Bekker.)

D'ailleurs, cette expression n'est point immobile et son intensité varie. Ainsi tantôt l'expansion de l'admiration y domine, et tantôt c'est la concentration propre à la volupté. Cette dernière forme prédomine surtout chez les femmes, et si elle s'unit à certains mouvements ondulatoires de la tête, elle donne lieu à cette physionomie caressante qui plaît souvent et séduit par la magie propre à ce genre d'expressions.

Quand le mouvement d'admiration domine dans l'amour, le nez et la bouche se dilatent comme pour respirer; le visage entier sourit, le corps et les mains se portent en avant; quand l'impression de volupté l'emporte, à ces mouvements se mê-

---

1. Oculi diluti et inundantes se ipsos, venereum et affectibus obnoxium significant... neque dico abjectum tale signum. (*Ex Polemon. physiogn. e grœc. in lat. versâ*, par Em. Carol. Montecucollum, p. 31. Mut. 1612.)

lent certains mouvements symboliques de l'appareil buccal semblables à ceux que déterminent les saveurs suaves. L'attitude du corps exprime dans toutes les parties des choses analogues. Les mêmes formes de mouvements se reproduiront, soit que l'amour s'adresse à un objet extérieur, soit qu'il poursuive un objet imaginaire; mais dans ce dernier cas avec toutes les modifications propres à la forme symbolique que nous avons expliquée plus haut.

B. L'amour que l'admiration dirige, né de cette union sublime de l'intelligence et de la vie, laisse à l'homme sa grandeur et ne ravale point sa beauté naturelle. Il n'en est pas de même de cet amour qu'un appétit brutal aiguillonne: amour stupide qui se laisse conduire par des émanations odorantes, par des indices matériels. Aussi, reçoit-il la forme d'un appétit sordide; des regards ardents, un besoin furieux d'impressions matérielles qui fait alternativement mouvoir les narines, les lèvres et la langue, tous les indices du désir matériel composent la physionomie des satyres. C'est ainsi que Prud'hon, dans cette allégorie où il a peint la Vertu aux prises avec le Vice, a peint avec raison celui-ci sous la forme d'un homme affamé qui se lèche les lèvres comme à la vue d'un mets savoureux. De même, des mouvements convulsifs de la langue, des appels répétés des lèvres, des frémissements saccadés du corps, des aspirations furieuses cherchées dans des directions alternativement opposées, expriment chez certains ruminants l'invasion de l'amour. Rappelons ici ce besoin de mordre, de manger, de goûter avec passion, de s'enivrer d'émanations odorantes qui semble tourmenter ceux dont s'empare la fureur érotique.

Ces mouvements sympathiques qui dominent et éteignent tous les autres dans les formes brutales de l'amour, ne sont pas complétement étrangers aux formes plus élevées sous lesquelles cette passion se développe dans les êtres intelligents. Mais alors, réduits à leurs indices les plus subtils, ils semblent en quelque sorte effleurer l'objet du désir. Cet état se trahit par des expresssions délicates, légères, voltigeantes; tel, dans sa forme la plus pure, le baiser, qui semble respirer dans son contact léger, l'âme, la vie de l'être aimé.

Toutefois, si pur que soit l'instinct d'un pareil mouvement, sa source n'est point dans l'intelligence. Le baiser des mystiques n'est plus qu'un signe mort, un contact symbolique, une expression artificielle. Mais le baiser naturel est toujours plus ou moins selon la chair. Aussi se concilie-t-il rarement avec les formes du sublime.

D'ailleurs, il est si difficile de séparer complétement les mouvements de l'intelligence d'avec ceux du corps, que ces mouvements de la chair se mêlant aux plus pures aspirations de l'esprit, altèrent chez certains hommes l'expression de la dévotion la plus sincère. Toutefois, ces choses ne sont pas de la piété, elles accompagnent seulement la piété des natures voluptueuses, et ces retentissements des viscères, se mêlant aux chants de l'esprit, en déparent la céleste harmonie. Si ce livre était un livre de critique, en examinant les attitudes préférées des personnes d'église et leur tendance aux expressions voluptueuses, que de choses n'aurais-je pas à reprendre? Ne sait-on pas les raisons cachées qui font, qu'en ceci du moins, la physionomie des prêtres est en général moins digne que celle des guerriers?

L'*estime* est une sorte de contentement relatif à certaines qualités qu'on apprécie dans une chose extérieure. L'estime n'est point accompagnée de volupté, mais de satisfaction, et se traduit par les expressions de l'attention auxquelles se mêlent certains mouvements de gustation et même de déglutition employés dans un sens métaphorique. On dit fort bien d'un homme qu'on estime qu'il est goûté. C'est là un exemple nouveau de l'homologie des figures du geste avec celles du langage.

Les contraires de l'amour, de l'estime et de l'admiration, sont la haine, le mépris et l'horreur. Le sens dans lequel se développe l'expression de ces passions peut être indiqué en deux mots :

La *haine* est une colère contenue mêlée à un sentiment prononcé d'aversion. En même temps que la tête se détourne, l'œil ardent, fixé de côté, se fronce et menace. Les dents se découvrent, et imitent symboliquement l'action de déchirer et de mordre. Tous ces mouvements, d'après les règles que nous avons indiquées plus haut, seront plus marqués du côté de l'œil qui regarde l'objet de la haine, et les modifications du visage ne seront point symétriques. Pendant que ces choses se passent, le corps se roidit, les poings se ferment, la tête se retire entre les épaules, et la voix incline au rugissement.

L'expression du mépris s'éloigne de celle de la colère pour se rapprocher davantage du dégoût. Le mouvement d'aversion fait que la tête se détourne en partie et se rejette en arrière; l'œil, les narines, la bouche, les bras, les jambes même font mine de rejeter : ces mouvements ne sont point symétriques, un seul œil étant plus particulièrement intéressé dans ce mouvement d'aversion du corps.

C'est ainsi que, dans le mépris, l'œil qui est le plus voisin de l'objet, se contracte, si bien qu'on ne regarde plus qu'avec l'œil opposé défendu par la saillie du nez. En même temps le dégoût s'exprime par le mouvement des narines, par l'expression des lèvres, par certains mouvements expulsifs de la gorge. De là, cette tendance générale à cracher sur l'objet du mépris, ou plutôt à cracher l'objet lui-même. En un mot, le mépris est la forme métaphorique du dégoût.

L'*horreur* morale s'exprime par tous les mouvements de l'horreur physique. Elle se hérisse et vomit. C'est la révolte des viscères contre l'effet de quelque poison. Nous avons plus haut indiqué ces mouvements : il suffit, pour rendre l'horreur morale, de les employer dans un sens métaphorique.

De la Bonté, de la Générosité et du Courage.

La *bonté* est une sorte de disposition à l'amour, disposition sans violence, estime générale plutôt qu'amour, d'où résulte une satisfaction douce et continue. C'est un mouvement doux et calme dont l'expression se rapproche de celle de l'estime, mais dans un degré tel que le repos des traits en est à peine altéré. Aussi, la physionomie de la simple bonté a-t-elle toujours un certain caractère de mollesse. Un sourire permanent des lèvres toujours un peu saillantes comme pour caresser ou goûter, une certaine tendance du corps à s'incliner, à condescendre, une abnégation continuelle de sa hauteur naturelle, tels sont les traits principaux de la bonté, traits qui nous rappellent involontairement le calme et bienveillant visage du malheureux roi Louis XVI.

Je ne dirai que quelques mots de la *générosité* et du *courage*. Les premiers indices de la puissance ont nécessairement une forme expansive. La générosité, quoi qu'en ait dit Descartes, n'est point identique avec l'orgueil. C'est plutôt une sorte de fierté tempérée par une expression de bienveillance et de confiance joyeuse. Le courage est à

peine différent de la générosité. Leurs signes premiers sont ceux de l'expansion et de la puissance
vitale. Le corps dressé sans effort, le regard haut
et vaste, les narines larges, les lèvres entr'ouvertes
par un léger sourire, l'allure aisée, la marche
grande et libre, la respiration vaste et calme, une
sorte de tonicité générale, tels sont leurs principaux symptômes. Empreint d'une énergie actuelle
plus grande, le courage contracte légèrement les
muscles sourciliers et les masséters. Mais cette
contraction est d'autant plus faible que le courage
est d'un ordre plus élevé. Tel est le courage serein
des héros; ce courage sans colère qui sourit au
milieu des batailles, et brave joyeusement les tour-
ments.

De la Méchanceté, de l'Avarice et de la Peur.

A ces passions qui honorent l'homme, opposons
des sentiments qui le dégradent et disons quelques mots de la méchanceté, de l'avarice et de la
peur. La *méchanceté* est une sorte de haine générale et contenue qui stéréotype sur les traits les
stigmates de la fureur et du mépris. Ce mépris
indéfini, cette attitude perpétuelle de dégoût et de
révolte, enfante à la longue tous les caractères

d'une souffrance intérieure, et tandis que la bonté épanouit le visage, la méchanceté le contracte et le ride. Ainsi la mimique de la méchanceté est un diminutif de celle de la haine.

La même analogie qui rapproche le courage de la générosité, rapproche la peur de l'*avarice*. Semblables en ceci, du moins, ces deux passions comme la honte rapetissent le corps, l'amoindrissent, rétractent les membres et poussent au silence, aux ténèbres, à la solitude. Le lâche qui fuit, emporte sa vie comme l'avare son trésor. Mais la peur est mêlée d'angoisse, d'une angoisse qui fait pâlir.et essouffle, tandis que du milieu de son anéantissement, l'avarice laisse échapper les éclairs d'une volupté sordide. C'est une joie mêlée de peur pareille à celle d'un animal faible qui emporte sa proie. Aussi, l'expression de l'avarice, à cause de sa nature inerte, est-elle une des plus difficiles à saisir. Toutefois Hobbein, dans son Judas, l'a merveilleusement rendue. Une expression générale de souffrance et de frayeur tremblante, un regard furtif, un sourire maigre et misérable, mais toutefois empreint d'une certaine volupté par un mouvement d'attraction qui ramène vers le corps tous les organes de la préhension et en particulier les lèvres qui se pincent et s'amincissent, tels sont les signes les plus habituels de l'avarice.

Mais la *peur* mérite d'être plus attentivement considérée. Nous avons expliqué plus haut l'aversion naturelle des êtres animés pour la douleur, aversion qui s'étend à toutes les causes apparentes de douleur et de destruction.

Or, ce mouvement d'aversion peut se manifester en trois manières.

1° On éloigne de soi, on repousse la cause de la douleur, on lutte énergiquement contre elle.

2° On s'éloigne de la cause de la douleur.

3° On s'amoindrit, on se réduit, on se réfugie en soi, on s'enveloppe, on se contracte de toutes parts comme le font si manifestement les hérissons, les tortues, les mollusques et un grand nombre d'animaux articulés.

Le premier cas est haine plutôt que peur. La peur est plus particulièrement réalisée dans le second et le troisième.

A. On s'éloigne de la cause de la douleur dans deux circonstances très-différentes, à savoir : on s'éloigne à reculons, les yeux étant fixés sur l'objet de la peur. Cette manière de se comporter vis-à-vis l'objet de la peur est particulière aux animaux dont les yeux peuvent regarder en face et qui ont en avant leurs moyens de défense. Elle répond en général à un danger imminent.

Mais le plus souvent, la cause de la douleur est *à tergo*, et dans ce cas, l'animal, sans retourner la tête, s'élance loin d'elle de toute sa vitesse, préoccupé de l'idée de la mort qu'il sent attachée à ses pas. Excité par l'aiguillon de la peur, il fuit sans retourner la tête. Toutefois, ses yeux ne voient rien devant lui, il se précipite en aveugle, et en effet, son imagination regardant (qu'on me permette cette expression), regardant en arrière, ses yeux suivent symboliquement ce mouvement; ils divergent, et cette tendance universelle, bien qu'inutile dans la plupart des animaux, détruit chez tous ceux dont les axes optiques sont à peu près parallèles, les conditions de la vision distincte.

B. La constriction et l'amoindrissement du corps, le retrait de toutes les parties sont encore un des effets de la peur. Il semble que l'animal essaye d'échapper dans tous les sens à la fois au contact de la douleur. Ce mouvement est tout à

fait indépendant de celui par lequel certains animaux hérissent leurs piquants, bien qu'il puisse
dans certains cas coïncider avec lui. Il ne répond
point essentiellement à un instinct de défense,
mais, si j'ose le dire ainsi, à un instinct de fuite
centripète. Or, bien que les muscles fléchisseurs
aient dans ce mouvement une action prépon-
dérante, on peut dire qu'à certains égards tous
les muscles se contractent à la fois, les muscles
fléchisseurs déterminant la coarctation générale
du corps, mais chaque muscle en particulier y
contribuant dans chaque partie du corps par des
pressions exercées sur les tissus interstitiels réduc-
tibles.

Cette simultanéité de contraction de tous les
muscles dans la peur explique pourquoi cette passion fait trembler. Or, la crainte éveillant comme
un avant-goût de la douleur, à ces effets s'ajoutent ceux d'une lutte symbolique, lutte anxieuse
qui trouble les mouvements du cœur, entre-
coupe la respiration, éteint les actions organiques
et couvre le corps d'une transsudation glacée. Ce
froid, ajoutant à la roideur générale, la rend plus
intense encore, et aux frémissements profonds
des organes s'ajoutent les horripilations qui cou-

rent sur le corps comme des flots chassés par la tempête.

Dans beaucoup de cas, cette rigidité et cette angoisse sont poussées si loin qu'au terme de cette convulsion les forces de l'animal se résolvent et s'affaissent, les sphincters se relâchent et laissent échapper la matière des transsudations intestinales, et la peur livre ainsi à la mort sa victime. Mais le plus souvent ces mouvements se combinent d'une façon très-remarquable avec le mouvement de la fuite ; en sorte que, l'expansion se développant dans les organes essentiels d'une progression rapide, ceux qui y concourent moins directement expriment au contraire cette tendance à la con-striction et à l'enveloppement que j'ai essayé d'expliquer il n'y a qu'un instant.

Les chiens qu'on menace nous donnent un fort bel exemple de cette harmonie contraire, quand on les voit fuir en ramenant avec effort leur queue entre leurs membres postérieurs, bien qu'ils courent à toute vitesse et qu'une extension com-plète se développe dans tous les organes essentiels de la progression. De même un homme que la peur saisit, ramène sa tête entre ses épaules et se courbe tout en courant à toutes jambes. Ces mouvements peuvent subir un grand nombre de modifications, mais je dois me borner à énoncer ici les faits principaux.

L'*épouvante* se rapproche à certains égards de la peur. Mais c'est une peur convulsive, à la fois mêlée d'étonnement et d'angoisse. Ainsi l'épouvante paralyse comme l'étonnement et roidit comme l'angoisse. Les principaux symptômes sont ceux d'une roideur tétanique dans le corps et d'une dyspnée mortelle sur le visage. Tous les muscles peaussiers se rétractent, le système pileux s'érige. Le front se ride transversalement, les sourcils se rapprochent et s'élèvent, l'œil s'ouvre d'une façon démesurée, et le muscle transverse du nez aplatissant les narines, celles-ci ferment tout passage à la respiration qui s'effectue alors par la bouche comme celle des asthmatiques, respiration saccadée, singultueuse, entrecoupée, incomplète à tel point que l'émission de la voix devient tout à fait impossible.

Mais un des symptômes les plus effrayants de l'épouvante, c'est une dilatation si grande de la pupille que son disque noir semble quelquefois avoir envahi le cercle entier de l'iris. C'est là son signe pathognomonique, l'œil semble regarder alors dans des ténèbres profondes. Une pupille contractée ne convient pas à cette passion. M. Steuben, dans sa *Czarine*, me paraît avoir parfaitement saisi ces caractères.

Ce serait peut-être ici le lieu de montrer, comme Descartes, l'utilité de la peur, et comment elle met en jeu les instincts défensifs de l'animal; mais ce serait aborder un sujet presque sans limites. Qui pourrait dire, en effet, toutes les ressources dont la nature a armé ses créatures contre la mort?

Combats acharnés, fuite rapide, stratagèmes multipliés, quels moyens ne met-elle pas en usage? Celui-ci menace de la corne ou du pied, de la dent ou des ongles, celui-là prépare sourdement ses poisons; d'autres fois il répand des humeurs infectes et sème autour de lui le dégoût et l'horreur. Tel s'enveloppe d'une armure impénétrable, tel autre fait rayonner autour de son corps une forêt de dards. Guerre infinie, lutte acharnée où chacun apporte ses armes, ses stratagèmes et, si j'ose le dire ainsi, son génie particulier; aussi, ne peut-on songer à découvrir ici quelque loi particulière dominant tous les faits; ici tout est possible, et l'inépuisable fécondité de la nature ne semble point s'être imposée de règles.

Nous avons déjà rappelé les opinions de M. Huschke qui, prenant pour type et pour point de départ les animaux inférieurs, pense que la flexion et la concentration sont choses homologues, et considère l'expansion comme synonyme d'extension : d'où il a été amené à supposer que l'extension du corps répond aux affections agréables ou expansives, tandis que les mouvements de flexion expriment les affections tristes, déprimantes ou douloureuses.

Nous avons vu, en parlant de la volupté, combien cette théorie, prise dans un sens trop général, est erronée. Elle ne le serait pas moins si, regardant avec M. Huschke la flexion et la constriction comme des actions homologues, on essayait d'expliquer, à l'aide d'un mouvement général de flexion, le jeu de tous les organes que les animaux font concourir à leur défense.

Si cette théorie s'applique aisément à certains cas, elle est incompatible avec beaucoup d'autres, comme il est facile de s'en convaincre par une observation immédiate.

La nature a donné à certains animaux une armure formée d'écailles imbriquées; tels sont les gloméris, les cloportes, et, parmi les mammifères, les pangolins et les phatagins. Or, si le mouvement de flexion qui recourbe ces animaux dans la peur était leur seul moyen de protection et de défense, il est évident que ce moyen serait plus nuisible qu'utile, la courbure du corps devant nécessairement amener la divergence des écailles, et mettre à nu de la sorte une multitude d'intervalles vulnérables.

Ainsi, outre le mouvement général de flexion du corps, nous devons admettre *à priori* un mouvement antagoniste qui abaisse les écailles et les rapproche les unes des autres.

L'animal ne se protége donc pas parce qu'il se fléchit, mais parce qu'en même temps il se fléchit; tous les muscles peaussiers homologues et antagonistes entrent simultanément en contraction sous l'influence de la peur. Ainsi, la loi de polarité et d'antagonisme que M. Huschke préconise, ne se concilie point rigoureusement avec les faits. En un mot, flexion et enveloppement ne sont point synonymes de constriction.

Mais admettons un instant le système de mimique de M. Huschke. Le côté dorsal de l'animal sera nécessairement le côté de l'extension, et le côté ventral celui de la flexion. Or, dans cette hypothèse, comment expliquera-t-on que la peur qui oblige l'animal de s'envelopper, fasse en même temps contracter tous les peaussiers dorsaux?

Comment expliquera-t-on ces différences singulières qu'on observe chez les animaux dont les uns couchent leurs poils dans la peur, tandis que d'autres les hérissent? Le porc-épic et le hérisson érigent, il est vrai, leurs piquants dans la peur, mais comment se fait-il que le mécanisme de cette érection diffère au point d'employer des moyens absolument contraires?

Que concluons-nous de ces remarques? C'est qu'il faut simplifier la science par l'observation de la nature et non par des procédés arbitraires. Or, l'observation et la simple raison nous apprennent que le mouvement par lequel nous nous rétractons, nous nous anéantissons dans la peur, est différent du mouvement qui nous porte à la résistance et à la lutte.

La nature, dans ses combinaisons merveilleuses, peut unir ces deux choses, mais elle ne s'est point imposé ces règles étroites que certains hommes ont imaginées, et elle n'a posé à ses créations d'autres limites que celles du possible.

Les mouvements dont nous avons parlé peuvent

se développer chez l'homme dans un sens direct, dans un sens symbolique et dans un sens métaphorique. C'est ainsi qu'une proposition coupable nous effraye; l'annonce ou la menace d'un malheur nous épouvante, et cette frayeur, cette épouvante, sont accompagnées de tous les symptômes de roideur, de frisson, d'angoisse, de tous les mouvements d'aversion ou de défense qui caractérisent ces passions dans l'ordre des passions directes.

DES PASSIONS MIXTES OU HÉTÉROGÈNES.

Nous mettons au nombre des passions hétérogène celles qui résultent de deux passions contraires qui se développent simultanément dans l'esprit. Telles sont :

La compassion.
La vénération.

Le dédain.
L'hypocrisie.
L'hésitation.
La jalousie et l'envie.
La moquerie.
La ruse.

De la Compassion et de la Vénération.

Nous ne dirons qu'un mot de la *compassion,*

qui est un mélange de tristesse et d'amour, et qui mêle aux expressions d'une douleur symbolique celle d'une bonté caressante. La *vénération* est un composé d'admiration et d'humilité; enfin l'adoration qui s'annihile devant l'objet, mêle aux expressions passionnées de l'admiration et de l'amour, celle d'une humilité sans limite qui s'oublie et s'anéantit. Cette tendance à l'amoindrissement domine toute la théorie des prosternations, des génuflexions. Quant à l'acte par lequel nous joignons les mains dans la prière, il se rattache naturellement à la série des formes métaphoriques de la demande et de la supplication. L'analyse des formes visibles de la prière pourrait donner lieu à de curieuses remarques.

Le contraste qui résulte de ces combinaisons hétérogènes apparaît surtout dans les passions mauvaises.

C'est ainsi que le *dédain*, composé de l'amour de soi-même et du mépris d'autrui, détermine tous les mouvements de l'orgueil et du contentement, mais y mêle certaines expressions de dégoût. Ainsi, tandis que le dédaigneux se rengorge et se déguste, les lèvres semblent se préparer à l'expuition, l'œil et le nez indiquent l'indifférence ou le mépris d'une chose extérieure ; mouvements contradictoires, dissonances odieuses qui révoltent et sollicitent l'impatience et la colère.

La *moquerie* est toute voisine du dédain. C'est un mélange de joie rieuse et de mépris. C'est, si j'ose le dire ainsi, la joie et l'admiration du dédain. Aussi, son rire éclate-t-il au milieu des expressions du dégoût ou du moins de l'indifférence.

L'*ironie* est dans le langage une figure qui loue pour avilir davantage. De même, tandis que certaines expressions du geste semblent exalter l'objet de l'ironie, d'autres gestes le couvrent de mépris ou de colère. Je ne puis qu'indiquer ici ces choses dont l'importance exigerait d'autres développements. C'est aussi un acte d'ironie que d'élever sur un char triomphal et de couvrir des insignes d'un héros ceux qu'on expose à la risée populaire.

Mélange d'amour et de haine, la *jalousie* et l'*envie* expriment à la fois l'amour et la colère ou l'aversion. L'envie est un mélange de haine directe et d'amour symbolique. Le jaloux, voyant dans un même objet le but de son amour et l'obstacle à cet amour, aime et déteste à la fois. Le plus souvent, ces deux mouvements se partagent en quelque sorte les organes de la face et du corps, les deux contraires s'associant ou plutôt se disputant cet empire où leur mélange ne produit qu'une expression tumultueuse.

L'*hésitation* est une sorte d'oscillation entre le désir et la crainte. Les jeunes chiens nous en donnent un exemple curieux, lorsqu'on leur présente un mets dont l'odeur les allèche mais dont la chaleur les blesse. Au moment où ils touchent à l'objet ils sont brûlés et reculent. Puis l'impression de brûlure cessant, l'odeur les sollicite et ils sont attirés de nouveau. Ils oscillent ainsi, et des mouvements d'impatience se mêlant à ces oscillations, il en résulte l'une des expressions les plus puissantes. Ces phénomènes ne sont pas moins apparents dans l'espèce humaine. Mais alors l'oscillation peut se produire non-seulement entre deux sensations, mais encore, si je puis ainsi dire, entre deux idées.

La *ruse* est une volonté cachée et réelle, qu'on dissimule sous les apparences d'une volonté trompeuse. Voulant aller en un certain lieu, on feint d'aller ailleurs et l'on y revient par un détour. De même un assassin caresse celui qu'il va frapper.

En vertu des règles que nous avons discutées plus haut, l'intention principale ne peut jamais être complétement dissimulée. Quelque savant que soit l'art du fripon, il ne peut complétement éteindre les rayonnements de l'intention réelle, et tandis qu'il est attentif à modifier certains organes, celle-ci se fait jour par d'autres voies. C'est ainsi qu'à des degrés différents, tout trompeur témoigne contre lui-même.

Voilà comment la duplicité de la volonté se traduit par l'ambiguïté d'une expression double combinant ou plutôt associant deux éléments contradictoires. Aussi, les gens qui savent observer éprouvent-ils pour ceux qui la présentent une irrésistible aversion. Un regard caressant que des oscillations soudaines rendent par moments méditatif, un sourire qui ne meut que les lèvres avec une expression de mépris dans les narines, des mouvements d'orgueil dans le visage et d'humilité dans le corps accompagnent la fausseté et la bassesse. Je ferai remarquer ici cette irrésistible tendance que les fourbes, au nombre desquels se rangent les hypocrites, ont à fermer à demi les yeux, comme si en dissimulant la direction de leurs regards ils pouvaient cacher celle de leurs pensées.

En nous résumant : *de l'homogénéité des expressions dans les gestes du corps et du visage, résulte la physionomie de la franchise; de leur hétérogénéité, celle de la duplicité.*

Je pourrais pousser beaucoup plus loin ces remarques, mais ce serait se perdre dans l'infini. Mon but n'est point de décrire ici toutes les combinaisons que peut réaliser la physionomie de l'homme et des animaux; j'ai voulu seulement établir par l'observation et par le langage les bases de ce langage admirable. Les remarques dont la coordination forme le sujet de ce mémoire ne donnent, en effet, si je puis ainsi dire, que des caractères élémentaires qui, se combinant, se mêlant en cent manières, en mots, en phrases, en périodes, racontent les mouvements de l'âme, et la rendent visible en un certain degré. M'étendre davantage et poursuivre plus longtemps l'application de ces principes, ce serait m'écarter des limites de la physiologie proprement dite, pour pénétrer dans le domaine de l'art et de la plus subtile philosophie.

NOTICE

SUR LA VIE ET LES TRAVAUX

DE

PIERRE GRATIOLET

——

> L'homme est visiblement fait pour
> penser; c'est toute sa dignité et tout
> son mérite.
>
> (*Pensées de Pascal.*)

Ce mot célèbre de Pascal se présente à mon
esprit au moment où je me propose d'esquisser à
grands traits la vie et les travaux de l'éminent
anatomiste dont la science et l'amitié déplorent la
mort prématurée. Quelle autre épigraphe en effet
pourrait caractériser avec plus de précision l'œuvre dont Gratiolet poursuivait encore, il y a quelques jours à peine, la réalisation? Tous ses travaux, marqués au coin de la philosophie la plus
élevée, décèlent une préoccupation constante :

asseoir les doctrines spiritualistes sur les données
positives de la science. Le but sans cesse présent
à sa vue, dans ses belles recherches sur l'encéphale, c'est l'étude des rapports de la fonction
avec l'organe, de la pensée avec la forme, le volume et la structure du cerveau : la conclusion de
ses méditations profondes, de ses investigations
patientes, de ses délicates dissections, c'est que la
pensée, l'esprit ou l'âme — quelque nom qu'on
lui donne — est une essence, l'être par excellence,
et non point un pur phénomène.

Enfin, de ses magnifiques observations sur l'anatomie comparée de l'homme et des singes anthropomorphes, il déduit une nouvelle confirmation
de ses conceptions philosophiques; il nous fait mesurer la profondeur de l'abîme qui sépare l'homme
de la brute la plus voisine de lui par sa conformation et par son aspect extérieur : il nous montre l'homme, seul doué de la faculté de faire des
abstractions et de les réaliser par la création de
formes, seul capable de représenter des idées par
des signes matériels. Pour lui, comme pour Pascal, « l'homme est visiblement fait pour penser. »

Des voix plus autorisées que la mienne rappelle-
ront les services éminents que Gratiolet a rendus

à l'histoire et à la philosophie naturelles. En écrivant cette notice bien imparfaite, je le sens, je viens payer mon faible tribut d'admiration et de respect à la mémoire de l'ami que la mort nous a si brusquement ravi; je cède au désir de raconter cette vie si noble, si pure, si bien remplie; de retracer l'existence de cet homme de bien, qui n'a connu ni la vanité, ni l'envie, ni l'ambition, et qu'une excessive modestie, jointe à une rare abnégation, ont seules empêché d'occuper dans le monde le rang élevé que ses travaux lui assignent dans le domaine de la science.

Louis-Pierre Gratiolet est né le 6 juillet 1815, à Sainte-Foy-la-Grande, petite ville du département de la Gironde, où son père exerçait la médecine. Le docteur Gratiolet, allié par son mariage à l'une des plus anciennes familles nobles du Périgord, était un homme d'une grande austérité; il parlait peu; l'exaltation de ses sentiments religieux n'était égalée que par l'ardeur de ses convictions politiques. Catholique fervent et royaliste passionné, il dut, vers 1820, quitter Sainte-Foy-la-Grande à la suite de tracasseries politiques qui lui rendaient insupportable le séjour de cette petite ville.

Il s'établit à Bordeaux, où s'écoulèrent les premières années du jeune Pierre. Madame Gratiolet était une femme intelligente, de mœurs douces et douée d'une grande affabilité; sa conversation, empreinte d'une légère teinte de mélancolie, offrait un charme tout particulier; son fils se plaisait fréquemment à rappeler l'heureuse influence qu'elle avait exercée sur la direction de son esprit, à cet âge où les impressions, en apparence fugitives, laissent cependant dans l'âme de l'enfant des traces ineffaçables.

A son arrivée à Bordeaux, Pierre fut placé dans une école primaire, tenue par les jésuites; il y resta quatre ans. En 1824, il entra dans une institution particulière, dirigée par un homme d'une vaste érudition, unie à des sentiments religieux très-prononcés. Ce maître, nommé Laborde, savait inspirer à ses élèves le goût des fortes études; il se plaisait à leur donner des compositions en vers français ou latins, genre dans lequel excellait le jeune Pierre[1].

---

1. M. le docteur Labourdette, condisciple de Gratiolet, a bien voulu me donner des détails intéressants sur les premières années d'étude de son camarade; je lui en exprime ma reconnaissance.

Déjà se révélaient chez l'enfant les facultés puissantes que nous rencontrerons plus tard chez l'éloquent professeur de la Sorbonne et dans l'élégant et correct auteur de l'*Anatomie comparée du Système nerveux*. A l'âge de quatorze ans, Pierre improvisait des discours spirituels et bien tournés ; il·écrivait avec goût et témoignait, par les illustrations dont il couvrait ses cahiers d'étude, d'une rare aptitude pour le dessin. Tout en cultivant les lettres, il se sentait déjà entraîné, par la vocation, vers les sciences naturelles ; il consacrait les jours de congé à parcourir les bois et les marécages des environs de Bordeaux, pour recueillir des plantes et collectionner des insectes qu'il rangeait au retour avec beaucoup de soin dans des boîtes et dans de petits flacons patiemment étiquetés. Une chose surtout frappait vivement les camarades de Gratiolet : c'était la tournure chevaleresque de son esprit. L'injustice qu'il a su, durant toute sa vie, supporter avec tant de calme alors qu'elle n'atteignait que lui, le révoltait profondément lorsqu'il s'agissait des autres. Brave jusqu'à la témérité, il prit, dès son enfance, le parti du faible contre le fort ; n'écoutant que le sentiment de la justice et du droit, il oubliait sou-

vent que la force physique n'égalait pas en lui la
vigueur de l'esprit et la générosité du cœur. Il
succombait fréquemment dans ces petites luttes
inséparables de la vie de collége; mais le bon droit
était de son côté, et, vainqueur ou vaincu, il voyait
chaque jour s'accroître l'affection et l'estime qu'il
inspirait à ses camarades. Cette droiture de caractère, cette haine pour tout ce qui ne lui paraissait
pas juste et honnète, Gratiolet les a conservées
toute sa vie : d'une bonté et d'une bienveillance à
toute épreuve lorsqu'il était seul en jeu, il prenait
avec une ardeur extrême la défense de ses amis
injustement attaqués.

Qu'il me soit permis d'invoquer ici un souvenir
personnel, et de transcrire quelques lignes d'une
lettre qu'il m'écrivait au mois de janvier dernier,
dans ce style aimable, moitié sérieux, moitié en-
joué, dont personne mieux que lui ne possédait le
secret. Après m'avoir exposé l'état d'un débat
scientifique sur lequel il appelait mon attention,
il ajoutait : « Vous jugerez, mon cher ami, de la
« justice des prétentions de X... qui a pour sou-
« tiens et trompettes MM... Mais le public peut
« s'y tromper. Nous sommes de race pure;
« vous avez une lance, je me servirais au be-

« soin de ma courte épée. Transperçons, je vous
« prie, ces coquins, ces Sarrasins de bas étage,
« ces mécréants qui prétendent voler les travail-
« leurs consciencieux et empoisonner, de leurs
« mensonges, la croyance publique. » Ce n'est pas
sans dessein que j'insiste sur ce trait saillant du
caractère de Gratiolet, car cet amour de la vérité
et de la justice, que nul n'a poussé plus loin que
lui, n'a pas été l'un des moindres obstacles à son
avancement dans la carrière par lui parcourue avec
tant de profit pour la science.

Mais n'anticipons pas sur les événements. En
1829, Pierre partit pour Paris avec sa mère, et
entra au collége Stanislas où il devait terminer ses
études classiques.

Effrayée par les événements de 1830, madame
Gratiolet retourna à Bordeaux peu de temps après
les journées de Juillet, emmenant avec elle son
jeune fils, dont les études furent suspendues jusqu'à la fin des vacances. Revenu au collége Stanislas au mois d'octobre de la même année, Gratiolet y suivit régulièrement les cours jusqu'en
1833, époque à laquelle il se présenta au bacca-
lauréat.

C'est durant ces trois années qu'il noua, avec

quelques hommes, aujourd'hui haut placés dans les lettres, les sciences et les arts, des relations d'amitié que la mort seule pouvait rompre[1]. En 1834, M. Gratiolet, que les devoirs de sa profession et plus encore les soins réclamés par la santé de sa fille avaient retenu jusque-là à Bordeaux, vint s'établir à Paris pour y suivre les études de droit de son fils.

Le jeune homme eut, en effet, la pensée d'embrasser la carrière du droit; le chagrin que lui causa la mort de sa sœur, enlevée à l'âge de dix-huit ans, amena en lui un moment de découragement profond, et le détourna pour quelques mois de la voie où sa vocation, mieux comprise, ne devait pas tarder à le faire rentrer. Il ne prit à l'École de droit que deux inscriptions et, dès l'hiver de 1834, il s'adonnait avec ardeur à l'étude des sciences médicales, et spécialement à l'anatomie qui fera l'objet des méditations de toute sa vie.

Deux hommes éminents, M. Étienne Pariset

---

1. Au collège Stanislas, Gratiolet eut pour condisciples M. le docteur Th. Roussel, M. le conseiller Dauchez, M. Hetzel, M. Henri Sainte-Claire Deville, M. John Lemoinne, M. Ulysse Ladet, M. Jean Macé, etc.

secrétaire perpétuel de l'Académie de médecine, et M. de Blainville, professeur au Muséum, devaient, par leurs conseils, par leurs leçons et par leur amitié, exercer sur Gratiolet une influence décisive dans la vie d'un savant; c'est sous le patronage du premier qu'il entra dans la carrière médicale et qu'il se prépara, par de fortes études, au concours de l'internat, dont il subit, avec succès, les épreuves en 1839.

M. Pariset développa, par son enseignement et par ses conversations, les tendances philosophiques de l'esprit de son jeune ami. Je ne saurais mieux mettre en lumière la profonde influence de l'illustre secrétaire perpétuel sur la direction des idées de Gratiolet, qu'en reproduisant ici la lettre que le futur professeur de la Sorbonne écrivait à son maître, en lui envoyant sa thèse de doctorat. Voici cette dédicace :

« Un pareil hommage est peu digne de vous, je
« le sais : un essai, écrit en quelques jours d'après
« des matériaux incomplets, mériterait peu le pa-
« tronage de votre nom; aussi ne l'ai-je point offert
« à mon maître, mais, oserai-je le dire? à cet ami
« si bon, si éclairé, si bienveillant, qu'on aime
« avec l'esprit et qu'on respecte avec le cœur. Vous

« m'avez appris à reconnaître, dans la succession
« des phénomènes naturels, la trace d'une intelli-
« gence qui ne se repose jamais. Occupé sans cesse
« de la lecture de ses œuvres, je n'ai point oublié
« les principes que j'ai reçus de vous.

   « La hardiesse dans les vues, la délicatesse dans
« l'analyse, la sagesse dans les conclusions, et, si
« j'envisage le style, l'élégance, la force, la préci-
« sion, la netteté : tels sont les modèles que vous
« me présentez toujours. Si Dieu me donnait d'ac-
« quérir enfin ces qualités précieuses, si je pouvais
« être un jour de quelque utilité aux lettres et aux
« sciences, ma gloire la plus chère serait de penser
« que je continue votre œuvre et que votre élève
« est devenu digne de vous.

   « Paris, 23 mai 1815[1]. »

   Le vœu de Gratiolet s'est accompli : ces qualités
qu'il énumère avec tant de charme, en s'adressant
à M. Pariset, il les possédait toutes. Qui ne recon-
naîtra, en effet, qu'on ne pourrait louer avec plus
de vérité et d'exactitude les œuvres de l'élève qu'en

---

1. Cette lettre m'a été communiquée par M. le docteur Lemer-
cier, sous-bibliothécaire au Muséum, ami intime de Gratiolet.

lui appliquant ce qu'il dit lui-même des écrits de son maître?

M. Pariset, avec cette promptitude de jugement et cette sûreté de coup d'œil que donnent l'expérience et la connaissance des hommes, avait, dès l'abord, apprécié comme il le méritait le jeune interne des hôpitaux de Paris; il avait entrevu le brillant avenir qui pouvait s'ouvrir devant lui, si une main intelligente lui offrait son appui; il avait pressenti les services qu'il rendrait à la science.

A partir du jour où le naturaliste Laurent présenta Gratiolet au savant médecin de la Salpêtrière, une amitié toujours croissante unit ces deux hommes, si bien faits pour se comprendre et pour s'aimer. Un des premiers témoignages d'estime que M. Pariset voulut donner à son protégé fut de le présenter à M. de Blainville, successeur de Cuvier dans la chaire d'anatomie comparée au Muséum. Les trois premiers travaux de Gratiolet furent ainsi publiés dans un recueil que venait de fonder le professeur du Jardin des Plantes[1]. Dès 1842, l'illustre anatomiste l'attachait à son labo-

1. *Annales françaises et étrangères d'anatomie et de physiologie.*

ratoire avec le titre de préparateur (aux appoin-
tements de 900 fr.); il devait conserver ce titre
jusqu'en 1853, époque à laquelle il fut nommé
aide-naturaliste, ce qui portait son traitement
à 1,800 fr. C'est dans ces modestes fonctions que
Gratiolet, livré tout entier au culte le plus désinté-
ressé de la science, devait attendre, jusqu'en 1861,
c'est-à-dire pendant dix-neuf années, une chaire
du haut enseignement qu'aucun naturaliste parmi
ses contemporains n'eût remplie avec plus d'é-
clat que lui; M. de Blainville, heureusement pour
l'honneur de la science française, avait compris
quel concours précieux la parole éloquente et
élevée de Gratiolet pouvait prêter au haut enseignement.

Décidé en 1844, par l'état de sa santé, à se faire
suppléer dans sa chaire du Muséum, il jeta tout
naturellement les yeux sur le jeune anatomiste,
dont il avait pour ainsi dire deviné le talent ora-
toire. Plus d'un professeur, en pareille occurrence,
aurait choisi un suppléant dont le succès fût au
moins douteux, un homme auquel une suppléance, se prolongeât-elle dix ans, ne pût créer
de titres sérieux pour l'avenir. Cela ne se voit que
trop souvent.

M. de Blainville, profondément attaché à son préparateur, et que la nature élevée de son esprit mettait d'ailleurs à l'abri de ces mesquines réflexions, pensa sans doute que l'intérêt de la science était seul en jeu, et que son devoir, comme titulaire, était de désigner un remplaçant digne de lui. Il fit nommer Gratiolet. J'ai sous les yeux une lettre datée du 10 juin 1844, qui témoigne assez quels sentiments divers agitaient, au moment de cette nomination, l'esprit du futur suppléant. Je ne résiste pas au plaisir de publier cette aimable et spirituelle correspondance[1].

« Je suis si accablé de travail et d'inquiétudes « que je ne sais plus où trouver un moment pour « aller te voir, m'excuser de toutes mes impar- « donnables négligences, et me confesser encore « de fautes que je commets toujours de nouveau.

« Ricard[2] a commis une indiscrétion. Je me « réservais le plaisir d'aller moi-même t'apprendre « les bonnes intentions de M. de Blainville à mon

1. Je dois la communication de cette lettre à l'obligeance de M. le conseiller Dauchez, l'un des amis d'études de Gratiolet, auquel elle était adressée et qui a bien voulu m'autoriser à la publier.

2. M. le docteur Ricard, compagnon d'études et ami de Gratiolet.

« égard, mais il n'en fait jamais d'autres. Je pen-
« sais trouver un moment aujourd'hui pour aller
« te dire bonjour à la Cour des comptes ; mais,
« pris entre trente bouquins au moins, je ne puis
« parvenir à me débarrasser.

« Tu as oublié, sans doute, ce que c'est qu'un
« examen ; j'en ai trois à passer dans deux mois[1],
« et par-dessus le marché un cours à faire, un
« cours à grand orchestre, mon Dieu ! avec des
« claqueurs et des siffleurs tout prêts. Malgré tout
« mon courage, j'ai peur parfois, et la tête me
« tourne ; en songeant à ce que je devrai dire ;
« j'oublie même par où je dois commencer. Mes
« matériaux presque achevés se mêlent dans ma
« tête, et j'ai peine à dégager mon plan enfoui
« sous tant de décombres. C'est vraiment une
« chose terrible que d'être pris à l'improviste.
« Puis, mêler l'histoire des cautères et des vési-
« catoires[2] à des considérations de philosophie
« naturelle, poursuivre à grand'peine ce que
« l'anatomie a de plus délicat, systématiser tous

1. Il préparait ses examens de doctorat ; les internes des hôpitaux ne peuvent, on le sait, se faire recevoir docteurs avant
l'expiration de leurs fonctions, sous peine d'être considérés
comme démissionnaires.

2. Allusion à l'examen de pathologie qu'il préparait.

« ces détails et travailler en même temps à dé-
« brouiller le fatras obscur des livres de méde-
« cine que je suis obligé de dévorer; voilà ce
« qui, certainement, me démantibulera la cer-
« velle, si mes amis ne font pas une neuvaine à
« saint Jean pour qu'il me fasse retrouver, comme
« à Astolphe ou à Roland, ma raison perdue.

« Enfin, je vais avoir un public! Je lui parlerai
« gravement de ce que je ne sais pas, de ce qu'on
« ne saura jamais peut-être. Voilà une affaire bien
« importante. C'est cependant sur cet amas de
« futilités que je vais peut-être fonder mon avenir!
« Allons! d'autres lancent leur citadelle dans les
« eaux de la mer, moi, je vais élever la mienne
« sur les nuages. Nous sommes dans le siècle des
« grands aéronautes. Je prie Dieu de me tenir en
« sa sainte et digne garde et de faire que je ne
« me casse pas le cou.

« Adieu, mon ami. »

On voit dans quelle situation d'esprit la proposition de M. de Blainville trouva Gratiolet et
avec quel plaisir, au fond, il acceptait la perspective d'un enseignement pour lequel, malgré son

extrême modestie et sa grande jeunesse, il se sentait bien préparé.

Sa première leçon au Muséum fut un véritable triomphe, dont les journaux du temps nous ont gardé le souvenir. Son maître, le digne M. Pariset, caché dans un coin de l'amphithéâtre, avait voulu assister à ce brillant début. Après la leçon, en face de ce nombreux auditoire enthousiasmé par les vues élevées et l'éloquente diction du jeune professeur, il pressa sur son cœur celui auquel il avait ouvert la carrière. Des larmes d'attendrissement s'échappaient des yeux du vieillard, qui répondit à son élève surpris et ému de le voir là : « Je viens écouter mon maître. » Longtemps après cette journée, M. Pariset ne pouvait rappeler le premier succès de Gratiolet sans une profonde émotion. Les applaudissements chaleureux qui avaient accueilli le suppléant de M. de Blainville l'attendaient à chaque nouvelle leçon ; le succès du cours d'anatomie comparée allait croissant, et loin d'en prendre ombrage, le respectable titulaire s'en réjouissait, et ne songeait qu'aux moyens d'assurer d'une façon définitive, à celui qui la remplissait avec tant d'éclat, la chaire illustrée autrefois par Cuvier. C'est ainsi que de 1844 à 1850, Gratiolet suppléa constamment M. de Blainville, émerveillant les auditeurs par le charme de sa parole, non moins qu'il les surprenait par l'étendue de ses connaissances et la profondeur de ses vues. C'est dans le cours de cette suppléance, au mois de mai 1848, que Gratiolet perdit sa mère, devenue veuve depuis quelques années[1]. Il chercha dans l'étude, cette consolatrice par excellence, et dans l'amitié de quelques cœurs dévoués, un adoucissement à ce cruel chagrin. Grâce aux soins empressés de ses amis, grâce à ses livres et à son enseignement, il surmonta peu à peu la douleur poignante que lui avait causée cette séparation. Sa croyance inébranlable à l'immortalité de l'âme, croyance qui a seule adouci les dernières heures de son existence, l'aida aussi puissamment à traverser cette phase douloureuse de sa vie.

Deux ans après, un nouveau malheur devait fondre sur lui. Son maître, M. de Blainville, subitement frappé par une attaque d'apoplexie, expirait le 1er mai 1850. M. Béclard a retracé en ces termes, devant l'Académie de médecine, les derniers moments de l'illustre anatomiste :

1. M. le docteur Gratiolet est mort à Paris le 30 mai 1840.

« Les luttes qu'avait soutenues M. de Blainville, le chagrin qu'il ressentit de la perte d'un
petit-neveu qu'il adorait, avaient altéré sa santé.
En 1850, il demanda à être remplacé à la Sorbonne. Le suppléant qu'il avait désigné n'ayant
pas été agréé, il déclara qu'il refusait celui qu'on
prétendait lui imposer, et il remonta dans cette
chaire qu'il honorait depuis près de quarante ans.
Mais il ressentit vivement cette blessure. Il avait
à peine terminé les premières leçons, qu'il voulut
profiter d'un congé de quelques jours pour aller
visiter une de ses nièces dans les environs de
Dieppe.

« Le 1er mai, à dix heures du soir, il quittait la
modeste maison dans laquelle il ne devait pas
rentrer. Au moment où il montait dans un wagon
du chemin de fer, il fut frappé d'une attaque
d'apoplexie foudroyante. Transporté dans une
salle d'attente, il rendit le dernier soupir sans
avoir repris connaissance [1]. »

1. Éloge de M. de Blainville, prononcé à l'Académie de médecine, le 15 décembre 1863, par J. Béclard, secrétaire annuel de
l'Académie. — Le suppléant qui fut refusé à de Blainville, pour
son cours de la Faculté en 1851, était M. Hollard, professeur à la
Faculté de Poitiers, et, comme Gratiolet, l'élève de l'illustre anatomiste. Le vœu de Blainville était que sa chaire du Muséum ap-

En perdant son maître, Gratiolet perdait son plus ferme appui; s'il avait pu en douter un instant, les événements n'eussent pas tardé à dissiper ses illusions à cet égard. La mort de M. de Blainville laissait deux chaires vacantes, l'une au Muséum, l'autre à la Faculté des sciences.

Le successeur naturel de l'éminent anatomiste est désigné d'une commune voix par le monde savant. Qui mieux que Gratiolet pouvait continuer l'œuvre du maître avec lequel, durant huit années, il avait vécu dans une communauté parfaite d'idées philosophiques et scientifiques? Qui, mieux que lui, pouvait développer et féconder les doctrines du rude et vaillant adversaire de Cuvier?

partint à Gratiolet et celle de la Sorbonne à M. Hollard. Il avait fait agréer ce savant en 1849 pour son suppléant dans cette dernière chaire, malgré la vive opposition de ses collègues qui présentaient un candidat, déjà titulaire de deux chaires du haut enseignement. En 1850, M. Hollard ayant eu un véritable succès dans cette suppléance, de Blainville le présenta de nouveau. Nouvelle lutte à la Sorbonne contre la proposition de de Blainville, qui cette fois succombe, et, ne pouvant faire agréer le candidat de son choix, se décide à remonter dans sa chaire. A la mort inattendue de de Blainville, M. Hollard fut chargé de terminer le cours de l'année 1850. Le double vœu de M. de Blainville est resté stérile; Gratiolet est mort sans que le Muséum ait eu l'honneur de le compter au nombre de ses professeurs, et M. Hollard attend encore la chaire de la Sorbonne.

L'immense succès des cinq années précédentes ne
devait-il pas d'ailleurs assurer à l'éloquent suppléant la chaire devenue vacante par la mort du
titulaire? Personne, parmi les auditeurs de Gratiolet, ne pouvait douter un instant de l'issue de
la lutte qui allait s'engager au Muséum et à la
Sorbonne; mais les esprits clairvoyants, les gens
avisés qui, connaissant les petites passions humaines, savent quel obstacle le talent reconnu de
tous, l'indépendance morale, la dignité du caractère peuvent, à un jour donné, mettre à l'avancement d'un homme, ceux-là avaient peu d'espoir.
Seuls ils ne furent pas déçus. De Blainville fut
remplacé au Jardin des Plantes par Duvernoy, et
à la Sorbonne par I. Geoffroy Saint-Hilaire; Gratiolet demeura préparateur au Muséum aux ap-
pointements de 1,800 francs.

Dans les académies, comme dans les chaires du
haut enseignement, comme partout peut-être, les
gens médiocres redoutent toujours de voir s'asseoir
à leurs côtés les hommes supérieurs, comme s'ils
ne tenaient pas de ces derniers, et de ces derniers
seulement, l'éclat passager qui les environne! L'illustre directeur du Muséum, dans le dernier adieu
qu'il adressa à l'ami que nous pleurons, déchire

un coin du voile et cherche à expliquer à tous comment Gratiolet avait attendu dix-sept ans une chaire du haut enseignement :

« Aujourd'hui, dit M. Chevreul, que les faits sont si fatalement accomplis, répondons à cette question : comment M. Gratiolet, avec les qualités brillantes de l'orateur et de l'écrivain, ayant pour amis dévoués tous ceux qui l'ont connu ; comment cet homme, si heureusement doué pour capter tous les suffrages en les méritant, a-t-il si long-temps attendu que la *fortune* le favorisât ? Au lieu de répondre : « parce qu'elle est aveugle, » cher-chons-en la véritable cause et nous la trouverons.

« Sans doute M. Gratiolet avait la conscience de sa force, mais sa conviction des limites étroites de l'esprit et de la science de l'homme lui donnait une modestie qui ne fut pas toujours un titre de recommandation près de plusieurs de ses juges ; car il n'existe que trop de gens pour lesquels l'assurance est la mesure de mérite ! Convenons encore que la conscience de ses forces, alliée à la dignité du caractère, est souvent un obstacle à l'avancement. Or, la dignité du caractère, Gra-tiolet l'avait au plus haut degré, et je sais qu'en plus d'une occasion, faute d'y avoir sacrifié légèrement, il n'obtint que tardivement ce que beaucoup plus tôt il aurait dû avoir Mais, messieurs, une cause a contribué sans doute encore à la lenteur de l'avancement de M. Gratiolet dans le monde, c'est son extrême bonté. Et certes aucune voix ne me démentira quand je dirai que jamais l'intérêt personnel ne l'a guidé ; que l'amour de la gloire, et, le dirai-je, l'avancement même de la science, ont toujours été subordonnés à deux penchants : obliger le pauvre et donner son temps à l'amitié qui réclamait sa personne et ses soins. Voilà ce qu'il a fait durant toute sa vie. »

Je m'associe de grand cœur à cet éloge, et je pense, avec M. Chevreul, que, chose triste à confesser, les rares qualités et la noblesse de cœur de Gratiolet ont jeté dans sa laborieuse carrière des entraves qu'il eût évitées avec ce qu'on nomme dans le monde de l'habileté, terme dont le synonyme n'est pas toujours indépendance et probité.

Mais je ne puis oublier et je ne veux pas omettre de rappeler ici que l'un de ses plus grands défauts aux yeux de la coterie qui l'a si longtemps opprimé, c'était précisément l'honneur dont il était le plus jaloux, le titre d'élève et d'ami de M. de Blainville. La jalousie, et pourquoi le taire, la malveillance qu'avaient excitées dans certaines âmes le talent supérieur, l'âpre nature du maître, on les concentra sur l'élève.

Gratiolet, simple et doux, mais ferme et reconnaissant, continua, sans se plaindre comme sans fléchir, à remplir ses modestes fonctions de préparateur. L'estime des honnêtes gens et le sentiment du devoir accompli le consolaient aisément de l'injustice des hommes et de la rigueur des événements.

En 1852, il fut de nouveau chargé d'une suppléance; il remplaça Duvernoy au Collège de France. Nouvel enseignement, nouveau succès. Cette fois encore se pressent autour de sa chaire les auditeurs avides d'entendre sa magnifique parole : le public voit dans cette seconde suppléance, non moins brillante que la première, un heureux présage; il espère que Gratiolet s'assoira bientôt enfin dans l'une des chaires d'anatomie comparée de Paris. Vain espoir! M. Duvernoy meurt, sa succession est vivement disputée au Muséum. Des questions de convenance personnelle, des arrangements de famille se mêlent à cette lutte, dont il semble que toute considération extra-scientifique devrait être bannie. Bien plus, on va jusqu'à

invoquer des raisons politiques et religieuses
pour combattre la candidature du suppléant de
Duvernoy. Parmi ceux qui ont intérêt à le voir
succomber dans cette lutte inégale, les uns le re-
présentent comme un révolutionnaire dangereux ;
les autres en font un ultramontain déclaré. Ses
amis, confidents de sa pensée intime, savent combien ces imputations étaient calomnieuses. Comme
tous les esprits à la fois honnêtes et éclairés, Gratiolet chérissait la liberté et ne s'en cachait pas ; de
plus, il était spiritualiste et chrétien ; mais la
vérité est que sa nature élevée et généreuse répu-
diait avec une égale énergie l'autorité absolue, sous
quelque forme qu'elle se présentât. Son esprit indépendant et droit ne pouvait s'accommoder à
aucun despotisme ; l'amour de la justice et de la
vérité, tel fut le guide souverain de sa vie. Ceux
qui, au lendemain du coup d'État, s'efforçaient de
le faire passer pour un révolutionnaire, ceux-là
oubliaient son attitude courageuse et énergique
lors des événements de juin 1848 ; ils ne se souve-
naient pas davantage du désintéressement dont il
fit preuve en ces jours difficiles, comme dans
tout le cours de sa carrière[1]. Quoi qu'il en soit,

1. Capitaine d'artillerie dans la garde nationale, en juin 1848,

les habiles triomphèrent, des mutations eurent lieu dans le personnel du haut enseignement, et définitivement Gratiolet ne fut pas nommé.

L'année suivante, à titre sans doute de dédommagement, il fut promu au rang d'aide-naturaliste au Muséum, avec un traitement de 2,400 francs.

En 1854, un grand bonheur l'attendait; cédant à un attachement qui n'a fini qu'avec sa vie et qui a rendu si terrible la dernière séparation, Gratiolet se mariait selon son cœur. De cette union, dans laquelle il ne cherchait que les douceurs de la vie de famille, sans lui demander la fortune, date la phase la plus heureuse de son existence, phase trop courte, hélas! A cette époque aussi commence la période la plus active de sa vie scientifique. Son grand mémoire sur les *Plis cérébraux du cerveau des Primates*, mémoire justement admiré par tous les naturalistes, a été publié dans cette même année 1854.

Trois ans plus tard parut l'œuvre capitale de sa vie, son *Anatomie comparée du Système nerveux*, livre admirable où Gratiolet a révélé à la fois les qualités de l'écrivain, du philosophe et de l'ana-

Gratiolet refusa la décoration pour laquelle il avait été proposé, après l'affaire du petit pont de l'Hôtel-Dieu.

tomiste à un degré qu'il sera donné à peu
d'hommes d'égaler, à aucun peut-être de jamais surpasser! Cet ouvrage est l'un des plus
considérables de la littérature scientifique con-
temporaine, par le nombre et l'exactitude des
observations qu'il renferme, par l'étendue des
horizons qu'il ouvre à la physiologie et à la psychologie, par la manière supérieure dont le sujet
est traité; il suffirait à lui seul pour perpétuer le
nom de son auteur.

De 1857 à 1860, Gratiolet a publié quelques
importants mémoires, parmi lesquels je me bornerai à citer son travail sur le *Système vasculaire
des Hirudinées*. Les circonstances de la publication de cette étude me ramènent à parler encore de
la carrière officielle de Gratiolet. A la mort de
1. Geoffroy Saint-Hilaire, l'heure de la justice paraît enfin venue. Ses travaux, connus de tout le
monde savant, le font depuis longtemps déjà considérer comme l'autorité la plus compétente dans
la branche de l'anatomie à l'étude de laquelle il
avait voué sa vie, la connaissance de l'encéphale:
1 a pris rang, par ses recherches sur le système
nerveux et sur les fonctions du cerveau, au nombre
des anatomistes les plus distingués de la France et

de l'étranger, il semble désormais impossible de lui fermer la porte du haut enseignement. Grâce au zèle de quelques amis dout je tairai les noms, malgré moi, pour ne pas blesser leur modestie, Gratiolet est enfin présenté en ordre utile par la Faculté des sciences de Paris, au ministre de l'Instruction publique, pour succéder à Geoffroy Saint-Hilaire.

C'est alors qu'il publie, sous la forme d'une thèse de doctorat, son mémoire sur les Hirudinées. M. Rouland qui, cinq ans auparavant, lui avait donné une première marque de sympathie en lui remettant au Muséum la croix de la Légion d'honneur, s'empresse de le charger du cours de zoologie à la Faculté des sciences de Paris. A la fin de 1863, ce ministre le nomme titulaire de la chaire qu'il devait occuper deux années à peine.

Les portes de l'Académie des sciences, si long-temps fermées à Gratiolet, au grand étonnement des savants étrangers, ne pouvaient tarder à s'ouvrir aussi, en dépit des intrigues des coteries, devant l'auteur de l'*Anatomie du Système nerveux*.

Tout paraissait sourire enfin à notre excellent ami, bien résolu à suivre, comme par le passé, le droit chemin, sans se laisser détourner par des

sentiments qui n'ont jamais trouvé place dans son
âme, la vanité, l'ambition et la haine ; à user de
l'influence que lui donnait sa nouvelle position
pour aider, comme il l'avait fait jusque-là, ceux
qu'il rencontrait sur sa route. Partageant sa vie
entre les affections de la famille, les épanchements
de l'amitié et le culte de la science, il jouissait
pleinement de la douceur de la vie après n'en
avoir trop longtemps connu que l'amertume. Ce
bonheur, hélas ! ne devait pas être de longue
durée ! Les veilles, l'excès du travail, les préoccupations inséparables d'une existence si pénible
parfois, l'injustice des hommes n'avaient rien fait
perdre à Gratiolet de la sérénité de son âme ni de
l'enjouement de son esprit. Son cœur droit et
noble avait pris le dessus, il avait pardonné beaucoup et toujours rendu le bien pour le mal, esti-
mant, comme il nous le disait souvent, que le
souverain bien est le contentement de soi-même,
et que presque toujours les hommes sont plus
aveugles que coupables. Mais si cette nature ardente et enthousiaste, généreuse et vibrante, avait
su trouver dans la paix intérieure, dans le culte
de la famille, de l'amitié et de la science, un
remède souverain à tous les maux de l'âme, il n'en

était pas de même du corps qu'animait ce puissant esprit.

Il y a trois ans, à la suite de recherches qui nécessitaient de longues veilles après des journées entièrement consacrées aux travaux de dissection, Gratiolet ressentit les premières atteintes du mal terrible qui devait l'arracher brusquement à la vie. Au mépris de ce que la prudence lui commandait, il ne put se résoudre à suspendre ses travaux, espérant que ses forces ne le trahiraient pas, et qu'il mènerait à bien l'œuvre commencée et poursuivie avec trop d'ardeur. Il semblait en effet rétabli.

Jamais sa parole n'avait été plus précise et plus entraînante que dans cette soirée de la Sorbonne qui fut pour lui un véritable triomphe. Jamais, comme l'a si bien dit M. de Chevreul, « tant de qualités brillantes et profondes n'ont été réunies par la philosophie pour faire d'un sujet, anciennement vulgaire (l'étude de la physionomie), traité souvent par des gens du monde et des artistes, une œuvre précise, profonde et originale. C'était le champ du cygne. » La Sorbonne ne devait plus retentir des accents de cette mâle parole, et l'Académie des sciences ne devait pas avoir l'honneur de compter parmi ses membres l'homme éminent que nous pleurons.

Le jeudi 16 février, une lugubre nouvelle se répandit dans Paris. Gratiolet venait d'expirer après quelques heures d'agonie. Celui que la veille encore nous avions quitté plein de santé et de vigueur, n'était plus. Une mort aussi cruelle qu'imprévue venait de trancher ces jours si précieux, d'enlever à une famille éplorée son plus ferme soutien, à la science l'un de ses plus vaillants soldats.

Le mercredi 15 février, à une heure de l'après-midi, au milieu de ses occupations favorites, dans ce laboratoire témoin de tant d'admirables recherches, Gratiolet fut pris subitement de vertiges et d'éblouissements. Chancelant, et déjà frappé de paralysie, il put à grand'peine regagner sa demeure.

Il n'eut pas un seul instant d'illusion sur la gravité de son état; sans espoir de salut, mais courageux et ferme comme toujours, il fit lui-même les premières prescriptions, pressa contre son cœur sa femme et ses enfants, qui bientôt n'allaient plus entendre sa voix chérie, et les recommanda à quelques amis accourus à son chevet en apprenant la fatale nouvelle.

Quelques heures plus tard sa langue s'embarrassa, son intelligence s'obscurcit ; le soir il avait perdu connaissance, la paralysie marchait à grands pas. Le 16, à cinq heures du matin, il rendait le dernier soupir.

Deux jours après, une foule immense, atterrée par la douleur, accompagnait Gratiolet à sa dernière demeure. M. le ministre de l'Instruction publique voulut rendre à la mémoire de cet homme éminent un hommage digne de lui : il décida que ses funérailles seraient faites aux frais de l'État.

M. Duruy témoigna de sa sympathie pour l'éloquent professeur de la Sorbonne, en se joignant à la foule émue qui encombrait l'église Saint-Étienne-du-Mont, trop petite pour contenir les amis de l'homme de bien et les admirateurs du savant. Jamais douleur plus vraie n'éclata sur le bord d'une tombe. C'est que la perte que nous avons faite est immense : la science pleure une de ses illustrations les plus pures, la jeunesse l'un de ses maîtres les plus justement aimés, l'amitié un cœur qu'on ne remplace pas.

Plus heureux encore que bien d'autres, Gratiolet vivra par ses œuvres, il vivra aussi par les tendres souvenirs qu'il laisse à tous ceux qui l'ont

connu. Il revivra enfin dans ses enfants auxquels
il lègue le plus bel héritage qu'il soit donné à
l'homme de transmettre à ses descendants,
l'exemple d'une existence qui se résume en trois
mots : honneur, abnégation et science !

15 avril 1865.

TRAVAUX SCIENTIFIQUES

DE

PIERRE GRATIOLET

1839-1865

Une analyse détaillée des découvertes dont Gratiolet a enrichi la science m'entraînerait hors du cadre que je me suis tracé en écrivant cette notice. Je me bornerais donc à joindre, sous forme d'appendice, au pieux hommage que j'ai voulu rendre à la mémoire d'un ami, la liste de ses principaux travaux, si je ne trouvais résumés en quelques pages, avec un talent que le lecteur appréciera j'en suis certain, l'idée dominante de l'œuvre et les principaux résultats des recherches de Gratiolet.

Je demande donc à celui qui fut l'élève et l'ami du savant anatomiste, la permission d'emprunter quelques pages à la Notice qu'il a publiée dans les *Archives générales de médecine*. Je ne saurais à coup sûr dire aussi bien en si peu de mots ce que les sciences biologiques doivent à Gratiolet.

« Ce qui signale toutes ses œuvres, dit M. le docteur Bert[1], c'est un singulier caractère de grandeur. Profondément versé dans les sciences métaphysiques, jouant pour ainsi dire avec les plus hautes questions de la psychologie, Gratiolet n'oubliait jamais que la science biologique n'est qu'une partie de la philosophie. Son puissant esprit, loin de dédaigner les détails, les cherchait, mais pour les féconder. Des considérations élevées lui servaient comme de flambeau dans ses minutieuses recherches, et à la fin de chacun de ses travaux, on les voit éclater en riches conséquences, en lumineux et souvent poétiques aperçus. Ses études ont toujours été dirigées vers deux buts philosophiques : d'abord la synthèse des faits naturels, leur formule statique : aussi la recherche des types zoologiques était sa préoccupation favorite, et il y excellait; — puis, l'harmonie de ces faits, leur expression dynamique, les rapports de l'organe avec l'acte, qu'il interprétait toujours au point de vue d'un finalisme élevé.

1. *Archives générales de médecine*, mars 1865.

« Avec d'aussi grandes qualités d'esprit, de si hautes visées, on ne doit pas s'étonner que Gratiolet, nature artiste et prime-sautière, mais qui travaillait à ses heures et méditait longtemps, n'ait pas manifesté cette activité vulgaire qui encombre journaux et comptes rendus de notes sans valeur et sans liaison. Aussi ses travaux, malgré leur importance, peuvent être assez facilement résumés en se plaçant au point de vue des idées qui les relient.

« Gratiolet croyait profondément à la réalité de l'espèce, qu'il considérait comme l'expression incarnée d'une volonté créatrice, expression susceptible de varier seulement entre des limites d'élasticité peu étendues. Il s'est élevé toute sa vie contre ces tendances issues des doctrines d'Étienne Geoffroy-Saint-Hilaire, qui s'efforcent aujourd'hui de faire considérer les êtres supérieurs comme le résultat de la progression continue, indéfinie des êtres inférieurs. Un des arguments employés par cette école philosophique est tiré de la simplicité des animaux qui ont peuplé les couches les plus anciennes du globe. Quelques-uns de ces types, témoins des premiers âges du monde, ont encore aujourd'hui des représentants dans notre faune

vivante : telles sont les lingules et les térébra-
tules. Gratiolet étudia à fond leur anatomie, et,
dans des travaux qui ont acquis en Angleterre
une juste célébrité, il découvrit ou précisa plusieurs points importants de cette organisation,
dont la complexité et la perfection semblent pro-
tester contre la théorie du progrès spécifique.
C'est à côté de ces recherches sur les brachio-
podes qu'il faut placer son anatomie du système
vasculaire des hirudinées, si remarquable par la
richesse et l'intérêt des détails.

« Des travaux remarquables sur le système veineux des oiseaux, conçus au point de vue d'un
rapprochement en apparence étrange, mais bien
réel, entre ce type et le type des reptiles, l'ont
amené à démontrer l'exactitude de l'hypothèse de
Jacobson sur l'existence d'une veine porte rénale
chez les oiseaux; il a tiré de ce fait, et de quelques
observations sur la distribution des vaisseaux sanguins des batraciens à respiration cutanée, des
conséquences physiologiques extrêmement importantes sur le rôle des poumons, du foie et des
reins. Il a encore découvert l'existence d'une veine
porte propre aux capsules surrénales chez tous les
vertébrés allantoïdiens ovipares. Enfin, relative-

ment à ces corps surrénaux, c'est à son initiative que l'on doit le renversement des hypothèses mises en avant sur le prétendu rôle fondamental de ces organes singuliers.

« Citons encore quelques recherches intéressantes sur le système vasculaire des mollusques, où Gratiolet se refusait à voir le signe d'une dégradation sériale; sur le système vasculaire des bradypes, de l'hippopotame; sur l'organe de Jacobson, l'os intermaxillaire, la reproduction des hélices, le développement du crâne en l'absence du cerveau, etc., et arrivons immédiatement aux beaux travaux qui ont fait et assureront sa gloire, à ses travaux sur le système nerveux.

« Des études sur un ensemble d'organes qui jouent dans les corps animés un rôle primordial et si merveilleux convenaient admirablement à son esprit philosophique. Aussi a-t-il étudié le système nerveux à tous les points de vue : zoologique, anatomique, physiologique et psychologique.

« Quelques mots d'énumération seulement. Au point de vue zoologique, Gratiolet a appliqué à la recherche des types mammifères les considérations tirées de la composition de l'encéphale et de la disposition des circonvolutions cérébrales, dont

l'un des premiers il a démontré l'importance. Il a
été ainsi conduit à formuler les lois qui président
à la complication de ces sinuosités dans la série
mammalogique, et l'étude des empreintes qu'elles
laissent sur la voûte osseuse du crâne lui a permis
de déterminer la place zoologique de certains animaux fossiles, ou même d'en découvrir de nouveaux.

« Au point de vue anatomique il a, en même
temps que R. Wagner, découvert la communication qu'ont entre elles les cellules de la moëlle
épinière; il a démontré l'épuisement d'arrière
en avant, et la renaissance continuelle des faisceaux postérieurs de cet organe, fait capital en
physiologie. Suivant dans l'encéphale l'épanouissement de la moelle épinière, il y a étudié la
transformation de ses différentes parties, et a
montré qu'à cette moelle épinière, qui constitue le
noyau encéphalique, se superposent trois organes
de centralisation : cervelet, tubercules optiques,
cerveau. Celui-ci fut surtout l'objet de ses méditations. Il décrivit dans la composition de ses hémisphères six systèmes de fibres nerveuses, dont
un, propre à l'homme et aux singes, provient du
nerf optique. Enfin, dans son magnifique travail

sur les plis cérébraux de l'homme et des primates,
il établit entre eux une identité typique complète,
mais avec un ordre de développement embryolo-
gique totalement différent.

« Dans.ce mémoire encore, il est amené à la
conception d'un système nouveau de localisation
cérébrale qu'on peut résumer par ces mots : que
le cerveau, un par rapport à l'âme, est multiple
eu égard aux différents appareils du corps. Par
les considérations vers lesquelles Gratiolet aimait
dans cette voie à se sentir attiré, la psychologie
se confond avec la physiologie. Aussi toute une
partie de son livre célèbre sur l'anatomie comparée
du système nerveux dans ses rapports avec l'intelligence est consacrée à une analyse comparée
des fonctions de l'intelligence humaine; analyse
nouvelle, où les plus ardus problèmes de la méta-
physique et de la psychologie sont abordés avec
une aisance pleine de grandeur, exposés dans un
style toujours clair et tour à tour concis ou brillant des plus riches couleurs, où l'observation délicate du naturaliste se mêle à la puissante analyse
du philosophe et aux aspirations poétiques d'un
esprit profondément religieux.

« Cet amour pour tout ce qui se rattache à

l'étude de l'homme en tant qu'être sensible et intelligent fit de Gratiolet l'un des membres les plus actifs de la Société d'anthropologie, qu'il contribua à fonder. Il enrichit ses Bulletins de mémoires d'une importance capitale sur la manière dont s'oblitèrent les sutures crâniennes chez les différentes races humaines, sur la microcéphalie considérée dans ses rapports avec la question des caractères du genre humain, sur les circonvolutions crâniennes des races inférieures, sur les rapports du volume du cerveau avec le développement de l'intelligence, etc.; grandes, immenses questions, à la hauteur desquelles il s'élevait sans efforts, car il était semblable à ces oiseaux de haut vol qui, nés pour planer, nagent dans l'atmosphère lumineuse, sans qu'on voie même remuer leurs ailes. »

INDEX BIBLIOGRAPHIQUE

DES

TRAVAUX DE GRATIOLET

1839-1865

1. — Observations sur un cas d'absence presque complet des hémisphères cérébraux, coïncidant avec une conformation régulière du crâne. (*Ann. franç. et étrang. d'Anat. et de Physiol.*, t. III, p. 180; 1839.)

2. — Mémoires sur les scissures anomales de la bouche, et sur le bec de lièvre en particulier. (*Ann. franç. et étrang. d'Anat. et de Physiol.*, t. III, p. 193, 1840.)

3. — Note sur l'existence et la composition de l'os intermaxillaire dans l'homme. (*Ann. franç. et étrang.*, t. III, p. 207, 1840.)

4. — Recherches sur l'organe de Jacobson. (*Thèse pour le doctorat en médecine*, in-4, avec quatre planches, 1845.)

5. — Sur les zoospermes des hélices et sur les

métamorphoses qu'ils subissent dans la vésicule copulatrice, où ils ont été déposés pendant l'accouplement. (*Journal de conchyliologie*, t. Ier, p. 116 et 236, 1850.)

6. — Mémoire sur les plis cérébraux de l'homme et des primates, in-4, avec un atlas de treize planches in-folio, 1854.

7. — Mémoire sur l'organisation du système vasculaire de la sangsue médicinale et de l'aulastome vorace, pour servir à l'histoire de la circulation du sang dans les hirudinées bdelliennes. (*Comptes rendus de l'Acad. des Sciences*, t. XXXI, 1850.) Thèse pour le doctorat ès-sciences, 1862, in-4. avec planche.

8. — Observations sur la végétation des plantes submergées (en commun avec M. Cloëz). (*Comptes rendus*, t. XXXI, 1850, et *Annales de Chimie et de Physique*, troisième série, t. XXXI, 1850.)

9. — Observations sur les propriétés vénéneuses que présente l'humeur lactescente sécrétée par les pustules cutanées des batraciens (en commun avec M. Cloëz). (*Comptes rendus de l'Acad.*, t. XXXII et t. XXXIV, 1851-1852.)

10. — Recherches sur le système veineux des reptiles, et sur quelques points de leur système artériel. (*Journal l'Institut*, t. XXI, p. 60, 1853.)

11. — Note sur la veine porte rénale des oiseaux, et sur la découverte d'une veine porte dans leurs capsules surrénales. (*Journal l'Institut*), t. XXI, p. 386, 1853.)

12. — Note sur l'existence de réseaux admirables analogues à ceux que présentent les artères des membres des bradypes et de certains lémuriens, dans la région palmaire de l'aile des chauves-souris et dans le pied de quelques rongeurs. (*Journal l'Institut*, t. XXI, p. 433, 1853.)

13. — Sur la structure intime de la moelle épinière. (*Journal l'Institut*, t. XX, p. 272. 1852.)

14. — Comparaison du noyau de l'encéphale et de la moelle épinière. (*Journal l'Institut*, t. XX, p. 373, 1852.)

15. — Mémoire sur l'anatomie de la térébratule australe. (*Comptes rendus de l'Acad.*, t. XXXVII, 1853. — *Journal de conchyliologie*, huitième numéro, 1857.)

16. — Observations sur un travail de M. Dareste ayant pour titre : « Mémoire sur les circonvolutions du cerveau.» (*Comptes rendus de l'Acad.*, t. XXXIV. — *Revue zoologique*, 1852.)

17. — Note sur la disposition des plans fibreux de différents ordres qui entrent dans la composition de l'hémisphère cérébral. (*Bull. de la Société philomatique*, 1854.)

18. — Note sur la découverte d'un plan fibreux résultant des expansions cérébrales du nerf optique. (*Comptes rendus de l'Acad.*, t. XXXIX, p. 274, 1854.)

19.—Notice sur les travaux de Souleyet. (*Journal de conchyliologie*, t. IV, 1853.) Cette notice contient des observations inédites de Gratiolet sur l'anatomie des mollusques.

20. — Compte rendu des séances de la Société des sciences médicales pour l'année 1853. (*Moniteur des hôpitaux*, 1856.)

Dans ce compte rendu, Gratiolet résume deux travaux encore inédits. L'un relatif au sens de la pression, envisagé dans ses rapports avec l'organisation des phalanges onguéales; l'autre relatif à l'histoire physiologique des mouvements d'expression. (Voir pour ce dernier travail le n° 51 de cette liste.)

21. — Mémoire sur l'encéphale des éléphants. (*Comptes rendus de l'Académie*, t. XL, 1853, 1855.)

22. — Mémoire sur la structure du cervelet. (*Journal l'Institut*, vol. XXIII, p. 184.)

23. — Sur quelques particularités de la myologie des singes supérieurs, et sur l'organisation de la main considérée comme organe du toucher dans ces animaux. (*Bull. de la Société philomathique*, p. 68, 1855.)

24. — Sur la composition du faisceau postérieur de la moelle épinière et sur la signification des petits cordons accessoires connus sous le nom de cordons médians postérieurs. (*Bull. de la Société philomathique*, p. 80, 1855.)

25. — Note sur les effets que détermine l'ablation des corps surrénaux. (*Comptes rendus de l'Acad.*, t. XLIII, 1856.)

26. — Note sur le développement de la forme du crâne humain et sur quelques différences qu'on observe dans la marche de l'ossification des sutures. (*Comptes rendus de l'Acad.*, vol. XLIII, p. 428, 1857.)

27. — Sur quelques différences que présente l'organisation intime du cerveau dans les animaux mammifères. (*Bull. de la Société philomathique*, p. 95, 1855.)

28. — Anatomie comparée du cerveau de l'homme et des singes, un vol. in-8, avec atlas de dix planches in-folio, 1857, Paris.

29.— Mémoire sur la microcéphalie considérée dans ses rapports avec la question des caractères du genre humain. (*Mémoires de la Société d'anthropologie*, t. I, 1860.)

30. — Description de l'encéphale d'un animal fossile, le *caïnotherium* commun. (*Journal l'Inst.*, t. XXVI, p. 95, 1858.)

31. — Note sur l'encéphale de l'*oreodon gracilis*. (*Journal l'Institut.* t. XXVII, 1859.)

32. — Note sur un fragment de crâne trouvé à Montrouge, près Paris. (*Bull. de la Société géol. de France*, t. XV, p. 620, 1859.)

33. — Études anatomiques sur la lingule anatine. (*Journal de conchyliologie*, 1860.)

34. — Note sur l'encéphale du gorille. (*Comptes rendus de l'Acad.*, t. L, 1860.)

35. — Mémoire sur le système vasculaire de l'hippopotame. (*Comptes rendus de l'Acad.*, t. LI, 1860.)

36. — Mémoire sur l'encéphale de l'hippopotame. (*Comptes rendus de l'Acad.*, t. XLI, 1860.)

37. — Recherches relatives aux mouvements de rotation sur l'axe du corps que déterminent certaines lésions du cervelet. (*Comptes rendus de l'Acad.*, t. LI, 1860.)

38. — De la génération spontanée depuis 1858. (*Moniteur scientifique du docteur Quesneville*, n° 80, 15 avril 1860.)

39. — Sur un crâne d'idiot. (*Bull. de la Société d'anthropologie*, t. IV, p. 194, 1863.)

40. — Sur un crâne de Totonaque. (*Bull. de la Société d'anthropologie*, t. Iᵉʳ, p. 562, 1860.)

41. — Description d'un crâne de Mexicain Totonaque. (*Mém. de la Société d'anthropologie*, t. Ier, p. 300, 1863.)

42. — Mémoire sur la structure des hémisphères cérébraux dans l'homme et dans les primates. (*Comptes rendus de l'Acad.*, t. XLI. 1855.)

43. — Note sur la structure du système nerveux. (*Comptes rendus de l'Acad.*, t. XLI, 1855.)

44. — Comparaison du bras et de la main de l'homme avec l'avant-bras et la main des grands singes. (*Comptes rendus de l'Acad.*, t. LIX, 1864.)

45. — Observations sur un jeune rorqual. (*Comptes rendus de l'Acad.*, t. LII, 1861.)

46. — Notice historique sur Félix Dujardin, lue le 5 avril 1864, à la séance annuelle de la Société des Amis des sciences.

47. De l'homme et de sa place dans la création. Conférence de la Sorbonne. (*Revue des cours scientifiques* du 19 mars 1864. — *Revue germanique*, n° d'avril 1864.)

48. — Observations sur le poids et la forme du cerveau. (*Bull. de la Société d'anthropologie*, 1861, *passim*.)

49. — Sur la région du front chez l'homme et les singes anthropomorphes. (*Bull. de la Société d'anthrop.*, t. V, p. 653, 1864.)

50. — Lettre au rédacteur du *Moniteur scien-*

tifique sur la théorie de M. Thury, relative à la loi de création des sexes. (*Moniteur scientifique* du docteur Quesneville, vol. VI, p. 39, 1864.)

51. — Sur la physionomie en général et en particulier sur la théorie des mouvements d'expression. Conférence de la Sorbonne. (*Revue des cours scientifiques*, n° du 11 février 1865.)

Cette leçon est l'introduction d'un livre que Gratiolet était sur le point de publier. L'avant-veille de sa mort, il entretenait son ami Hetzel de cette publication qu'il projetait depuis plusieurs années déjà. C'est le manuscrit de cette œuvre importante qui, retrouvé complet dans ses papiers, constitue le présent livre.

52. — Mémoire sur l'anatomie d'une nouvelle espèce de singe anthropomorphe, de chimpanzé. En collaboration avec M. le Dr Alix. Ce travail, complétement terminé au moment de la mort de Gratiolet, est en cours de publication dans les nouvelles *Archives du Muséum*.

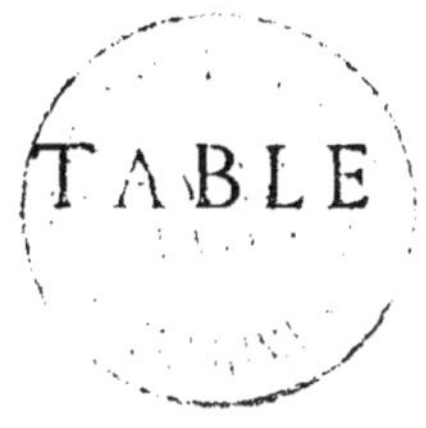TABLE

Imprimerie Eugène Heutte et Cᵉ, à Saint-Germain.